心血管疾病诊疗与心电图分析

郑莉凡 等 主编

吉林科学技术出版社

图书在版编目（CIP）数据

心血管疾病诊疗与心电图分析 / 郑莉凡等主编 . --
长春：吉林科学技术出版社，2023.9
　ISBN 978-7-5744-0876-0

Ⅰ.①心 ... Ⅱ.①郑 ... Ⅲ.①心脏血管疾病－诊疗②
心电图 Ⅳ.① R54

中国国家版本馆 CIP 数据核字 (2023) 第 187459 号

心血管疾病诊疗与心电图分析

主　　编　郑莉凡等
出 版 人　宛　霞
责任编辑　董萍萍
封面设计　刘　雨
制　　版　刘　雨
幅面尺寸　185mm×260mm
开　　本　16
字　　数　324 千字
印　　张　15
印　　数　1–1500 册
版　　次　2023年9月第1版
印　　次　2024年2月第1次印刷

出　　版　吉林科学技术出版社
发　　行　吉林科学技术出版社
地　　址　长春市福祉大路5788号
邮　　编　130118
发行部电话/传真　0431-81629529 81629530 81629531
　　　　　　　　　　81629532 81629533 81629534
储运部电话　0431-86059116
编辑部电话　0431-81629518
印　　刷　三河市嵩川印刷有限公司

书　　号　ISBN 978-7-5744-0876-0
定　　价　90.00元

前　言

近年来，由于医学水平的快速提高，在心血管领域有很多新的无创检查技术相继涌现，大大提高了循环系统疾病的诊断水平。例如，心肌灌注显像可应用于心肌病、心肌炎、肺心病、糖尿病、高血压心脏病的诊断、鉴别诊断。心血管疾病的实验检验发展迅速，新项目、新技术、新方法不断涌现，常规检验项目的临床意义也有了新进展。这些新技术已成为心血管疾病诊断的常规方法。

这些技术需要临床医师和临床研究者掌握和使用。本书作为实用参考书，目的就是使从事临床工作的心血管病医师能针对已有的疾病选择适当的检查方法，并使他们掌握常用检查方法的基本知识和基本技能，学会解读检查结果。

本书是笔者多年工作经验的总结。许多十分繁忙又大力鼓励我们的临床工作者对本书的编写提出了宝贵的意见，没有他们的帮助，笔者就不可能完成此书。在这里，十分感谢本书的所有编写者。

目　录

第一章　心脏核医学

第一节　心肌灌注显像的原理及方法

心肌灌注显像是借助于正常或有功能的心肌细胞能够选择性地摄取某些放射性核素或放射性核素标记化合物——显像剂，通过分布于心肌细胞的放射性药物不断发出射线，在体表应用成像设备采集相关信息，并进行心肌平面或断层显像，根据在心肌细胞内的放射性核素分布情况，即可了解心肌的血供，达到诊断疾病的目的。心肌对放射性药物的蓄积量与局部心肌血流量成正比，心肌细胞摄取放射性药物依赖于心肌细胞本身的功能或活性，因此心肌对放射性药物的摄取程度也反映了心肌细胞的存活情况。

一、单光子发射计算机断层成像（SPECT）心肌灌注显像

（一）SPECT 心肌灌注显像剂

最早使用的心肌灌注显像剂是放射性钾及其类似物——放射性铷和铯，因其物理性质不理想，临床应用受到限制。20 世纪 70 年代，铊 -201（^{201}TI）标记化合物应用于临床，极大地促进了无创伤性检查手段在冠心病诊治中的应用。20 世纪 90 年代，具有更好物理、化学特性的锝 -99m（^{99m}Tc）标记化合物进入临床应用领域，进一步促进了心脏核医学的发展。目前，临床上常用的 SPECT 心肌灌注显像剂种类及其主要特征如表 1-1 所示。

表 1-1　常用 SPECT 心肌灌注显像剂

显像剂	半衰期（$t_{1/2}$）/h	心肌摄取分数（EF）/%	剂量 /MBq	能量 /keV	核素来源
^{201}TICI	73	85	$92.4 \sim 129.5$	70、135、167	加速器
^{99m}Tc-MIBI	6.02	$65 \sim 80$	$740 \sim 925$	140	发生器
^{99m}Tc-tetrofosmin	6.02		$740 \sim 925$	140	发生器
^{99m}Tc-teboroxime	6.02	$80 \sim 90$	$740 \sim 925$	140	发生器
^{99m}Tc-NOET	6.02	$75 \sim 85$	$555 \sim 1110$	140	发生器

1. ^{201}TI

（1）^{201}TI 的物理、生物学特性。^{201}TI 由回旋加速器生产，在衰变过程中发射 69 ～ 83 keV 的 X 线（丰度为 88%）和能峰分别为 135 keV、165 keV、167 keV 的 γ 射线（丰度为 12%），物理半衰期为 74 小时，生物半衰期大约为 58 小时。由于 ^{201}TI 的衰期相对较长，使用剂量也较小，通常断层显像的注射剂量为 2.4 ～ 3.5 mCi（92.4 ～ 129.5 MBq）。^{201}TI 首次通过心肌的摄取分数约为 85%，早期心肌摄取量与心肌的血流量成正比。注射后 5 ～ 10 分钟，^{201}TI 在心肌内浓度达到高峰，随后在心肌血液中的 ^{201}TI 被迅速清除。在正常情况下，^{201}TI 除了主要被心肌细胞摄取，还分布于肾脏和肝脏，主要经泌尿系统和肝胆系统排泄。

（2）正常心肌与缺血心肌摄取 ^{201}TI 的特点。^{201}TI 进入心肌细胞后，连续不断地透过细胞膜与血液中的 K^+ 进行交换，这一过程与 Na^+-K^+-ATP 酶泵有关。心肌对 ^{201}TI 的摄取也是有活性的心肌细胞存在完整细胞膜的标志。^{201}TI 在心肌细胞内的实际半衰期约为 85 分钟，但由于 ^{201}TI 在细胞内有持续的再蓄积作用，故其在心脏的有效半衰期为 7.5 小时。正常心肌细胞在注射后 5 ～ 10 分钟就达到高峰，之后逐渐降低，这个过程称为"洗脱"。缺血心肌由于血流量减少和心肌细胞受损，对 ^{201}TI 初始摄取数量和速度较正常心肌慢。随着时间的推移，细胞内的蓄积量缓慢增加，在相当长的时间后才会出现洗脱。借助于正常心肌与缺血心肌间放射性分布达峰的时间差，在注射后 5 ～ 10 分钟显像，即可发现血供相对减少的心肌；3 ～ 4 小时的"再分布"可以鉴别局部血供减少心肌是否为存活心肌。

（3）^{201}TI 的优点与局限性。^{201}TI 有"再分布"现象，一次注射放射性药物即可分时段采集获得负荷（或静息）影像和再分布影像，因此 ^{201}TI 具有使用方便、省时的优点，对鉴别存活心肌具有较高的临床价值。但是，^{201}TI 需要用加速器生产，价格相对较高；能量较低、图像质量欠佳、半衰期长、辐射剂量较高是其不足。

2. ^{99m}Tc 标记的心肌灌注显像剂

^{99m}Tc 的物理半衰期为 6.02 小时，发射 140 keV 的 γ 射线，较 ^{201}TI 具有更好的理化性能，为临床应用创造了良好的条件。目前在临床上广泛使用的 ^{99m}Tc 标记的心肌灌注显影剂有 ^{99m}Tc-MIBI、^{99m}Tc-tetrofosmin、^{99m}Tc-teboroxime、^{99m}Tc-NOET 等。

（1）^{99m}Tc- 甲氧基异丁基异腈（^{99m}Tc-MIBI）：^{99m}Tc-MIBI 是美国 FDA 批准的第一个 ^{99m}Tc 标记的放射性药物，也是目前临床应用最为广泛的心肌灌注显像剂。^{99m}Tc-MIBI 是一种亲脂性的一价阳离子络合物，静脉注射后随血流到达心肌，其在心肌内的分布与局部血流成正比。^{99m}Tc-MIBI 通过被动弥散方式进入心肌细胞的线粒体，并牢固地与细胞膜结合，心肌的首次摄取分数约为 65%，低于 ^{201}TI 的首次摄取率，但由于 ^{99m}Tc-MIBI 的注射剂量相对较大、在细胞内滞留时间较长，以及之后的再循环过程中还在进行不断的摄取，故在心肌中的绝对计数不低于 MTU。注射后 1 ～ 2 小时，该显像剂的结合是相对牢固的，半清除时间大于 5 小时，没有明显的再分布现象。因此，在注射后的几小时显像，所获得的图像仍然反映注射当时的心肌血流分布状况。

^{99m}Tc-MIBI 通过肝胆系统和胃肠道排泄，肝脏的放射性浓聚会影响心肌下壁的影像质量。脂餐和含脂饮料可以加速肝胆系统 ^{99m}Tc-MIBI 的排出。5% ～ 10% 的人在注射 ^{99m}Tc-MIBI 数秒后会出现嗅觉或味觉的异常，即感觉口腔中有金属味或苦味，这可能与 MIBI 化合物中含有铜盐有关，其发生率与浓度有关。通常，这些嗅觉或味觉的异常在 15 ～ 30 秒消失。

（2）^{99m}Tc- 甲硼酸环己二酮肟（^{99m}Tc-teboroxime）：^{99m}Tc-teboroxime 是一种中性脂溶性阳离子化合物，它与 ^{99m}Tc-MIBI 和 ^{99m}Tc-tetrofosmin 相比有完全不同的生物学特性。^{99m}Tc-teboroxime 的优点是心肌细胞的首次摄取分数为 80% ～ 90%，优于 ^{99m}Tc-MIBI、^{99m}Tc-tetrofosmin 和 ^{201}TI。与 ^{99m}Tc-MIBI 相似，其具有自由弥散能力，动物试验证明心肌摄取与血流呈线性关系，即在血流增加 4 倍时，心肌摄取也能相应增加。此外，^{99m}Tc-teboroxime 的心肌摄取与心肌细胞的代谢无关，是较为理想的心肌血流灌注显像剂。^{99m}Tc-teboroxime 的缺点是它从心肌细胞中清除速度较快，在心肌细胞中存留的时间很短（小于 10 分钟）。使用该显像剂时需在注射后 1 ～ 2 分钟立刻进行显像，10 分钟内必须完成图像采集。因此，需要多探头 SPECT 或者大剂量注射（1 110 ～ 1 850 MBq）方能保证图像采集在短时间内完成。虽然 1990 年美国 FDA 批准了 ^{99m}Tc-teboroxime 的临床应用，但由于该显像剂从心肌细胞中清除速度较快而限制了其临床应用。随着将来超高速 SPECT 的临床应用，^{99m}Tc-teboroxime 完全有可能被重新重视。

（3）^{99m}Tc- 替曲膦（P53）：P53 被心肌摄取、滞留和血流动力学与 ^{99m}Tc-MIBI 类似。静脉注射后通过被动扩散机制被心肌细胞摄取。心肌摄取与心肌线粒体膜电位和细胞代谢有关，其中心肌线粒体膜电位扮演了重要角色。心肌摄取 P53 后至少在 4 小时内保持稳定，也无明显的"再分布"现象。P53 与 ^{99m}Tc-MIBI 的不同之处在于血液本底低及肝和肺清除快，在注射后 5 分钟即可获得高质量的图像。另外，其制备方法较为简单，不需要加热煮沸，受检者不需要在注射放射性药物后进食脂餐或含脂饮料。

（4）^{99m}Tc-N- 乙氧基 -N- 乙基氨磺酸钠（^{99m}Tc-NOET）：^{99m}Tc-NOET 是一种中性脂溶性化合物，是最新的 ^{99m}Tc 标记的心肌灌注显像剂，它具有再分布特性，是 ^{201}TI 的替代产品。静脉注射后，双肺浓聚较多，心脏摄取较少。30 分钟后肺内放射性明显消退，心脏、肝脏放射性浓聚逐渐增多。1 ～ 4 小时心肌显影清晰，肺内放射性逐渐消退接近本底。8 小时心肌仍见较多的放射性浓聚，24 小时除肝脏外全身各器官无明显的放射性浓聚。

（二）显像方法

完整的心肌灌注显像过程包括静息显像和负荷显像两部分，或者是使用 ^{201}TI 负荷

（或静息）显像和再分布。静息心肌灌注显像是指在平静状态下注射心肌灌注显像剂后进行的心肌显像。负荷心肌灌注显像是指在运动、药物、精神刺激或冷加压等负荷手段介入下注射心肌灌注显像剂后进行的心肌显像。图像采集方法包括平面显像和断层显像，平面显像因其提供的信息量少、空间分辨率较低，临床已较少使用。

二、PET 心肌灌注显像

PET 心肌灌注显像的正电子药物包括加速器生产的 $^{13}N-NH_3$（氮）、$^{82}Sr-^{82}Rb$（锶－铷）发生器生产的 ^{82}Rb。

（一）$^{13}N-NH_3$

经静脉注射进入血液循环的 $^{13}N-NH_3$ 分子以 $^{13}N-NH_3$ 和 $^{13}N-NH_4^+$ 两种形式存在，且均各自弥散到组织间隙中，二者在血管内和组织间隙中分别互相转换并处于动态平衡。但是只有 $^{13}N-NH_3$ 才能通过细胞膜进入心肌细胞，在细胞内部分转化成 NH_4^+ 并达成动态平衡。后者在谷氨酸合成酶的作用下，为谷氨酸所摄取。在组织间隙中的 $^{13}N-NH_3$ 反向弥散到血管中的速度与血流成正比，并会影响其被摄取的效率。尽管具有反向弥散的现象，但其首次摄取率高达 80%。心肌细胞的摄取率与整体的代谢率有关，当心肌缺血或者处于高负荷状态时，摄取程度会受到影响。

心肌对于 $^{13}N-NH_3$ 的潴留状况存在差异，正常侧壁的潴留较其他节段少 10% 左右，其机制目前尚不清楚。心肌图像偶尔会受到聚集于肝脏放射性的影响，使得下壁图像质量受到影响。在正常情况下，$^{13}N-NH_3$ 在肺部的分布很少，但是在左心室收缩功能下降或者慢性肺病，甚至是吸烟者，其肺内分布会明显增加。此时，适当延长注射放射性药物到图像采集的时间间隔，将有助于消除肺部放射性对于图像质量的影响，$^{13}N-NH_3$ 可满足门控和非门控采集。由于其半衰期较长、正电子的平均射程较远，因此其图像质量明显优于 SPECT 图像。

（二）^{82}Rb

^{82}Rb 通过 $^{82}Sr-^{82}Rb$ 发生器获得。^{82}Sr 通过电子俘获的方式衰变为 ^{82}Rb，前者的半衰期为 25.5 天，后者为 76 秒，并衰变为 ^{82}Kr（氪）。由于其半衰期很短，静息与负荷显像可以连续进行，负荷显像以药物负荷为最佳选择。

^{82}Rb 经静脉注入体内，通过 Na^+/K^+ 泵进入心肌细胞，并与之紧密结合。其摄取程度与 ^{201}Tl 相仿，但低于 $^{13}N-NH_3$。心肌细胞对 ^{82}Rb 的摄取程度与血流量成反比。在严重酸中毒、乏氧和心肌缺血时，其摄取率会明显降低。因此，^{82}Rb 心肌灌注显像反映了心肌的代谢、血流和细胞的完整性。

三、PET 心肌代谢显像

$^{18}F-FDG$ 是 PET 心肌代谢显像使用最为广泛的显像剂。由于 $^{18}F-FDG$ 与脱氧葡萄糖

一样，借助于心肌细胞膜上的葡萄糖转运蛋白（GUIT-1 和 GLUT-4）完成易化扩散，进入心肌细胞。进入心肌细胞后，经己糖激酶的去磷酸化，转化成 6- 磷酸 -FDG（FDG-6-P）。由于其不能像 6- 磷酸葡萄糖一样进一步酵解，就停留在细胞内。同时，又有部分 6- 磷酸 -FDG 在葡萄糖 -6- 磷酸酯酶的作用下，转化回 FDG。但由于葡萄糖 -6- 磷酸酯酶的含量特别有限，因此绝大部分 6- 磷酸 -FDG 就停留在心肌细胞内。^{18}F-FDG 的摄取与心肌细胞对葡萄糖的代谢情况呈正相关。

四、小结

（1）^{99m}Tc-MIBI 是常用的单光子心肌灌注显像剂。其优势在于能量适中、易于获得。

（2）严格遵照注射、采集和图像处理的操作规范是确保诊断结果可信的前提。

（3）正电子心肌灌注显像的图像质量优于单光子显像的图像质量。在各种正电子显像剂中以 ^{13}N-NH$_4$$^+$ 的图像质量最佳。

（4）^{18}F-FDG 是使用最为广泛的心肌代谢显像剂。口服糖负荷是最为常用的糖负荷方法。注射 ^{18}F-FDG 前，血糖应控制在 5.54 ～ 7.77 mmol/L（100 ～ 140 mg/dL）。若超过此范围，则需要胰岛素干预。

第二节　心肌灌注显像的图像处理和分析

一、图像的处理

（一）滤波

滤波的目的是消除所采集原始数据中的噪声部分，最大限度地保留靶器官的信号。由于 SPECT 心脏影像主要为低频信号，信号与噪声的频率之间有着很大的交叉，因此参数的选择在图像的处理和显示方面发挥着重要的作用。要想获得高质量 SPECT 图像的关键在于减少噪声、提高信号噪声比。一般而言，采集的计数越多，则获得的信号噪声比就越高。此时，采用低通滤波可以保留较多的低频信息，过滤掉高频成分。例如，采用汉宁（Hanning）滤波或巴特沃思（Butterworth）滤波等低通滤波，再结合截止频率的调整，可以改善图像质量，尽可能地保留靶信息，并减少噪声。当采集的放射性计数较低，则需要适当调高截止频率，高频噪声会明显增加。随机配置的商业化软件的默认条件是基于最为常见的情况而设定的。在某些特定情况（如受检者体型明显肥胖）下，需要对滤波参数进行适当调整，才能获得最佳的图像质量。但是，在调整滤波参数前，应熟练掌握软件的性能，充分了解调整参数对图像质量影响的变化趋势。

（二）重建

1. 滤波反投影（FBP）

传统的图像重建方法为滤波反投影。该技术的前提是采集的计数为完美的线性积分，不考虑衰减、散射等因素的影响，且投影的数量无限多。尽管这种理想化情况与现实存在一定的差距，但大量的临床实践结果还是对该方法予以了肯定。对原始数据进行简单的反投影会使图像的细节变得模糊，因此需要在斜坡（ramp）滤波处理后，再经过傅里叶变换转化成频域表达，故称为滤波反投影。实际上，滤波反投影包含以下4个步骤。

（1）将投影值进行傅里叶变换。

（2）变换后的投影值乘以 ramp 函数。

（3）滤波后的投影值进行傅里叶逆变换。

（4）逆变换后的投影值进行反投影。如前所述，采用 ramp 滤波时，尽管能够减少低频本底所致的图像模糊，但会相对放大原有的高频噪声。因此，在反投影前对投影数据进行过滤时，应结合使用 ramp 滤波和低通／抑制噪声的滤波函数（如 Butterworth 滤波函数）。

2. 迭代重建

迭代重建是一种基于迭代技术的重建算法。该算法通过计算机对原始投影图进行评估，再将其与预测得到的投影图进行比对，对差别之处进行修正，并将这一过程反复进行（故称为迭代）。多次迭代后，会明显缩小处理后投影与实际投影间的差异。其优点在于所生成的投影能够最大限度地达到希望值，并能够与其他校正技术（如衰减校正、散射校正等）合并使用。常用的迭代算法包括最大期望值法（EM），最大似然最大期望值法（MLEM）和最大后验（MAP）概率法等。该方法的缺点主要在于数据量庞大，与滤波反投影法相比，对计算机的要求更高、所需的计算时间也更长。为了节省重建所需的时间，近年来开发了有序子集最大期望值法（OSEM），在每次迭代过程中将投影数据分成 N 个子集（subset），每个子集对重建图像各像素点值校正以后，重建图像便被更新一次，所有的子集运算一遍，称为一次迭代过程。该方法明显地缩短了重建所需的时间，与 FBP 重建时间基本相等。例如，当使用4次迭代8个子集进行重建时，所需要的时间大约为进行4次迭代 EM 重建的八分之一。由于现在计算机硬件发展迅速，使得迭代重建可以常规应用于临床实践中。

近年来，现代重建技术特别是 3D 重建技术得到快速发展。从广义上来讲，当前使用的 OSEM 算法也属于 3D-OSEM 重建技术范畴。该技术有助于弥补因采集计数偏低而造成的噪声增加，可以缩短采集时间。例如，半时间采集技术，或者在不缩短采集时间的前提下，减少注射放射性药物的剂量，都是该类技术在临床上的应用。

（三）心轴校正

心轴校正是心肌图像处理中的一个重要步骤。无论是采用手动法还是自动法，重建的垂直长轴、水平长轴和垂直短轴断面的准确与否，都会影响诊断结果的判断。首先，长轴线的走向应该与室壁的最长轴平行，且在静息/负荷图像上应保持一致；其次，垂直短轴需要与水平长轴垂直，而且在静息/负荷图像上保持一致。理想状态下是将不同断面的长轴选择图保留在质量控制（QC）结果中，在图像分析时，要再次确认其准确性。

二、图像显示

图像显示应该在工作站的显示器上显示，以黑白图像为佳。这样可以更加客观、全面、准确地反映病变全貌。

（一）电影显示

在工作站的显示器上或者是借助于某些定量分析软件在计算机屏幕上，连续、动态地以电影的形式显示采集到的原始图像，其意义在于对原始图像进行质量评价。这一过程非常有助于发现受检者的身体和（或）心脏有无异常；还有助于观察女性乳房的衰减情况、横膈的衰减情况及胸腹部脏器摄取显像剂的情况，而所有这些原因都可能在重建后的图像上造成伪影；图像采集技师应在结束采集后立即查看原始断层图像，而医师在进行图像诊断时应再次观察原始断层图像。例如：采用心电图门控图像采集时，电影模式显示的是所有门控断层图像的总和，如果观察到图像有间歇性闪烁，应考虑受检者有无房颤；观察心率直方图也有助于判断室壁运动的异常是否为伪影所致。在某些情况下，电影模式显示会观察到受检者的胸部或腹部出现异常的放射性浓聚区，这可能是肿瘤组织或肾囊肿摄取显像剂所致。但是，这类心脏外异常的放射性摄取的临床意义目前尚未得到证实。

（二）断层图像显示

核心脏病学相关指南均明确建议在计算机屏幕上进行图像判断，由于胶片或纸质材料上图像的对比度差异较大，容易导致对图像判断的不一致，故胶片或纸质材料应仅用于资料保存。计算机屏幕输出的图像更稳定，还能够提供更多的有用信息，如对比度色阶、彩色的色阶、电影动态显示等，这也有助于对图像进行准确判断。

三、图像质量的评价

高质量的心肌灌注图像是核医学医师做出准确影像诊断的保证。理想的图像应该达到以下标准。

（一）检查过程中患者没有发生位移

可以通过观察旋转的原始图像，发现检查过程中有无发生位移，以及有无明显的深呼吸。也可以通过在处理图像过程中显示的正弦曲线图，根据其曲线有无变形得以判断，或者通过定分析软件得以显示。

（二）静息与负荷图像对位良好

静息与负荷的断层图像在每个轴位上均对位良好。达到该项要求的一个重要的前提是各个断面图像处理过程的轴位准确；否则，即使对位良好，因心轴偏离也会导致判断失误。

（三）负荷状态下心脏计数增加达到预期效果

在负荷状态下，正常心肌的放射性计数应该为静息图像的 3～4 倍。如果负荷水平没有达标，静息与负荷显像的放射性计数差异有限，则会导致一些轻微心肌缺血症状无法显示。

（四）归一化均以心肌本身计数最高者为标准

心肌灌注显像是一个自身对比的评价，以心肌本身放射性计数最高者为 100%，其他部位与之对比。如果图像中放射性的最高计数没有在心脏本身，而是为心外结构，如肠道、肝脏等，则心肌本身各个节段的放射性计数趋异就会被忽略，易于导致误诊。

（五）没有心脏外放射性聚集

理想的心肌灌注显像图像，应该是除心肌影像外，没有心脏外的放射性聚集。这样可以避免来自心脏外放射性分布对心肌图像本身的干扰，尤其是对于毗邻室壁所造成的影响。

（六）CT 衰减校正图像与心肌灌注图像配准无误

采用 CT 进行衰减校正，使得心脏的结构在透射图像中得以清晰显示，为透射图像与发射图像的精确配准创造了条件，进而也保证了衰减校正的准确、到位。

四、图像分析

图像分析分为以目测分析为主的定性分析和借助于计算机软件进行的定量分析。本节重点介绍目测分析的相关内容。

（一）正常图像

在正常情况下，左心室心肌影像清晰，显像剂分布基本均匀，心尖部和基底部可略稀疏。

1. 平面显像（见图 1-1）

（1）前位像：显示左心室前外侧壁、心尖和下壁。

（2）左侧位像：显示左心室前壁、心尖、下壁和后壁。

（3）左前斜 30°～45° 位像：显示室间隔、左心室下壁、心尖和后外侧壁。

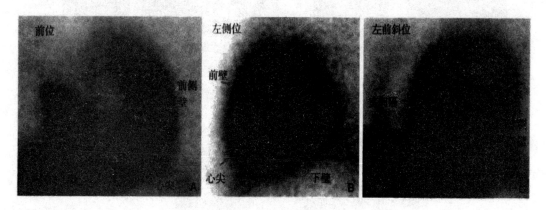

A. 前位图像；B. 左侧位图像；C. 左前斜 30°～45° 位像

图 1-1 平面心肌灌注显像

2. 断层显像

左心室心肌影像经计算机重建得到左心室短轴、水平长轴和垂直长轴断层图像（见图 1-2）。在正常情况下，左心室侧壁最厚，其放射性计数最高，前壁次之。

（1）短轴断面：垂直于左心室腔长轴从心尖至心基底部的断层影像，显示左心室各室壁节段心肌，心尖部呈"圆点"状，心室中部呈"面包圈"形，心底部呈"倒 C"形影像。

（2）水平长轴断层：垂直于室间隔和左心室外侧壁，平行于左心室长轴由膈肌面向前壁或由前壁向膈肌面的断层影像，显示前壁、侧壁和心尖部心肌，呈"U"形或称"马蹄"形影像。

（3）垂直长轴断层：垂直于左心室前壁和下后壁，平行于左心室长轴由室间隔向外侧壁或由外侧壁向室间隔的断层影像，显示前壁、下壁、后壁及心尖部心肌，呈"V"形或称"马蹄"形影像。

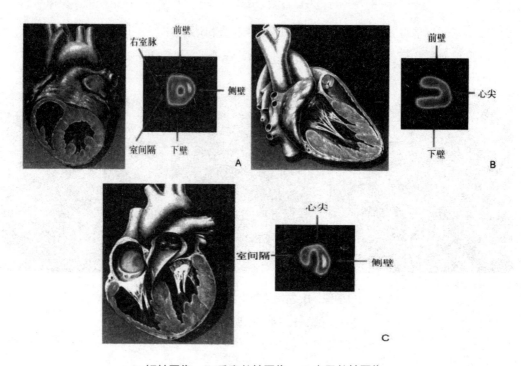

A. 短轴图像；B. 垂直长轴图像；C. 水平长轴图像

图 1-2　心肌灌注断层显像

（二）异常图像

1. 可逆性缺损

负荷影像显示局部放射性稀疏或缺损灶，在静息或延迟显像（^{201}TI）时，该部位有完全的放射性填充，称为"可逆性缺损"，见于心肌缺血（见图 1-3）。

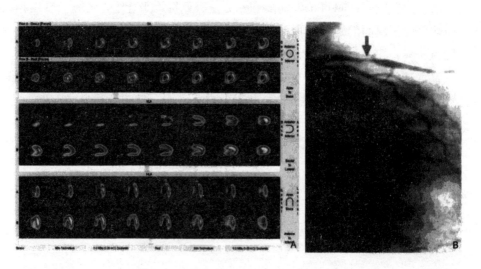

A. 心肌灌注断层显像：上排 ^{99m}Tc-MIBI 负荷显像示左心室前壁、心尖部、室间隔、下壁基底段表现为

放射性稀疏/缺损区（箭头示），下排静息图像示上述放射性稀疏/缺损区放射性分布恢复正常，提示左心室前壁、心尖部、室间隔、下壁基底段心肌缺血。B.冠脉造影：前降支近端90%狭窄、回旋支80%狭窄（箭头示）

图1-3 可逆性缺损图像

2. 固定性缺损

负荷时心肌局部放射性稀疏或缺损，静息或延迟显像时没有变化，称为"固定性缺损"，提示心肌梗死。

3. 部分可逆性缺损

负荷心肌灌注显像显示左心室心肌局部放射性缺损，静息或延迟显像时该缺损区范围明显缩小或部分填充，但缺损区未完全消失，称为"部分可逆性缺损"，提示左心室局部心肌梗死伴心肌缺血。

4. 反向再分布

负荷心肌灌注显像正常或轻度放射性异常的心肌节段，静息显像时出现灌注异常或异常程度加重，此现象称为"反向再分布"。

多数学者认为反向再分布与心肌缺血性损害并无直接联系，反向再分布的成因和临床意义还有待于进一步研究和探索。

5. 肺放射性摄取增高

心肌灌注显像时，肺野内有明显放射性分布，称为"肺放射性摄取增高"，主要见于左心室功能不全。

正常人通常肺摄取不高；当出现肺放射性摄取增高，常提示多支冠脉病变引起严重心肌缺血，导致左心室功能不全。肺摄取增高常以肺心比值作为评价指标。通常认为 ^{201}TI 显像时，肺心比值大于0.5，即为肺摄取增高。

6. 右心室心肌显影伴心脏扩大

右心室壁较左心室壁薄，正常情况下不显影。如心肌灌注显像时出现右心室显影伴心脏扩大，多为肺动脉高压或右心功能不全所致。

（三）极坐标靶心图（牛眼图）

极坐标靶心图由计算机生成，是心肌短轴断层图像在平面上的投影。心尖部投影到靶心图的中心部位，左心室各壁的基底段投影到靶心图的外围部分，各壁的中间段投影到靶心图的中间部分，而且各部分与冠状动脉的供血区域分布相对位，较断面图像更加直观。由于靶心图是以二维图像记录三维的信息，成为定量分析的主要载体。

（四）冠状动脉与心肌供血区域的关系

冠状动脉的分支分布到心肌内为其供血，每支分支的供血区域具有一定的规律可循

（见图 1-4）。但对于心尖部和下壁的供血冠脉，变异较大，因此不能完全依赖单纯的心肌缺血部位来确定"罪犯"血管。

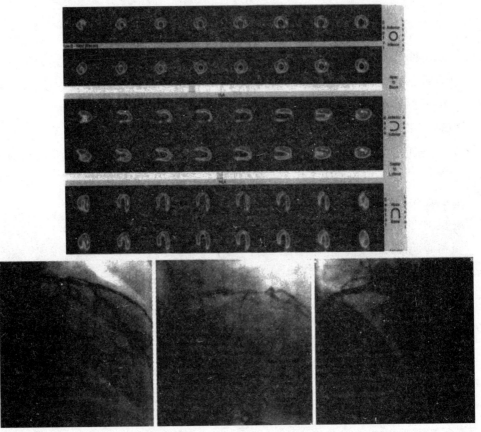

负荷心肌灌注显像（第一排）示左心室部分前壁心尖部、下壁基底部、侧壁基底部心肌放射性稀疏 / 缺损静息心肌灌注显像（第二排）上述部位放射性明显充填，提示心肌缺血根据冠脉对应心肌供血区域，推测前降支、回旋支、右冠脉均有病变，冠状动脉造影示：A. 左前降支近中段 90% 狭窄；B. 左回旋支中段 90% 狭窄；C. 右冠脉全程不规则病变，后降支中段闭塞

图 1-4 心肌灌注显像心肌缺血部位推测冠状动脉病变部位

（五）心肌灌注显像的局限性

（1）空间分辨率低，相对噪声较高，影响对较小病变的探测及定量的准确性。

（2）图像采集时间较长，易导致患者体位移动，影响图像质量。

（3）存在组织衰减，尤其是肥胖和乳房较大的女性，易造成心肌灌注显像出现假阳性结果。

（4）心肌灌注显像前停药（硝酸酯类、钙通道阻滞剂、β 受体阻滞剂等）不充分等，可能影响负荷试验，导致心肌灌注显像出现假阴性结果。

（5）心肌灌注显像反映的是心肌的相对血流，在三支冠脉均衡性病变导致心肌缺血时，可能出现假阴性结果；对于心肌灌注正常的三支病变患者，应通过观察其他指标，如室壁运动、左心室一过性扩大及心电图 ST 段改变等，加以鉴别。

（6）辐射问题：需注射放射性显像剂，与其他无创性技术（心电图、超声心动图）相比，存在一定暴露辐射的风险。

五、心肌灌注显像的正常变异和伪影

（一）正常变异的影像识别

1. 心尖部放射性分布稀疏或缺损

心尖部放射性分布稀疏或缺损由心尖局部室壁生理性较薄所致（见图 1-5）。

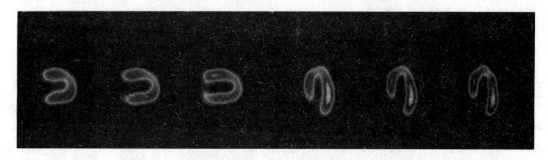

图 1-5 心肌灌注显像示心尖部放射性稀疏（箭头示）

负荷和静息心肌灌注显像显示心尖部放射性稀疏或缺损区范围较局限，形态基本一致。

2. 室间隔基底部放射性缺损

室间隔的后三分之一为膜性结构（见图 1-6）。

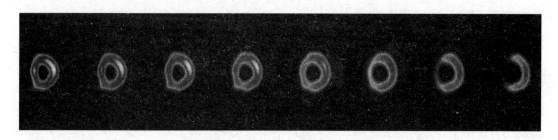

图 1-6 心肌灌注显像示室间隔膜部放射性缺损（箭头示）

3. 左心室侧壁放射性增高

心肌灌注显像显示左心室侧壁放射性摄取较其他室壁段高，多由于图像采集时探头最靠近侧壁，组织衰减少，计数率高的缘故。

（二）心肌灌注显像常见伪影及处理方法

1. 衰减伪影

衰减伪影是指受检者体内软组织造成自心肌发射出 γ 光子衰减而导致的伪影。

在心肌灌注显像时，心脏周围组织或器官对射线产生了不同程度的衰减，使得设备接收到的正常心肌的放射性计数降低，造成衰减伪影，易于误诊为局部心肌缺血，影响心肌灌注显像结果的准确性。导致衰减的常见因素如下。

（1）乳房或胸肌衰减：通常造成左心室前壁、前外侧壁放射性稀疏，少数出现在前间壁或心尖部。判断乳房 / 胸肌影响的方法如下。

①通过电影模式观察原始图像上的乳房影像。

②对照负荷 / 静息心肌灌注显像，观察前壁放射性稀疏灶是否位置固定，以及范围、形态的变化；乳房 / 胸肌所致左心室前壁放射性分布异常，范围有限，程度较轻。

③利用门控心肌灌注显像观察前壁放射性稀疏、局部室壁运动和室壁增厚率。

④衰减校正有助于消除乳房 / 胸肌组织衰减的伪影。

⑤推移乳房（向外上牵拉固定乳房）后再次行心肌灌注显像。如前壁稀疏灶消失或位置变化，应为乳房衰减所致；如前壁稀疏灶固定不变，或呈可逆性缺损，应考虑为心肌血流灌注异常。

同时，密切结合临床相关检查，如心电图、超声心动图、冠脉 CT 等，做出正确判断。

（2）膈肌衰减：膈肌对心肌影像造成衰减，多表现为下壁放射性稀疏或缺损，因膈肌和下壁重叠，造成 γ 射线衰减，也可能与下壁离探头较远，γ 光子到达探头前经过腹部组织散射和衰减增加等所致。鉴别膈肌衰减的主要方法如下。

①通过门控心肌灌注显像观察下壁室壁运动和增厚率，如均正常，则为衰减所致。

②俯卧位采集心肌影像，因该体位使下壁离探头较近，衰减减少。如俯卧位显像下壁心肌灌注正常，则为衰减所致。

③利用 CT 衰减校正技术对心肌灌注影像进行衰减校正。

2. 体位移动所致伪影

心肌灌注显像采集时间相对较长，采集过程中约有 25% 的患者可能出现体位移动伪影。位移可使心肌影像变形，室壁放射性分布异常，出现假阳性结果。鉴别和解决体位移动的方法如下。

（1）采集图像前，向患者讲清采集过程，以求患者的配合。

（2）采集结束后，及时查看心肌原始图像。如确定有体位移动征象，最好的解决方法是重新采集图像。

因此，采集前应告知患者注意事项，使患者处于放松和舒适的状态，叮嘱患者尽量保持体位不动，采用多探头 SPECT 采集图像可明显缩短采集时间，避免或减少采集过程中的位移。

3. 心脏邻近器官所致伪影

（1）肝胆浓聚伪影：心肌灌注显像剂通过肝胆系统排泄可造成肝脏、肠道放射性聚集，导致左心室下后壁放射性浓聚或稀疏缺损，造成"假阳性"或"假阴性"结果。

（2）周围脏器浓聚伪影：某些外科手术改变了心脏周围脏器组织的位置，可能影响心肌的影像，如食管裂孔疝可影响左心室侧壁放射性分布，食管癌术后胸腔胃可影响心尖部、侧壁放射性分布。解决上述伪影可采取下列方法。

①延长等待时间再次采集。

②肝脏放射性浓聚者可进牛奶等高脂餐后再次采集。

③避免胃或食管放射性浓聚可进行长期显像。

④嘱受检者多饮水，加快放射性药物清除后再显像。

4. 心室轴不正导致伪影

心肌图像重建时，如设定左心室长轴不准确，可致心肌图像变形，出现局部心肌放射性缺损的"假阳性"结果。

5. 负荷/静息心肌图像配准差异伪影

负荷/静息心肌图像对位不准确导致两次图像不匹配，出现类似心肌缺血的征象。

避免发生的方法：分析图像时，将负荷/静息心肌图像在三个轴向（短轴、水平长轴、垂直长轴）逐层比对，确保两次心肌图像匹配。

6. 其他原因所致伪影

（1）左束支传导阻滞（LBBB）：LBBB患者心肌灌注显像常出现室间隔放射性稀疏或缺损，被误认为是心肌缺血或梗死，其机制目前尚未完全明确，可能与传导异常造成室间隔收缩延迟而致舒张期血流异常有关。使用扩管型药物负荷（如潘生丁和腺苷）替代运动负荷，可避免其发生。

（2）放射性计数不足所致伪影：注射放射性核素剂不足或采集时间短所致心肌放射性计数不足而引起的伪影，表现为心肌放射性分布明显不均匀。

（3）灰阶调节差异所致伪影：负荷/静息两次图像的灰阶（色阶）调节差异，导致两次心肌图像放射性分布不一致，出现类似心肌血供异常的"假阳性"结果。

总之，在心肌灌注显像的图像采集和处理过程中，重要的是正确判断和尽可能避免各种伪影的产生，学会各种伪影的识别和校正方法，保证诊断结果的准确性。

六、小结

核医学图像是高噪声的影像。图像处理是一个去伪存真、最大限度降低干扰的过程，视原始数据的具体情况，选择合适的滤波和重建方法，有助于获得最佳的图像质量。图像显示以电影显示为首选。图像分析前，对图像质量做出评价是提高诊断准确性的必要条件。熟知正常影像表现，能够识别各种伪影，并能有效地给予校正，这是诊断医师的非常实用的技能之一。参与图像处理，有助于准确把握图像质量，识别并消除各种伪影的影响，提高诊断的准确性。

第三节　心肌灌注显像的定量分析

一、概念

定量分析是借助于计算机软件，将研究对象与正常数据库资料进行对比分析，以获得一组量化指标。定量分析是对目测分析的增效补充。其价值主要体现在以下几个方面。

（一）增加诊断者的信心

定量分析是一个变量与恒定标准间的比较，类似于"第二分析者"协助诊断。

（二）增加了可重复性

定量分析是与恒定标准进行对比分析，消除了主观影响，更具有客观性，可重复性好；可以作为判断预后的指标，灌注缺损的严重程度越高，其预后就越差。

（三）增加了可比性

由于定量分析的结果具有客观性，不同患者间、同一患者在治疗前后的相关信息有了可比性。

（四）获得心功能信息

对门控心肌灌注显像的定量分析所获得的心功能信息，有助于判断预后。

商品化的软件包括加州大学洛杉矶分校的 Cedars Quantitative Perfusion SPECT（QPS）和 Cedars- Sinai Quantitative gated SPECT（QGS）；埃默里大学的 Emory Cardiac Toolbox（ECTb）；密歇根大学的 Corridor4DM（4DM），以前称为 4DM-SPECT；弗吉尼亚大学的 Vquant；耶鲁大学的 Wackers-Liu CQ；等等。临床上以前三者应用最为广泛。心肌灌注显像定量分析的内容很多，可简要概括为以下三部分（见表 1-2）。

（1）心肌灌注显像的定量分析。

（2）门控心肌灌注显像左心室功能的定量分析。

（3）其他相关内容。

不同的定量分析软件所遵从的原理是一致的，但所采用的数学模型和计算方法有所差异。因此，对于相同指标，不同软件计算的结果会略有差异。

表 1-2 心肌灌注显像定量分析的内容

类别	定量分析内容
心肌灌注显像的定量分析	缺损的位置、范围、程度及类型
门控心肌灌注显像左心室功能的定量分析	射血分数、收缩末期和舒张末期的容积、局部室壁运动和室壁厚度、相位分析
其他相关内容	心肺比值、TID、左心室重量

二、心肌灌注显像定量分析

目测分析心肌灌注显像图像的过程，是将所见到的图像与建立在大脑中的标准进行比对。定量分析的基本原理与此相仿，就是将观察对象与程序中建立的标准进行比对的过程。程序中标准的建立，首先要通过数十名性别不同、具有一定年龄分布的正常人，采用某种具体显像方法（如 ^{99m}Tc-MIBI、腺苷药物负荷二日法）进行心肌灌注显像，通过对其靶心图的分析（这主要是以二维图像显示三维信息），建立某种方法的正常人群数据库。然后通过对一组经过冠脉造影证实的患者进行分析，确定正常与异常的临界点，并经过临床验证后，定义出在不同评价方法中定量分析的各种评分指标。由此可见，所谓的定量分析只是一个半定量分析，并非绝对定量分析。正常人群数据库是定量分析的基准，决定了结果的可靠性。目前，正常人群数据库最全的软件是 ECTb。新版的 QPS 和 4DM 都具有允许使用者自己建立正常人数据库的功能，明显提高了定量分析结果的可靠性。

定量分析的标准还是源自目测分析。建立在目测分析基础上、融入专家智慧并经过验证的判断标准，即成为定量分析软件中判断异常的恒定标准。

定量分析的指标包括左心室负荷总积分（SSS）、静息总积分（SRS）和总积分差（SDS）。缺血面积的定量分析和可逆性（具有活力心肌）面积的定量分析如图 1-7 所示。SDS 提示心肌活力的信息：低分节段提示瘢痕组织，高分节段提示有活力心肌。单纯依靠积分进行评价，需要排除其他因素所导致的心肌放射性分布异常。缺血面积的定量分析，是以左心室或者冠状动脉血管分支的供血区为整体，计算出病变部位占整个左心室或者冠状动脉分支血管供血区域的百分比。各种判断标准与心肌缺血程度的关系如表 1-3 所示。

表 1-3 心肌缺血程度判断标准

评价方式	轻度异常	中度异常	重度异常
负荷积分（SSS）/ 分	4 ～ 8	9 ～ 13	> 13
占左心室面积 /%	< 10	10 ～ 20	> 20
累及冠脉供血面积	<单支供血区 1/2	单支供血区	2 支或 3 支
累及（17）节段数	1 ～ 2	3 ～ 4	≥ 5

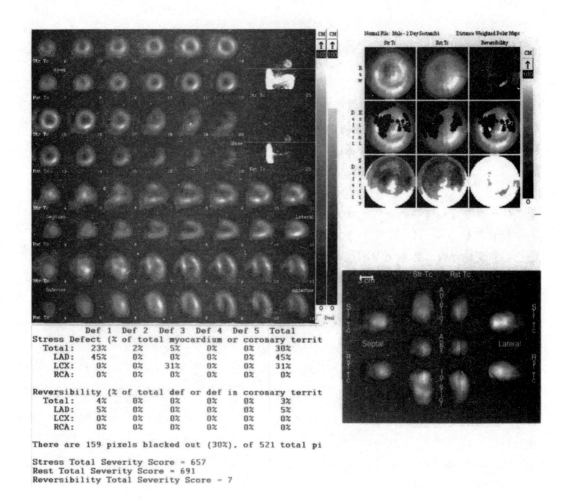

图1-7　心肌灌注显像定量分析获得的信息应用

Emory Cardiac.Toolbox（3.1版本）进行心肌灌注显像定量分析获得的静息与负荷断层图像的对比分析（左上）和灌注定量分析信息（左下）病变范围程度的靶心图（右上）以及病变范围的3D图（右下）：Def l，缺损1；Def 2，缺损2；Def 3. 缺损3；Def 4. 缺损4；Def5，缺损5；Total，合计；Stress defect：负荷缺损；% of tolal myocarilium or coronary territ：占左心室面积或冠状动脉供血区域的百分比；LAD，左前降支；LCX，左旋支；RCA，右冠状动脉；Stress Total Servity Score：负荷严重程度总积分；Resl Total Servily Srore：静息严重程度总积分；Reversibility Total Servity Score：总的可逆性缺损积分。

随着计算机技术的发展，定量分析软件开始采用像素的放射性计数变化对病变进行分析，其计算精度更高。采用该方法，QPS将灌注缺损面积和程度，以总的灌注缺陷（TPD）来评价。

定量分析软件普遍把PET心肌灌注显像和代谢显像的内容整合在其中，对心肌灌注显像的内容进行常规定量分析，再对灌注显像和代谢显像进行匹配或不匹配的定量分析，对心肌活力做出量化分析。ECTb 还具有 ^{99m}Tc-MIBI 心肌灌注显像与 ^{18}F-FDG 代谢显像进行匹配和不匹配的定量分析的数据库，也可以准确地判断心肌活力。

三、门控心肌灌注显像左心室心功能定量分析

（一）门控采集的相关参数

门控心肌灌注显像的概念由斯劳斯（Srauss）等人于 1971 年首先提出。19 世纪 80 年代，较 ^{201}TI 更适合于门控采集的 ^{99m}Tc 标记的放射性药物在临床上得到广泛应用，使得门控心肌灌注显像首先在美国成为普遍采用的方法。与此同时，心肌灌注显像定量分析也应运而生。1999 年，美国核心脏病学会（ASNC）推荐常规使用门控采集，且在 2010 版的操作指南中已将门控采集作为标准方法。随着相关技术的进步，定量分析技术也日臻完善，不仅结果更加准确、可靠，而且功能分析的内容也更加广泛，已经成为临床工作中不可或缺的诊断方法。

门控采集条件的设定直接影响图像质量和定量分析的结果。因此，高质量的门控采集是确保定量分析结果可靠的必要前提。

门控心肌灌注显像的图像采集与非门控心肌灌注图像采集在形式上是一致的，都是探头围绕患者旋转一定的角度并采集一定帧数的原始图像，经计算机处理后获得断层图像。不同之处在于门控心肌灌注显像时，信号采集以患者心电图中的 R 波为触发电位，在每个心动周期内，即 R-R 间期内，采集 8 帧或 16 帧图像。将若干个心动周期的同一时间点的信号叠加在一起，通过计算机处理获得门控 SPECT 图像和非门控 SPECT 图像。前者用于评估左心室功能，后者用于评价心肌灌注显像。

门控采集分为固定时间（FT）采集和可变时间（VT）采集两种方式。前者是指按照某一特定的心动周期时间，预先设定为 8 个或 16 个等分时间点采集。例如：心率为 75 次 /min，其 R-R 间期为 800 毫秒，按照 8 帧图像采集，固定采集的时间间隔就设定为 100 毫秒。如果是以首先出现的 R 波为触发电位，即采用前瞻性门控；心率小于 75 次 /min，其 R-R 间期大于 800 毫秒部分就会被忽略；而心率大于 75 次 /min，其 R-R 间期小于 800 毫秒，最后一帧就会没有计数，这种现象称为计数缺失。在动态显示原始图像时，就会出现闪烁现象，即连续显示的原始图像中间会出现不连续的跳跃，以上情况都会影响定量分析中的心室舒张期功能。如果强调舒张期功能的可靠性，可采用以 R-R 间期中后面的 R 波为触发电位，即回顾性门控采集。该方法会导致心率大于或小于 75 次 /min 者的起始部分 R 波的信息，即反映左心室收缩期功能部分信息的丢失，影响收缩期功能的可靠性。为克服其不足，采用前瞻性和回顾性门控相结合的采集方法 —— 可变时间采集，即在图像采集过程中，根据 R-R 间期的具体时间，经计算机处理后分成 8 或 16 个等分时间点进行采集。但如果心律严重不齐，会导致同一帧图像在不同心动周期中所采集到

的信息并没有对应心动周期中的同一时间点，最终排序在同一帧数的数据整合就会出现很大误差。为了最大限度地在单位时间内采集到足够信息，同时有效地剔除心动周期"过短"或者"过长"，以避免其对左心室功能定量分析的结果造成影响，引入了"可接受心动周期时间窗"的概念。可接受心动周期时间窗的设定与图像采集时的"能窗"概念非常相近。例如，对心率为 60 次 /min 者，采用 FT 或者 VT 模式采集，每个心动周期时间为 1 秒，可接受心动周期时间窗设定为 20%，就是以 1 秒为中心，再增加或减少 10%，则有效采集时间窗就是 900 ～ 1 100 毫秒。如果可接受时间窗设定为 100%，就是以 1 秒为中心，再增加或减少 50%，则有效采集时间窗就是 500 ～ 1 500 毫秒。需要注意的是，可接受时间窗为 100%，与接受 100% 心率是完全不同的两个概念。可接受时间窗设置过窄，因心律不齐就会导致很多心动周期被剔除，大量门控信息的丢失会导致心功能测定结果不准，同时图像质量也将受到严重影响。补充帧的设定，即采集 8 帧者增加第 9 帧，采集 16 帧者增加第 17 帧，将可接受采集时间窗之外被剔除的计数均累积到补充帧中，在图像重建之前，这些计数会叠加起来并形成一个特殊时间间隔的原始图像，保证了断层图像的总计数。所以，对于具有补充帧的设备，可接受心动周期时间窗一般设定为 20% ～ 30%。如果没有补充帧，可接受心动周期时间窗就应该设定为 100%，或者不确定，以最大限度地保证图像的质量。可接受心动周期时间窗设定为 100%，为了把握定量分析结果的可靠性，可以通过以下方式了解患者的心率情况。

（1）在采集过程中密切观察心率变化，如果左心室性期前收缩（PVC）达到了总数的 1/6，建议不用门控采集。

（2）利用定量分析软件所提供的心率变化信息，判断门控采集数据是否可靠。

（3）设备自身配备的门控质量控制分析软件，可以准确显示整个门控采集过程中的相关数据。

（4）心室容积曲线的形态可以反映出门控采集数据的可靠性。

新的门控采集系统可分别设定以用于功能评价和用于灌注显像定量分析为目的的采集时间窗，这样既可以保障获得准确的 EF 值，又可以获得满意的心肌灌注显像的图像质量，尤其对于心房颤动和心律不齐者，该技术非常具有实用价值。

（二）左心室心功能定量分析

左心室心功能定量分析指标包括舒张末期容积（EDV）、收缩末期容积（ESV）、左心室射血分数（LVEF）、局部室壁运动（RWM）、室壁厚度（WT）和相位分析等。

准确判断心室容积是测定心功能的前提。但左心室室壁厚度低于 SPECT 的空间分辨率，所以只能借助于"部分容积效应"，根据自舒张末期至收缩末期室壁放射性逐渐增高，且放射性计数变化与室壁厚度正相关这一方法，间接判断室壁厚度，并推测其边界。正常左心室室壁厚度为 10 mm（ECTb）或 12 mm。实际心室壁厚度的变化，则根据其放射性计数的变化进行推算。据此在重建的三维图像上自动勾画左心室内膜的边界，对于室壁缺损部分，采用外推法勾画出该部分的轮廓，计算出 ESV、EDV、WT 和 LVEF，并借助计算机技术动态显示室壁运动。4DM 软件在计算方法上考虑到收缩末期二尖瓣会向心尖部移动 20 mm，因此其计算出的 LVEF 较其他软件要高 4% ~ 5%。即使同一定量分析软件，8 帧门控采集计算出的 LVEF 较 16 帧采集所获得的 LVEF 也值低 3%。由此可知，在定量分析前，充分了解软件的性能是非常必要的。受到空间分辨率的影响，小心腔心脏在收缩末期勾画其内膜边界尤为困难，会导致 LVEF 高估。在采集或重建过程中适当增加放大倍数（zoom），有助于改善其准确性。

室壁运动和室壁厚度变化是相一致的，二者的变化对于了解左心室功能、评价预后具有重要的意义。目测分析易于观察室壁运动，但难于评价局部室壁厚度的变化情况，因此只能借助于在放射性计数变化基础上产生的定量分析方法。局部室壁运动和厚度的评价，至少要包括三帧短轴图像（心尖部、中部和基底部），位于中间平面的垂直长轴和水平长轴图像各一帧。同时，综合分析自动勾画边界和不勾画边界的舒张末期和收缩末期的图像。局部室壁运动以灰阶形式表示，其运动情况分为 5 个阶层：0 正常，1 轻度运动降低，2 中度运动降低，3 重度运动降低，4 无运动，5 反向运动。局部室壁厚度以灰阶或者适宜的色阶表示，其变化程度分为 4 个阶层：0 正常，1 轻度降低，2 中度降低，3 重度降低。总体上讲，正常心肌室壁放射性计数厚度值自心尖到基底部逐渐降低，其正常值在心尖部为 69%±13%，在基底部为 25%±11%，这与形态学上自心尖到基底部室壁逐渐增厚相矛盾。原因在于门控心肌灌注显像的室壁厚度评价并非形态学厚度，而是基于放射性计数密度厚度的变化，越是解剖结构薄的部分，如心尖，其在收缩期放射性计数密度增加就越大，转换为局部室壁厚度也越大。

ECTb 的相位分析功能是指定量分析左心室的同步化（OMC）。其原理是在 3D 门控图像上计算心肌的放射性计数分布，在 8 帧短轴图像中提取相位的相关信息，以 R 波的峰值点为 0°，R-R 间期为 360° 定量分析的指标包括：峰值相位，即出现频率最高的相位（相位图中的峰值部分）；相位标准差，即相位的分布范围；相位柱状图宽度，包括相位分布的 95%；柱状图偏离度，即柱状图的对称性，其正值代表柱状图在右侧拖尾；相位柱状图陡度，即柱状图的起始点到峰值的宽度，柱状图在越窄的范围内达到其峰值，提示其陡度越高。

四、定量分析其他指标与内容扩展

肺心放射性比值（LHR）反映了放射性分布情况，可间接评价心功能情况。心室腔一过性缺血扩大（TID）分别勾画负荷和静息状态下心内膜的边界并计算其容积，然后计算出其比值。TID 客观反映了心室腔扩大，对于评价三支病变导致的"平衡"缺血、评估预后等方面，都具有很好的帮助。但不同的软件、不同的显像方法，测得的 TID 临界值会有所差异，因此在使用前要明确相关条件。根据 3D 图像还可以估算心脏重量（mass）及心轴方向等方面的信息。

随着 SPECT/CT 的临床应用，定量分析软件都具备了将心肌灌注显像的 3D 图像与 CTA 图像进行图像融合的功能。4DM 还将钙化积分内容体现在诊断报告中，提供文字或者图像模式的诊断报告，也是目前这些软件的共同特点之一。ECTb 还具有一个专家诊断系统，对于缺乏临床经验的医生很有帮助。

五、影响定量分析结果的因素与措施

除前面叙述的一些定量分析指标的影响因素外，影响因素还包括以下几方面的内容。

（一）心率

如果房性期前收缩和室性期前收缩的数量超过总数的 1/6，则心功能定量分析结果就很难把握。可以通过在采集过程中实时观察心电图，或者在图像处理过程中观察旋转的原始图像，或者通过设备所带的分析软件或者定量分析软件提供的信息得以确认。

（二）图像质量

充足的信息量是定量分析的前提，尤其是基于门控心肌灌注显像的心功能分析。采集前要了解设备门控采集的模式，针对设备和患者的具体特点，选择合适的参数。

（三）避免干扰

与左心室下壁紧密相邻的肠道内的放射性，在自动勾画心室边界时，会误把肠道包含在内。可以延时后重新采集，或者采用手动方法进行校对。

（四）正常人群数据库

性别、药物、显像方法和负荷的方式都是影响定量分析结果的重要因素。所以，在进行定量分析处理之前，一定要选择合适正常人群的数据库。

（五）静息和负荷层面的一致性

在心肌灌注显像定量分析时，只有确保静息与负荷层面的一致性，才能保证定量分析的一致性。

（六）结果的一致性

复查时，尽量使用相同设备、相同条件采集、相同软件进行分析。

六、定量分析的临床应用价值

定量分析提供了客观评价标准，弥补了目测分析结果因人而异的不足，可以客观、准确地动态评价病灶在治疗过程中的变化，从而对疗效进行评估。基于其结论的可重复性，通过客观评价左心室心功能指标，如 LVEF、EDV、ESV 等，从功能的角度对患者进行危险度的评估；同样，通过心肌灌注显像对心肌缺血严重程度的评价，如 SSS、SDS、心肌缺血面积等指标进行危险度分层，有助于临床治疗方案的制定。另外，定量分析方法还有助于提高诊断的准确性。一方面，体现在目测分析方法难以诊断的轻微病变，借助于定量分析可以提高诊断者的信心；另一方面，结合心功能并通过观察室壁运动，有助于识别导致室壁衰减的伪影。

基于门控采集基础上的左心室同步性评价，可用于筛查适合于进行 CRT 治疗的患者、评价 CRT 植入术后的疗效，以及各种原因导致的左心室同步性异常及 LVEF 改变。

（1）定量分析是对目测分析的有效补充，使其评价标准更加客观。定量分析需借助软件来完成，不同软件的功能相近，但计算出的结果会略有差异。

（2）门控心肌灌注显像是进行心功能定量分析的前提，但并非所有的患者都适合门控采集。

（3）了解、认识并有效排除影响定量分析结果的相关因素，是确保定量分析结果可信的必要前提。

第四节　放射性核素心室造影（心血池显像）

放射性核素心室造影术，又称为心血池显像，它是一种无创性心血管造影，在心脏核医学检查项目中约占 15%（心肌灌注显像占 80% 以上）分为首次通过法和平衡门电路法两种。

一、首次通过法

（一）原理

首次通过法是将注入静脉的放射性药物以"弹丸"的方式快速通过中央循环，以高探测效率的 γ 照相机置于心前区，进行放射性采集，记录放射性核素依次通过上腔静脉、右心房、右心室、肺动脉、肺、左心房、左心室、主动脉，循环至全身的全过程。应用感兴趣区（ROI）产生时间时活度曲线，此曲线将左、右心室分开，分别测定左、右心室功能，计算出各项血流动力学的定量指标。此方法仅采集少数心动周期的信息，采集时间在 30 秒内完成，适合于心功能改变迅速（如运动或急性介入）的患者。

（二）显像剂

锝及锝标记化合物，可依具体情况选择。如将首次通过法与平衡门电路法结合，则选择红细胞（^{99m}Tc-RBC）。如需多次观察首次通过情况或在同一天需检查静息与负荷心功能，可在静息检查时注射 ^{99m}Tc-DTPA。该药物能很快从肾脏排出，20 分钟后可行第二次注射做负荷试验。首次注射活度为 740 MBq（20 mCi），第二次注射活度为 740 ～ 1 110 MBq（20 ～ 30 mCi）。如欲将首次通过法与心肌灌注显像相结合，可选用 ^{99m}Tc-MIBI，使用剂量为 550 ～ 1 110 MBq（15 ～ 30 mCi）。

（三）检查方法

1. 体位

可取仰卧位或坐位，一般取仰卧位。

2. 采集角度

可根据需要采集前位（ANT）、左前斜（LAO）30°～ 45°或右前斜（RAO）30°。视野范围应上包含锁骨，下达剑突，将整个心肺区、降主动脉、腹主动脉均包括在内。

3. "弹丸"式注射要求

首次通过法的关键是注入静脉内的放射性药物必须呈"弹丸"状，如"弹丸"模式注射失败，放射性核素散布于血流中，则不能判断先天性心脏病分流性质，无法测定分流量，也无法准确测定左、右心室功能。

（1）穿刺点选择。多选择右侧肘前静脉，尽量缩短与右心的血液通路，使弹丸以最快的速度进入右心。

（2）药物体积。注入的放射性药物体积应小于 1 mL，以 0.5 mL 左右最佳。

（3）止血带法。用止血带紧扎于穿刺点上方 3 cm 处，以阻断静脉回流，嘱患者在吸气状态下稍屏气时快速注射。注射结束，立即解开止血带，迅速抬高患者上臂，同时进行数据采集。

（4）三通法。于肘前静脉插入一个容积为 0.5 ～ 0.8 mL 导管，将该体积放射性药物注入导管内，再通过三通管用 15 ～ 20 mL 生理盐水将导管内放射性药物快速冲入静脉内，同时进行数据采集。

（5）检测"弹丸"注射质量。在上腔静脉显影区勾画 ROI，产生时间时活度曲线，计算曲线的半高宽，如半高宽小于等于 1.5 秒，则"弹丸"注射合格，否则说明"弹丸"注射失败，图像分析结果不可靠。

4. 采集方法

首次通过法中放射性药物在心血管内通过时间很短，故应使用高计数率的 γ 相机，以 30 毫秒采集一帧，连续采集 60 秒，矩阵 64×64 采集应在注射前几秒即开始，否则会错过开头的几帧图像。

（四）正常图像表现

首次通过法核素心室造影正常图像的分析重点在于顺序、时相和形态三要素。

1. 顺序

显影开始于上腔静脉，然后依次为右心房、右心室、肺动脉、肺左心房、左心室、主动脉和降主动脉。

2. 时相

时相分为以下四期。

（1）上腔静脉和右心房显像：1～3秒。

（2）右心室和肺动脉显像：2～5秒。

（3）肺显像：4～7秒，不超过8秒，肺清晰显示后，上腔静脉、右心房、右心室及肺动脉的影像逐渐消失。

（4）左心房、左心室及主动脉显像：8～12秒，此时右心房、右心室及肺动脉的影像应显示不清或消失。

3. 前后位（ANT）影像的特征性形态

（1）"U"形影像出现在第1、2期，由上腔静脉、右心房、右心室和肺动脉依次显像的连续影像而形成"U"字形，中间的空内带为升主动脉区，当升主动脉显影时，该区即被填充。

（2）楔形影像出现在第2、3期之间，在左、右肺叶较清晰而右心影尚未消失时，可见右心影与左肺影之间有一尖端向上的楔形空白区，此为左心室区，左心室显影后，此区也被填充。

（五）异常影像表现

1. 左向右分流测定

在测定中心循环内是否存在左向右分流时，可采用三种曲线定量分析法。

（1）肺稀释曲线（C2/C1）：正常人"弹丸"式注入放射性核素后，在右肺上叶处勾画ROI（注意避免大血管的影响），应用ROI内放射性计数的变化绘成肺稀释曲线。该曲线的上升支及下降支均十分陡峭，反映了肺内放射性随时间而变化，下降支的斜率反映放射性核素离开肺的速度，接着出现经体循环混合后的再循环波。

临床价值及影响因素如下。

①对于分流量中等以上的先天性心脏病患者，此法有价值；对于分流量小或有双向分流者，此法价值不大。

②任何原因引起肺循环时间延长者，均可使C2/C1增加。

③定性诊断左向右分流，无定位诊断意义。

④应准确选定曲线的起始及峰值点。

⑤有较高的假阳性和一定的假阴性率，与心导管法相比，相关系数为0.70左右。

（2）肺稀释曲线（Q_P/Q_S，γ函数拟合法）：正常人的肺稀释曲线的升降符合γ函数规律。取实测曲线上升支的 15% 峰值点到下降支 70% 的峰值点之间的多组相点数据，代入 γ 函数公式，拟合出放射性核素通过肺循环的标准肺曲线。用肺实测曲线减去标准曲线得分流曲线，对分流曲线再进行 γ 拟合，得肺循环标准分流曲线。标准肺循环曲线下的面积，即为肺循环血量（Q_P），标准分流曲线下的面积为分流量。体循环血量（Q_S）为肺循环血量减去分流量之差，分流指数为 Q_P/Q_S。

Q_P/Q_S 正常值应小于等于 1.2，当 $Q_P/Q_S > 1.2$ 时，提示由左向右分流，本法与导管检查对照，相关系数可高达 0.91，与手术证实缺损口径大小的符合率为 94% 左右。

（3）右心室内放射性稀释曲线（C4/C1 与 T1/2/T1 值）：右心室内放射性稀释曲线的分析基于时间时活度曲线的改变。于首次通过法核素心室造影图上，在右心室的右下外方勾画 ROI，避免左心室、肺及大血管的干扰，逐帧取值求得右心室内的放射性曲线，取曲线上放射性计数最高点（峰值点）为 C1，C1 所对应的时间为 T1，再将 4 倍于时间 T1 处对应的曲线上一点定为 C4，测 C4/C1 为计数率之比，以曲线下降至峰值 50% 处所对应的时间为 T1/2，则可求得 T1/2/T1 的时间之比。

正常值 C4/C1 ≤ 27%，T1/2/T1 ≤ 1.10。

C4/C1 值在 28% ～ 40% 者提示室间隔缺损，大于 50% 者提示房间隔缺损；T1/2/T1 值在 1.10 ～ 2.00 者提示室间隔缺损，大于 2.00 者提示房间隔缺损。右心室内放射性稀释曲线对中心循环内左向右分流的定位诊断，可能有一定意义。

2. 右向左分流测定

首次通过法核素心室造影不适于进行先天性心脏病右向左分流的测定，可使用 ^{99m}Tc-大颗粒聚合人血清白蛋白（MAA）首次通过肺灌注显像计算右向左分流。静脉注入 ^{99m}Tc-MAA 后无右向左分流者只有双肺显影，而有分流者，部分放射性颗粒经过异常通道进入体循环分布于全身，按各脏器血运丰富程度而使脑、肾、脾等出现不同程度的显影。

按 Gates 法公式计算右向左分流百分率：

右向左分流百分率（%）＝（Tc － Lc）/Tc×100%

式中 Tc 为全身放射性计数，Lc 为双肺放射性计数。

（六）首次通过法的价值及局限性

研究表明，首次通过法核素心室造影测得的心功能参数与平衡门电路法核素心室造影所测得结果有良好的一致性，与 X 线造影所得结果也有良好的相关性。尤其是该法在先天性心脏病左向右分流的定性、定量诊断和治疗后的随访中有一定的临床价值。

但该方法也存在一定的局限性，具体体现如下。

（1）对注射技术要求高，如"弹丸"注射技术不良，所得数据就不可靠。

（2）对室壁运动的评价，由于采集时只能取一个体位，因而受到较大限制。

（3）对右心室功能的测定亦存在局限性，因为"弹丸"能在与注射部位相近的右心房内混匀，而在右心室内的血流以最短的途径离开右心室而未及与心尖部位的血液混匀。

二、平衡门电路法

（一）原理

平衡门电路法核素心室造影是通过静脉内注入某种心血池显像剂后 10 ～ 20 分钟，使该显像剂在血液循环内达到平衡，以患者心电图（ECG）的 R 波作为门控信号，使 γ 照相机采集几百个心动周期的数据输入计算机，分别将各段采得的放射性计数加以重叠，将 R-R 波之间分成 8 帧或 16 帧图像，包括从舒张末期（ED）到收缩末期（ES）再到舒张末期的全过程的图像。然后圈定左（右）心室的 ROI，即可得到左（右）心室的时间时活度曲线或称左（右）心室容积曲线，根据此曲线可以计算出左（右）心室的几十个功能参数。

（二）显像剂

平衡门电路法核素心室造影必须采用在血液循环中能停留较长时间的放射性显像剂，为采集多个心动周期和各种介入试验提供条件，有两种血液成分可供 ^{99m}Tc 标记，即血浆中的人血清白蛋白和红细胞。

1. ^{99m}Tc-HSA（人血清白蛋白）

^{99m}Tc-HSA 的优点是体外一次标记后可检查多个患者，一次静脉注射即可观察患者的心功能变化。但缺点是在血内停留时间短，半清除时间为 281.6 分钟，而 ^{99m}Tc-RBC 为 1 719.8 分钟，因此，^{99m}Tc-HSA 目前已不常使用。

2. ^{99m}Tc-RBC（红细胞）

^{99m}Tc 标记红细胞有三种方法。

（1）体内法：首先，静脉注射亚锡焦磷酸（10 ～ 20 μg/kg），15 ～ 30 分钟再静脉注射 ^{99m}TcO4-555 ～ 925 MBq（15 ～ 25 mCi），待 10 ～ 15 分钟，即可进行血池显像。此法标记率为 85% ～ 95%。注入的 Sn_2^+ 剂量很重要，最佳剂量为 0.5 ～ 2.0 mg，体内浓度过高会使 ^{99m}Tc 在进入红细胞之前被还原，引起蛋白质非特异性结合；浓度过低，又不足以使高价的 ^{99m}Tc 还原而影响标记。

（2）半体内标记法：先静脉注射亚锡焦磷酸（10 ～ 20 μg/kg），30 分钟后用含 1 mL 柠檬酸葡萄糖（ACD）抗凝液和 555 ～ 925 MBq（15 ～ 25 mCi）的 ^{99m}TcO4 10 mL 注射器自静脉采血 5 mL，混匀，在室温下孵育 10 分钟后再给患者静脉注射。此法标记率为 92% ～ 95%。

（3）体外法：抽取受检者静脉血 10 ～ 20 mL，置于含肝素和 Sn_2^+ 的无菌有盖离心管中，混匀，等待 5 分钟，离心，弃去上清液，加入 ^{99m}TcO4（15 ～ 25 mCi），混匀，室温中放置 5 分钟，再给患者静脉注射。此法的标记率高达 95%，但在整个过程中要特别注意保持清洁无菌的环境。

一般认为，由于体外法的标记率高，在心血管内显像时稍优于体内标记法，但体外法的标记过程繁杂，在整个过程中要特别注意保持清洁无菌的环境；体内标记法简便，安全性好，也能得到心功能检查所必需的计数，因此临床应用面很广。

与心肌灌注显像一样，放射性核素心室造影也可采用运动负荷或者多巴酚丁胺负荷试验。

（三）数据采集

1. 采集注意事项

合适的数据采集对准确分析数据极为重要，采集数据时应注意以下事项。

（1）采集数据时心率要相对稳定。

（2）血管内的放射性核素相对恒定。

（3）采集时间应足够长，以减少统计学误差。

（4）采集过程中，患者胸部不能移动。

2. 采集条件

应用 R 波作为门电路的触发同步进行采集，连续采集 200 ～ 800 个心动周期的数据，静态检查取 LAO 30° ～ 45°，以左、右心室分开最清晰的角度为宜，静息时每帧 40 毫秒。如观察室壁运动，应加采 LLA 及 ANT，准直器多应用低能通用型，以保证合适的分辨率和探测效率。尽可能采用小视野（SFOV）γ 照相机，其优势在于图像分辨率更高，且更易贴近胸壁进行近距离采集。根据目的不同而采集 300 万 /16 帧和 500 万 /32 帧的计数，矩阵取 64×64。如观察室壁运动，采集 16 帧 /R-R；如测定左心室收缩及舒张功能，则采集 32 帧 /R-R，以保证分析数据的准确性。

3. 采集模式

（1）门电路采集：以患者自身的心电图 R 波作为采集开始的触发信号，将两个 R 波之间（一个心动周期）分为若干帧，如 16 帧，一般要采集几百个心动周期的数据叠加在一起，形成从舒张末期到收缩末期再回到舒张末期的一系列图像。此模式的优点是采集的心动周期达几百个，将它们叠加起来，可保证足够的信息量，减少了统计学误差，故各项参数的重复性比较好，可靠性高。但缺点是采集时间长，患者不易耐受，且患者发生心律不齐时，门电路采集易造成图像失真。

（2）列表模式采集：此模式适合于心律不齐患者，先将原始数据全部采集后，通过大容量计算机重新将数据处理分析，可以分别分析心律不齐与心律整齐的部分，得出不同结果。此模式有两个要求：一是计算机硬盘的贮存量要足够大；二是需要花费一定的时间进行数据处理，重建为帧式图像。

（3）帧模式采集：采集资料在进入内存储器前，通过缓通器甄别，如心动周期时间间隔符合预置心动周期±（5%～10%）范围内，采集数据可叠加在图像上，否则应剔除在外。此模式不像列表模式采集对硬盘的容量要求高，但帧模式采集的缺点是空间和时间分辨率不及列表模式采集，且不像列表模式采集能重建得到各种形式的图像。

（四）结果与分析

1.心室收缩功能

（1）左心室射血分数（LVEF）：是指左心室每搏量（SV）与心室舒张末期容积（EDV）的比值。测定 LVEF 首先要确定舒张末期（ED）及收缩末期（ES）的心室边界及本底 ROI。

$$LVEF = \frac{SV}{EDV} \times 100\% \text{ 或 } LVEF = \frac{(EDV - BKG) - (ESV - BKG)}{EDV - BKG} \times 100\%$$

正常参考值为 LVEF ≥ 50%。

前（1/3）EF：有人认为此参数有早期反映心功能减退的意义，测定方法是确定时间时活度曲线（左心室容积曲线）中的 ED 和 ES 点，计算出 ED 和 ES 的间隔时间（DS），将 DS 分为三等分，测定前（1/3）DS 的心室放射性，即为前（1/3）EF，公式为：

$$(1/3)\,EF = \frac{EDC - (1/3)\,DSC}{EDC}$$

左心室局部射血分数：先确定心室中心，对心室区域可按 6°～12° 分为若干个扇区，计算每个扇区的局部 EF（REF），公式同整体 EF 的计算公式。

局部 EF 的优点是对局部室壁运动的异常提供分析的指标，但它也有以下缺点。

①受本底扣除的影响，由于绝大多数 γ 相机的计算机系统是采用平均本底进行校正，因此有可能导致过高或过低估计某些像素的 EF，尤其是游离壁，本底值偏高，EDC- 本底变小，结果可使局部 EF ＞ 100%。

②受解剖重叠或变异的影响，如基底部、室间隔等区。

③重复性一般较差。

④不能提供心室舒缩协调性的信息。

（2）左心室舒张功能：心室舒张、心肌纤维松弛需要能量，同时依赖静脉流入和瓣膜前后的压力梯度的差别，使心室再充盈。有些疾病可改变心肌纤维松弛的需能过程，这种舒张功能改变的时间可先于收缩功能的改变，可早期发现左心功能减退。舒张期可分为等容舒张期、早期快速充盈期和舒张后期 1 个时相。

①高峰充盈率（PFR）：作为左心室舒张功能的参数，分析早期快速允盈期，作为早期左心室充盈指数，单位为 EDV/s。其正常参考值大于等于 2.5 EDV/s。

②高峰充盈时间（TPFR）：收缩末期到 PFR 的时间，作为左心室松弛的指标，单位为毫秒。其正常参考值小于 180 毫秒。

③平均充盈率（AFR）：从收缩末期开始到快速充盈期末，与左心室松弛的程度和心动周期的长短有关。

（3）右心室功能指标：右心室的形态似半月形，病理时右心室肥大则半月形消失。右心室壁薄，勾画轮廓困难，可用时间时活度曲线法对右心室功能进行分析。

使用平衡门电路法评价右心室功能时，最常使用的参数是右心室射血分数（RVEF）。一般取 LAO 位，此体位可将左、右心室分开，但 LAO 位使右心房和右心室重叠，右心房的放射性贡献到右心室的时间时活度曲线中，造成对 RVEF 的低估。

RVEF 的正常参考值范围为 40% ~ 70%。

2. 室壁运动

用电影方法直接显示心室腔内血池的舒缩全过程，仍然是目前评价室壁运动的最常用方法。其优点是直接用目测，具有直观、形象的特点，减少了信息在转换过程中的丢失；缺点是判断准确性与医生经验有关，有一定的主观性。

室壁运动的评估在冠心病诊断及与心肌病的鉴别诊断方面十分重要。从 ED 到 ES，整体室壁运动异常包括左心室的几个节段或左心室所有节段。整体室壁运动异常（呈弥漫性）通常见于心肌病，局部运动异常多见于冠心病。

室壁异常运动类型如下。

（1）运动低下：室壁运动下降。

（2）无运动：局部室壁无运动。

（3）反向运动：正常心肌收缩时，病变心肌节段反向扩张。局部反向运动是左心室室壁瘤的特征。

3. 相位分析

心脏周期性运动近似于余弦运动，对其进行傅里叶分析，形成的余弦基波有两个特征参数：反映运动强度的振幅和反映运动时间关系的初相角。运用门电路技术，能获取一组表现心脏周期性运动的图像，根据每个像素在不同时刻（不同帧）的计数可以画出很多放射性－时间曲线（A-T 曲线），由于这些 A-T 曲线是周期性的，可进行傅里叶分析，得到各像素基波的振幅及初相角。利用这两个参数可以画出两个功能图 —— 振幅图和位相图。

（1）振幅图：显示左、右心室各室壁段的收缩幅度变化，收缩越大，振幅越明显，颜色越深。正常的左心室振幅图呈"反 C"形或椭圆形，基底部振幅低，右心室振幅一般普遍低于左心室振幅，分布变异也较大。

（2）位相图：反映左、右心室心肌收缩的同步性或协调性。在正常情况下，左、右心室各部位的收缩几乎为同时，因而左、右心室的位相基本一致。

①用颜色色阶表示左、右心室的位相，色阶越高表示开始收缩的时间越晚。

②位相分布直方图：直方图显示左、右心室位相呈一尖峰，峰越窄，表示左、右心室舒缩的同步性越好。心房和大血管的位相与心室位相相差约 180°，是一较小的峰，说明它们的运动是反相的，心室收缩时心房舒张，心室舒张时心房收缩。

③位相分析的定量指标：假定心室的位相分布符合泊松分布规律，可用位相直方图的峰位半高宽（FWHM）和峰位相标准差（SDP）表示：

$$SDP = FWHM/2.35$$

在临床工作中，心室位相分析往往不符合泊松分布，这样 SDP 和 FWHM 就不能真实反映位相分布情况。因此，有人计算了另外一些参数，包括偏移度（SK），和峰度（KT）等。

④位相分析的异常标准。第一，静态：a. 局部振幅降低或为 0，伴相应局部位相延迟；b.LV-SDP > 10.0° 或 RV-SDP > 15°；c.LV-SK > 1.03，RV-SK > 1.66。第二，负荷试验：a. 局部振幅降低或消失，相应部位位相延长；b.LV-SDP > 10.0°，RV-SDP > 11.2°；c. LV-SK > 0.79，RV-SK > 0.70。

三、门电路心血池断层显像

门电路心血池断层显像是在平面放射性核素心室造影基础上的进一步扩展，即平面平衡法和 SPECT 技术的结合应用。除具有平衡法核素心室造影（ERNA）能显示心室大小、运动和测定多个心室功能参数的作用外，门电路心血池断层显像最大的特点是能够在三维空间和时间上再现心脏和大血管的结构，避免了各房室之间的重叠干扰，真实地反映所有心室和心房的局部室壁运动。由于完全分离出左右心房室，较少或无须做本底的扣除或衰减校正，因此能够准确地计算心室容量和其他心功能参数。

（一）理论基础

基于 SPECT 的基本原理，对一个含有发射 γ 光子的三维物体行至少 180° 旋转采集，经过平滑和反向投影滤波重建，可以形成该物体的横断面图像。一系列横断面图像就组成了心血池的三维空间，从而区分心室和其他心血池结构，计算心室容量，而较少受心室几何形状的影响。

（二）采集方法

患者取仰卧位，手臂放在头部，采集时尽量保持不动。共旋转 180°，即从 RAO45° 到 LPO45°，每 6 度一个断面，共 30 个投影断面。矩阵 64×64，放大倍数（zoom）为 1.5 ～ 2.0。多门电路图像采集，每个心动周期可分为 10 帧、16 帧或 20 帧。预置 R-R 可接受范围为 RR±15%，根据平面核素心室造影的应用，每个投影角度的 R-R 间期采集 20 帧较为合适，可较好地显示心脏舒缩过程，正确分出舒张和收缩末期图像。每个采集投影角度，至少收集 20 个心动周期。心律失常时，可使用缓冲心跳采集。

（三）图像处理

图像处理包括均匀性校正，滤波和反向投影。

1. 空间滤波

选用中等滤波函数，0.3 ～ 0.4ramp-Hanning 滤波。

2. 时间滤波

由于心脏处于动态的舒缩过程，应用时间滤波可以减少噪声和改善心房、心室边界的对比度，使图像更清晰。首先取一个阈值（占最大计数的百分比）减除低于该阈值的噪声部分。根据先前实验研究的结果，通常取 37% 的阈值，低于该阈值的部分与前后邻近部位进行加权平均，得出最后的放射性分布图像。

3. 图像重建

类似于 SPECT 重建方法，即采用反向投影图像重建。选择舒张末期图像作为重建前的原始图像，进行水平长轴或四腔心重建。然后在重建水平长轴的基础上，以左心室作为旋转的参照体，重建出垂直长轴和短轴图像：断层厚度通常取三个像素值（1.2 cm）。图像重建的处理时间较长，如果采集 30 个投影断面，每个心动周期采集 16 帧，重建时间是普通心肌断层的 16 倍，需重建 480 帧图像。

（四）结果与分析

1. 断层图像分析

（1）四腔心像：相当于水平长轴的断面，可以清晰地显示左心房、左心室和右心房、右心室。二尖瓣和三尖瓣平面可见，从而可区分各房室。左右心室呈椭圆形，放射性活度相对较高。

（2）长轴像：相当于垂直长轴的断面，一般是从右侧向左侧划分心脏断面，可以显示右心房、右心室、肺动脉段、左心房、左心室和主动脉弓。

（3）短轴像：一系列短轴像是由心尖部切至基底部的断面组成，类似于平面核素心室造影的 LAO30°，清晰地区分左心室和右心室，基底部为右心房和左心房，同时也可看到左右心室流出道、肺动脉段和主动脉弓。

长轴像和四腔心像是评价心室局部室壁运动最好的断面，可以观察到心尖部、前壁、侧壁、间隔、下壁和前后基底段。短轴像对于估价局部室壁运动的作用似不如长轴像和四腔心像重要，但短轴像可以清晰显示间隔的活动，对于评价心室基底部的活动也很重要。长轴像上可见到三尖瓣平面，将右心房和右心室分开，同样也可观察到二尖瓣平面将左心房和左心室分隔开，观察右心室基底部的功能最好；同时长轴像分开了左心室和右心室，有利于评价左心室下壁和基底部的收缩。四腔心像还可观察左心房、右心房的情况，如能清晰显示左心室、右心室、心尖、间隔和侧壁的功能。

2. 容积测定

门电路心血池断层显像能够三维再现心脏结构，避免了各房室和大血管之间的重叠干扰，可以单独提取出心房或心室，计算房室的容量，而不需要进行本底扣除和衰减校正；门电路心血池断层显像同时根据心室舒张末期和收缩末期的计数率变化，计算多种心功能参数，不受心室几何形态改变的影响，包括直接测定心室的绝对容量。门电路心血池断层显像相比平面显像和其他显像方法，对于测定心室容量具有明显的优势。核素测定心室容量的原理是基于心室容量的变化与探测的心室 ROI 内的总计数成正比，通过计算心室的计数测定心室容量。

3. 局部室壁运动的定量分析

由于门电路心血池断层显像的三维显示特性，其在估价室壁运动方面具有较高灵敏度和准确性。心血池断层显像定量分析室壁运动时，不需要扣除本底，但是必须准确地勾画出心室的边界。断层显像的定量分析方法是选择重建后的长轴像、四腔心像和短轴像，分别取舒张末期和收缩末期图像，勾画出左心室边缘，确定左心室的中心，然后应用计算机程序自动将左心室划分为相等的 36 个节段，计算长度百分缩短率（PS），公式如下：

$$PS = \frac{eEDi - rESi}{rEDi} \times 100\%$$

PS：百分缩短率；rEDi：每条半径线上的舒张末期计数；rESi：每条半径线上的收缩末期计数。

门电路心血池断层显像相比平面心血池显像，能够更好地评价左心室下壁和基底部的收缩功能。对于心脏明显转位、巨大心房或心室及心脏解剖异常等患者，门电路心血池断层显像能够很好地区分各房室结构，估价房室的功能状态。

四、临床应用

（一）冠心病

1. 心肌缺血的诊断

没有心肌梗死或室壁瘤形成的冠心病（CAD）患者，在静息状态下，其 LVEF 在正常范围内，诊断价值不大。在负荷后，LVEF 可出现降低。正常人运动负荷试验达到极量或次极量时，LVEF 明显升高，至少较静息状态下提高 5% 的绝对值。而心绞痛患者，特别是多支冠状动脉病变的患者，由于心肌血流的储备功能下降，或侧支循环形成不足，运动高峰时 LVEF 不变，甚至下降。

运动负荷核素心室造影诊断冠心病心肌缺血（无心肌梗死）的灵敏度和特异性均在90%以上。此外，在运动负荷后，LVEF 降低的程度、局部 EF 的异常范围及运动的早期 LVEF 即降低，还是预测 CAD 心肌缺血范围的重要无创性指标之一。

CAD 的特点是局部心肌缺血，导致局部室壁运动障碍，此时整体心室功能可能尚在正常范围内，故评估局部室壁运动有时比测定整体心室功能更为重要。

核素心室造影评估 CAD 局部室壁运动异常，有定性和定量两种方法。定性的方法主要是核素造影电影显示，即直接肉眼观察心脏血池舒缩的电影。此法直观、简便，可以多次重复，仍是目前临床上评价室壁运动的常用方法。缺点是诊断准确性与观察者的水平和经验有关。定量的方法有局部射血分数（REF）、位相分析、因子分析等。这些定量方法的优点是可提高探测局部室壁运动异常的准确性，还可从局部室壁运动和功能异常的部位对冠状动脉病变部位进行定位。

对于有些心脏疾病，如心肌病和瓣膜病等，运动试验也可致整体 LVEF 下降，但较少有局部室壁运动异常症状，故可借此进行鉴别。

舒张功能如前所述，心肌舒张也是一个主动耗能的过程，心肌缺血时往往首先引起心肌顺应性降低，使充盈率下降，但此时心脏收缩功能不一定降低。因此，测定心肌舒张功能有助于 CAD 的早期诊断。

目前认为，高峰充盈率（PFR）能较好地反映左心室舒张功能。研究显示，CAD 患者在静息时左心室 PFR 已出现异常，随病情的加重，PFR 会进一步降低。左心室 PFR 在诊断 CAD 方面较 LVEF 敏感，但特异性较差，许多疾病（如高血压、心肌病变、瓣膜病等）也可出现 PFR 的降低，故不可单纯根据 PFR 的降低即诊断为冠心病。

2. 心肌梗死的诊断

心肌梗死时，心脏功能受损程度取决于梗死的部位、程度和范围，主要表现为心肌收缩力减弱、顺应性下降、心肌收缩不协调、左心室舒张末期压力（LVEDP）增高、舒张和收缩末期容量增多、LVEF 降低等。

心肌梗死的部位对 LVEF 的影响很大，左心室前壁、广泛心尖部及外侧壁梗死均可见 LVEF 的降低，间壁和下后壁梗死，常见 RVEF 降低。此外，LVEF 在心肌梗死患者的预后评估上也具有重要意义。研究显示，发生急性心肌梗死后 LVEF 正常的患者，一年内的死亡率为 2% ～ 4%；LVEF < 30% 者，一年内死亡率为 12%；LVEF < 20% 者，一年内死亡率为 47%。

通过 REF、位相分析和因子分析等定量手段，还可对心肌梗死的部位和范围做出诊断。

3. 室壁瘤的诊断

（1）首次通过法：可见左心室增大，形态失常，瘤体部位有放射性滞留，核素清除时间延长。正常人左心室示踪剂清除时间为 8 ～ 11 秒，而室壁瘤患者左心室内示踪剂清除时间为 12 ～ 20 秒。因此，清除时间大于 12 秒时，就应考虑为不正常。

（2）局部室壁运动异常：心动电影显示局部有反向运动，是室壁瘤形成的特征。同时局部振幅明显下降，时相明显后延，时相直方图的心室峰与心房峰之间出现异常的室壁瘤峰。

通过局部出现反向运动来诊断室壁瘤的特异性非常高，但应注意的是，仍有约 15% 的患者无反向运动，而表现为瘤体部位无运动，故没有反向运动也不能否定室壁瘤的诊断。

（3）左心室室壁瘤：患者的左心功能均有不同程度受损，LVEF 降低，但右心功能往往在正常范围内。

4. 在血运重建术中的应用

（1）在冠状动脉腔内成形术（PCI）中的价值：负荷核素心室造影可以提供患者整体（收缩和舒张）和局部储备功能的信息。部分患者静息核素心室显像的各种功能参数可完全正常，但其负荷状态下各种心功能参数不增加或增加很少，甚至降低，提示心室储备功能降低。临床研究证实，PCI 术前心功能正常者，术后静息心功能参数可能无变化，但是可改善负荷后的心功能参数；术前运动 LVEF 较静息 LVEF 低过 5% 者，则术后心功能改善更加明显。同时，通过观察局部室壁运动的变化情况，可评价 PCI 的疗效。

部分冠心病患者会表现为收缩功能正常而舒张功能受损，其原因可能是冠状动脉病变引起舒张早期的冠状动脉血流降低。负荷核素心室显像可以观察舒张功能在 PCI 术前后的变化，从而评价 PCI 的疗效，而且舒张功能的变化较收缩功能更敏感地反映 PCI 的疗效。

（2）在冠状动脉搭桥术（CABG）中的应用。

①预测心功能的改善：研究显示，在 CABG 术前行静息、运动高峰及运动后即刻的核素心室造影，通过运动后即刻室壁运动恢复情况，可鉴别局部无运动心肌节段是否存活并预测 CABG 术后的疗效。对于局部无运动的心肌节段，如果运动后有局部室壁运动的改善，提示该部位心肌存活，CABG 术后局部功能将得以改善；反之，如果运动后局部室壁运动无改善或恶化，则提示 CABG 术后局部功能不会得到改善。另外，术前运动后 LVEF 降低越明显，则术后心功能的改善越明显，而术前运动 LVEF 反应正常的患者（运动 LVEF 较静息增加 5% 以上），术后心功能的改善不明显。

②疗效评价：可以通过比较 CABG 术前、后左心功能的变化，评价搭桥术的疗效。术后心功能改善的情况受多种因素的影响，包括：血运重建是否完全，有无残留的未搭桥的病变血管；术前心功能是否正常；是否合并心肌梗死及梗死的部位和范围；梗死部位是否有存活心肌及存活心肌的数量；是否有新的冠状动脉病变及搭桥血管的堵塞和狭窄；血运重建术后复查的时间；等等。

研究表明，如果术后运动核素心室造影的 LVEF 及 REF 较术前明显改善，患者的症状也明显改善；术后运动 LVEF 及 REF 较静息无增加或降低的患者，则其症状改善也不明显。多认为以术后 3 个月复查核素心室造影较好，因为术后心功能的改善需要一定的时间。不过，需要注意的是，术后常常有间隔室壁运动的异常，其确切原因尚不清楚。

③预后评估：CABG 术后早期心脏事件的发生主要与左心功能和血运重建术是否完全有关，而晚期心脏事件的发生主要与搭桥血管的通畅性和未搭桥血管有无狭窄有关。随术后时间的延长，血管狭窄的发生率增高，CABG 术后 10 年，约 50% 的搭桥血管再狭窄。研究显示，运动 LVEF 的绝对值是预测心脏事件和心源性死亡的最好指标。CAD 患者术前行运动核素心室造影，运动 LVEF 较静息降低超过 5%，提示冠心病病变严重。此类患者可明显得益于 CABG 术，心绞痛症状可明显缓解，而且生存率也明显高于药物治疗组。而在术前运动 LVEF 正常的患者，即使接受血运重建术，其长期的心绞痛缓解程度及生存率与接受药物治疗组的患者也无明显差别。

（二）心肌病

1. 扩张型心肌病

扩张型心肌病核素心室造影的主要特点如下。

（1）心脏明显扩大，形态失常，呈球形或椭圆形。左、右心室均可增大，以左心室增大为显著，核素通过时间延长。

（2）左心室整体功能受损，收缩舒张功能均降低，以收缩功能受损更为明显，LVEF 显著降低，有时降为 20% 以下。右心功能受损者多见，多数患者出现 RVEF 降低。

（3）室壁运动为弥漫性普遍性降低，通过电影显示、位相分析及局部射血分数显示，扩张型心肌病各个室壁节段运动均降低。

扩张型心肌病需要与 CAD 缺血性心肌病相鉴别，因为两种疾病的治疗原则与方法不同。缺血性心肌病由于长期的心肌缺血发生心肌变性、坏死，以及心肌纤维化、心脏扩大、心功能不全，有些患者心肌梗死病史隐匿，临床表现易与扩张型心肌病相混淆。

鉴别要点如下。

第一，缺血性心肌病病变主要累及左心室，左心室功能降低可伴有右心室功能的正常，也可不正常。出现 RVEF 降低有助于扩张型心肌病的诊断。

第二，缺血性心肌病室壁运动降低常呈节段性、局部室壁运动低下，而扩张型心肌病室壁运动降低常常呈弥漫性。

2. 肥厚型心肌病

肥厚型心肌病患者的心肌肥厚，不伴有心室腔的扩大，这有别于慢性压力负荷增高，如高血压和主动脉瓣狭窄等疾病引起的心肌肥厚。

核素心室造影可见：①左心室腔变小、变形，放射性浓度降低，围绕左心室血池可见一圈放射性空白区，此系肥厚的心肌壁影。由于增厚的室间隔突入心腔，二尖瓣前移，流出道狭窄造成放射性降低。② LVEF 增高，但射血间期延长，舒张充盈障碍，顺应性降低。左心室 PFR 降低，左心室 TPFR 延长，等容舒张时间延长，左心房射血时间延长。

3. 限制型心肌病

限制型心肌病较为少见，其特征为原发性心肌或心内膜纤维化，或是心肌的浸润性病变。病变可累及一侧或双侧心室，心室腔缩小，使心脏的充盈受限，心室舒张功能障碍，伴有收缩功能正常或降低，心脏的顺应性降低，回流障碍，随之心排血量也减少，造成类似缩窄性心包炎的病理生理变化和临床表现。

核素心室显像可见：右心室和左心室充盈压增高，舒张早期快速充盈而舒张中、晚期不充盈或极少充盈，左心室收缩功能正常或接近正常；左心室充盈参数异常，需要注意的是尽管有舒张功能的异常，但由于舒张早期快速充盈可能使 PFR 正常，因此要特别注意观察心室功能曲线的形态。本病易与缩窄性心包炎混淆，需要结合临床进行鉴别诊断。

（三）先天性心脏病

首次通过法核素心室造影在先天性心脏病左向右分流的定性及定量分析方面具有重要价值。

1. 定性分析

（1）房间隔缺损（ASD）。

①左向右分流时，由于右心房、右心室负荷明显增加，表现为右心房、右心室扩大，肺动脉段凸出。②由于大量分流血液进入右心房，使首次进入右心房的核素被稀释，表现为右心房影像较右心室淡。③当核素经右心室、肺动脉、肺进入左心房时，由于含有核素的血液通过缺损口分流入右心房，使右心房再次显影，造成右心房、右心室、肺动脉及肺部影像持续不退，称为"脏污肺"。

（2）室间隔缺损（VSD）。

①左向右分流时，双侧心室、左心房扩大，肺动脉段增粗。②由于核素在首次通过右心室后，又通过室间隔缺损由左心室分流过来，故右心室及肺部持续显影，主动脉影相对较淡。③与 ASD 不同的是，右心房在首次显影后不再显影，这一点在 ASD 与 VSD 的鉴别诊断中尤为重要。

（3）动脉导管未闭（PDA）。

①左心房、左心室扩大。②主动脉及肺动脉增粗。

2. 定量分析

首次通过法定量分析先天性心脏病左向右分流的方法如前所述。其中，使用最多的是肺稀释曲线（Q_P/Q_S）法，具体计算公式如下。

$$Q_P / Q_s = \frac{A1}{A1 - A2}$$

其中，Q_P 为肺循环血量；Q_S 为体循环血量；A1 为拟合后首次循环曲线下的面积；A2 为拟合后再循环曲线下的面积。

Q_P/Q_S 正常值应小于等于 1.2，当 Q_P/Q_S 大于 1.2 时，提示由左向右分流。

3. 评价

首次通过法对先心病的诊断是一种无创性的检测手段。但是，由于其技术要求高，以及近年来超声诊断学在先心病诊断方面的飞速发展（如彩色多普勒血流成像及声学造影等技术的应用），使其在临床应用方面呈逐年下降的趋势。但作为一种分流的定量手段，它仍不失为一种首选的无创性检测方法。

（四）瓣膜病

核素心室显像在瓣膜病方面的应用，除了在形态方面可显示由血流动力学改变所引起的相应房室腔大小的改变，还可通过 LVEF、RVEF、REF、PFR、TPFR 等定量参数对瓣膜病变所致的房室功能受损的严重程度做出评估。特别是断层核素心室造影，由于避免了解剖结构重叠所造成的影响，更能准确地评估右心功能，这是其他影像学方法所不能比拟的。

1. 瓣膜反流量的测定

（1）原理：在正常情况下，左心室每搏量应等于右心室每搏量才能维持正常循环。当左心室存在瓣膜反流时，左心室容量负荷增加，左心室每搏量也可增加，等于右心室每搏量加上反流量。

（2）测定方法：取 LAO 位平衡门电路法心室显像，采用缓冲心跳采集程序，以剔除心律不齐对定量分析的影响。一般采集 800 万计数 /32 帧，采集结束后，利用每搏计数显像图勾画出左、右心室的 ROI。为减少和避免心房、大血管对左、右心室的干扰，可同时参照位相图。

（3）定量指标与计算公式：定量指标包括反流指数（RI）及反流分数（RF）。计算公式为：

$$RI = \frac{LV-SV}{RV-SV} , \quad RF = \frac{(LV-SV) - (RV-SV)}{(LV-SV)} \times 100\%$$

LV-SV 为左心室每搏量，RV-SV 为右心室每搏量。

（4）正常值：从理论上讲，正常人 RI 应等于 1，RF 应等于 0，但事实并非如此，其原因主要如下。

①左、右心室 ROI 的勾画受到心房、大血管的干扰与重叠，使两个心室的每搏比值受到影响。

② 2/3 支气管静脉的血流入肺静脉后进入左心，因此左心室 SV 稍大于右心室 SV。

③介入两个心室与 γ 相机探头之间的组织厚度与深度不同，造成来自左、右心室放射性衰减不等，改变了两个心室的每搏比值。RI 的正常值范围为 0.85 ～ 1.25，RF 的正常值范围为 -4.8% ～ 25.4%。

（5）瓣膜反流程度分级。

①0 级：RI ＜ 1.21，RF ＜ 30%。

②Ⅰ级：1.21 ＜ RI ＜ 2.00，RF 为 31% ～ 45%。

③Ⅱ级：2.01 ＜ RI ＜ 3.50，RF 为 46% ～ 72%。

④Ⅲ级：RI ＞ 3.50，RF ＞ 72%。

2. 瓣膜置换术的应用

（1）手术适应证的选择。

①单纯二尖瓣狭窄（MS）：早期 LVEF 可以正常，但由于合并肺动脉高压，RVEF 多数下降。明显的右心功能降低可以伴室间隔收缩力下降，势必影响左心功能。据统计，LVEF ＜ 50% 者，5 年平均死亡率达 30%，而 LVEF ＜ 40% 者，5 年生存率低于 20%。这些患者应及时行二尖瓣扩张术、成型术或二尖瓣置换术（MVR），术后 5 年生存率可在 75% ～ 80%。因此，二尖瓣狭窄患者应于左心功能进入Ⅳ级（LVEF ≥ 40%）以前，即尚未发展成巨大左心房，右心室功能未达到严重受损程度时手术为宜。

②二尖瓣关闭不全：因为慢性左心室容量负荷过重，病程较长，但一旦引起心室不可逆性损伤时，就会影响手术疗效。核素检查提示，静息 LVEF ＜ 50% 的无症状患者及静息 LVEF 虽然正常但运动 LVEF 下降超过 5% 且有症状者，为 MVR 的最佳适应证。总的说来，二尖瓣关闭不全患者，趋向于早期手术为好。

③主动脉瓣狭窄（AS）：左心室内压力及舒张末期容量明显升高，机体对主动脉瓣狭窄的耐受性较差，50% 以上的患者都会有症状，有时虽然静息 LVEF 正常，但患者却有明显的心绞痛、晕厥，甚至有充血性心力衰竭的症状。这些症状的发生是由机械性梗阻、心肌氧供需之间的不平衡及左心室心肌顺应性降低所致。但也有 5% ～ 20% 的患者会发生无症状性猝死。因此，对 AS 患者，手术适应证的选择不仅仅取决于左心功能的改变，还应结合患者的临床症状。对有症状的 AS 患者，即使静息 LVEF 正常，也应考虑行主动脉瓣置换术（AVR）。术前静息 LVEF 异常但无症状者，应参考超声检查。测定的主

动脉瓣口面积小于 0.75 cm^2 者，应及时行 AVR。LVEF ＜ 40% 且有症状者，也应及时手术，以避免猝死的发生。

④主动脉瓣关闭不全：该病进展缓慢，即使血流动力学已明显异常，患者可无明显症状，但一旦出现症状，病情则迅速恶化，影响手术疗效。静息 LVEF ＜ 50% 的无症状患者是 AVR 的适应证。如果静息 LVEF 在正常低限，患者无症状，还可参照主动脉瓣反流的情况，RI ＞ 2.0 者，也应作为 AVR 的适应证。但大多数人认为，对于静息 LVEF 正常且无症状的患者，"预防性" AVR 不可取。

（2）手术疗效的评价：通过核素心室显像对瓣膜置换术疗效进行判断，发现从形态上绝大多数容量负荷增加、左心室扩大的患者，术后两周大部分可见到左心室不同程度的缩小，毫秒患者 MVR 术后 2 ～ 4 周，左心房扩大及肺动脉段突出的程度均减轻。

在影响手术疗效的诸多因素中，术前心功能受损的程度是主要因素。LVEF 为 35% ～ 40%（心功能Ⅲ级），MVR 后 5 年生存率为 85%，LVEF ＜ 35%（心功能Ⅳ级）者，5 年生存率降至 55%。

（3）手术方式的选择：常规 MVR 是在切除病变的二尖瓣后，置换人工机械瓣或生物瓣（CMVR）。该术式完全切断了二尖瓣环与左心室壁之间的连续性，也破坏了二尖瓣装置的完整性，影响部分患者术后心功能的恢复，有时甚至导致术后低心排血量综合征和左心室破裂，增加了手术死亡率。1964 年，李拉海（Lillehei）等就采用了保留原二尖瓣的 MVR（PMVR），明显改善了手术效果，降低了死亡率。但是，并非所有二尖瓣病变的患者均适合做 PMVR 手术。

为了给手术方式的选择提供依据，国内外学者应用超声心动图、心导管、X 线心室造影及核素心室显像等方法进行了对比研究。结果发现，核素心室显像法最佳，因为它无创伤，且只要 ROI 勾画准确，就可获得多项心功能参数，包括整体与局部功能、收缩与舒张功能、局部室壁运动、位相分析及心室容积变化等。

研究显示：

①以二尖瓣关闭不全为主的患者，有较大的瓣环及原瓣膜条件尚可者行 PMVR 术后心功能恢复早且明显，术后两周复查发现，RVEF、左心室侧壁 REF 及尖下壁 REF 均较术前明显增加（大于等于 10%），心室容积及室壁运动也明显改善。

②以二尖瓣狭窄为主的患者，CMVR 与 PMVR 组比较，术后两周 LVEF、RVEF 虽均有改善，但术后心室容积、左心室尖下壁 REF 与侧壁 REF 均无明显差异，术后心功能改善不如二尖瓣关闭不全组。说明对于已经钙化、僵硬的二尖瓣及瓣环太小的二尖瓣狭窄患者，不仅没有保留原瓣膜的必要，还会增加手术难度，不宜做 PMVR 手术。

五、小结

放射性核素心室造影（心血池显像）是无创性心血管造影的方法，主要有首次通过法和平衡门电路法两种。目前，临床上使用最多的是平衡门电路法，结合心电图（ECG）门控技术，不仅可以直观地观察左、右心室的形态及收缩协调情况，还可定量评价左、右心室的舒缩功能，精确计算反映左、右心室整体收缩和舒张功能的各项参数，包括LVEF、RVEF、PFR、TPFR、AFR等。此外，平衡门电路法核素心室造影还可通过计算局部 EF 值、进行相位分析等方法对局部室壁运动做出评价。故此，平衡门电路法核素心室造影可在各种引起心功能改变的疾病（如冠心病、瓣膜病等）的诊断、病情严重程度的分级、治疗方法的选择、疗效评价、预后分析等方面发挥重要作用。在心肌病的鉴别诊断中，也有重要意义。如配合使用负荷试验（包括运动负荷试验和多巴酚丁胺药物负荷试验），还可对心室储备功能做出评价，达到对冠心病等疾病的早期诊断作用。

　　由于对注射技术要求高，且所得参数的价值有限，首次通过法核素心室造影目前已较少应用。但该法在先天性心脏病左向右分流的定性、定量诊断和治疗后随访中有一定的临床价值。此外，在不使用断层技术时，由于不受左、右心室重叠的影响，首次通过法也可较为准确地测量右心室功能。首先采用"弹丸"式注射法，先采集首次通过法信息，待显像剂在心血池内分布平衡后再采集平衡门电路法信息（平面或断层），可使一次检查获得更多的心功能信息。

第二章 心脏标志物实验室检查

第一节 血清酶学传统心肌梗死标志物

1954 年，首先报告测定天冬氨酸转氨酶（AST）有助诊断急性心肌梗死（AMI）；1952 年，首先从牛心肌提纯乳酸脱氢酶（LDH）；1955 年，用于诊断急性心肌梗死。1963 年，发现了肌酸激酶（CK）在急性心肌梗死时快速升高；1966 年，有专家发表了肌酸激酶同工酶（CK-MB）在急性心肌梗死诊断中作用的报告，CK 和 LDH 的同工酶检测提高了诊断的特异性。血清 AST、LDH、CK 及同工酶组成血清心肌酶谱，20 世纪六七十年代，在诊断 AMI 中起过重要的作用。其中，CK-MB 长期以来一直被认为是诊断 AMI 的"金标准"。这些标志物均为生物酶类，主要进行酶活力检测，存在早期诊断灵敏度不高、由于检测时间过长而酶易于老化、易受同类非典型酶类的干扰、对 MMD（微小心肌损伤）检测不敏感等问题，除 CK-MB 进行质量检测外，这些血清酶的检测逐渐被临床淘汰。

1985 年，出现应用单抗测定 CK-MB 质量（CK-MB mass）的方法，CK-MB mass 成为测定 CK-MB 的首选方法。现在，对 CK-MB 采用化学发光或电化学发光法进行检测，抗干扰性强，不受同类非典型酶类的影响，检测灵敏度和特异性高于酶活性检测，在临床上已广泛使用。

一、天冬氨酸转氨酶

天冬氨酸转氨酶（AST），又称谷草转氨酶（GOT），广泛分布于人体各组织中，肝脏、骨骼肌、肾脏、心肌内含量丰富，红细胞含的 AST 约为血清 10 倍，轻度溶血会使测定结果升高。AST 有两种同工酶，即 ASTs 和 ASTm，分别存在于可溶性的细胞质和线粒体中。细胞轻度损伤时 ASTs 升高显著，而严重损伤时，则 ASTm 大量出现于血清中。正常血清所含 AST 的同工酶主要为 ASTs，但在病理状态下，如细胞坏死，则血清中以 ASTm 为主，血清 AST 活性升高，多来自心肌或肝脏损伤；肾脏或胰腺细胞损伤时，也可出现很高的 AST 活性。

（一）天冬氨酸转氨酶的实验室检测

1. 酶联 - 紫外连续监测法

首先，由 AST 催化天冬氨酸与 α- 酮戊二酸反应生成草酰乙酸与谷氨酸，然后以苹果酸脱氢酶为指示酶，催化草酰乙酸与还原型烟酰胺腺嘌呤二核苷酸（NADH）反应，使草酰乙酸生成苹果酸，而 NADH 氧化成 NAD^+，反应平衡点偏向草酰乙酸的消耗与 NAD^+ 产生，因此可在 340 nm 连续监测法 NADH 被氧化的速度，根据单位时间内 NADH 的减少量及摩尔吸光系数计算 AST 活性。本法正常参考值为 8～35 U/L，男性略高于女性，新生儿、婴儿可为成年人的 2～3 倍。

2. 比色法

AST 作用于天冬氨酸与 α- 酮戊二酸产生草酰乙酸与谷氨酸，草酰乙酸在体系中自行脱羧或加入柠檬酸苯胺脱羧生成丙氨酸。在酶促反应达到规定时间后，加入 2,4- 二硝基苯肼终止酶反应，在碱性条件下，由生成的红棕色 2,4- 二硝基苯腙与标准丙酮酸生成的苯腙比色测定，即可计算 AST 的活性。本法的正常参考值为 8～28 卡氏单位。

（二）天冬氨酸转氨酶检测的影响因素

1. 血清中使之降低的影响因素

（1）反复冻融：反复冻融会显著降低酶活性。

（2）乙二胺四乙酸（EDTA）抗凝：EDTA 抗凝剂会导致酶活性降低。

（3）脂血：改良 Karmen 法在 340～380 nm 利用光散射法测定，脂血会降低酶活性。

（4）草酸盐 / 氟化物：4.0 mg/mL 或 5.0 mg/mL 的草酸钾 / 氟化钠在贝克曼 - 库尔特同步器上会导致 7 U/L 的误差，故该浓度草酸钾 / 氟化钠抗凝血不适用于该仪器。

（5）标本稳定性：保存在室温的血清样本 7 天后降低 7% 以上，即使是凝胶封口真空管避光室温保存 7 天亦会显著降低酶的活性。-70℃ 保存 5 年，酶活性缓慢地从 26.6 U/L 降低到 21.2 U/L，降低缓慢。高活性的酶在 -20℃ 保存较短时间时，比较稳定。

2. 血清中使之升高的影响因素

（1）溶血：红细胞中的酶活性是血清中的 10 倍，故溶血会导致血清酶活性明显升高。溶血对结果的影响大致与标本中的血细胞溶血产物终浓度呈线性关系，与对天冬氨酸转氨酶活性的过高估计一致，血红蛋白浓度小于 0.6 g/L 时，所测的活性变化有临床应用。

（2）采血管：含肝素和凝胶的塑料采血管采集当天无明显影响，但 4℃ 存放 1 天会由 18.2 U/L 升高到 18.8 U/L，存放 7 天由 18.1 U/L 升高到 20.6 U/L。

（3）脂血：血管内脂质浓度达 500 mg/dL，可引起 AST 活性增高 7 U/L。

（4）血液储存：24 小时内全血的 AST 活性稳定，超过 24 小时出现明显升高。

3. 天冬氨酸转氨酶检测的临床应用

AST 主要用于心肌梗死的酶学诊断指标。AMI 发病 6～8 小时即升高，48～60 小时达到高峰，4～5 天恢复正常。但由于 AST 在 AMI 时升高迟于 CK，恢复早于 LDH，故诊断 AMI 价值不大。在急性肝炎时，AST 虽亦显著升高，但升高程度不及丙氨酸转氨酶（ALT）；而在慢性肝炎，特别是肝硬化时，AST 升高程度超过 ALT；胆道疾患时，AST 亦可升高。临床上血清 ALT、AST 表现为轻度增加（1 ~ 3 U/L）的有膜腺炎、乙醇性脂肪肝、肝硬化、肉芽肿、肿瘤；中度增加（3 ~ 10 U/L）的有传染性淋巴增多症、慢性活动性肝炎、肝外胆道梗阻、心肌梗死；重度增加（超过 20 U/L）的有病毒性肝炎、中毒性肝炎等。肝硬化、慢性活动性肝炎和心肌梗死常有 AST > ALT。

4. 天冬氨酸转氨酶的参考范围

原卫生部（现卫健委）在 2012 年 12 月发布了《中华人民共和国卫生行业标准》（WS/T 404.1—2012）中，对 AST 参考区间进行了重新规定。

二、α- 羟丁酸脱氢酶

含 H 亚基的 LDH 对作用物的特异性差，除乳酸外，尚可催化 α- 羟基丁酸脱氢，故临床上又称为 α- 羟丁酸脱氢酶（α-HBDH）。实际上，α-HBDH 不是一种独特的酶，而是 H 型 LDH 作用于另一种底物的反映，故测定 α-HBDH（主要代表 LDH 的活性）的活性对急性心肌梗死的诊断比测定血清 LDH 总活性的特异性高。

（一）α- 羟丁酸脱氢酶的实验室检测

双试剂速率法：样本中的 α- 羟丁酸脱氢酶催化 α- 氧代丁酸生成 α- 羟丁酸，同时还原型烟酰胺腺嘌呤二核苷酸被氧化为氧化型烟酰胺腺嘌呤二核苷酸，从而引起 340 nm 处吸光度的下降，此种变化与样本中的 α- 羟丁酸脱氢酶活性成正比，监测吸光度下降速率，计算 HBD 活性。

（二）α- 羟丁酸脱氢酶检测的影响因素

（1）红细胞中 α-HBDH 含量最高，血清标本应不溶血。α-HBDH 在 2 ~ 8℃可稳定 7 天，血清必须尽快与血块分离。

（2）草酸盐、枸橼酸盐、氟化物可抑制酶的活性，应采用肝素或 EDTA 抗凝剂。

（3）在以下条件时，对实验结果无干扰：抗坏血酸 ≤ 30 mg/dL，胆红素 ≤ 40 mg/dL，甘油三酯 ≤ 200 mg/dL。相反，则对试验有干扰。

（4）在肌营养不良、缺少叶酸及维生素 B_{12} 时，α-HBDH 升高。

（三）α- 羟丁酸脱氢酶检测的临床应用

用 α- 羟基丁酸作为底物时，可测定 H 亚基的活性（主要为 LDH1 和 LDH2 之和），实际就是测定 LDH1 和 LDH2 的活性之和，但因采用的底物不同，并不等于以乳酸为底物时 LDH1 和 LDH2 的活性。所以 α-HBDH 并不是一种独特的酶，而是 LDH 的 H 亚基作用于另一种底物的反映，以心、肾和红细胞的含量最高。此项目国外已较少使用。

一般认为，计算 α-HBDH 和 LDH 的比值可以帮助诊断肝病或心脏病，健康人 α-HBDH 和 LDH 的比值为 0.67，急性心肌梗死患者超过 0.80，肝病患者在 0.60 以下，

α-HBDH 对确诊心肌梗死是有价值的。此外，活动性风湿性心肌炎、急性病毒性心肌炎、溶血性贫血，因 LDH 活性升高，α-HBDH 活性也升高。

（四） α- 羟丁酸脱氢酶检测的参考范围

健康成年人的血清范围为 72 ～ 182 U/L（速率法），因各实验室测试条件有别，正常参考值常各自做出修订。

三、乳酸脱氢酶及同工酶

乳酸脱氢酶（LDH）是一种含锌的糖酵解酶，分子量为 135 ～ 140 KD，由两种亚单位组成，即 H（表示 heart）和 M（表示 muscle）。它们按不同的形式排列组合形成含 4 个亚基的 5 种同工酶，即 LDH1（H4）、LDH2（H3M1）、LDH3（H2M2）、LDH4（HM3）、LDH5（M4）。这些酶广泛存在于人体各组织中，以肝、心肌、肾、肌肉、红细胞含量较多。其同工酶可用电泳方法将其分离。LDH 同工酶的分布有明显的组织特异性，所以可以根据其组织特异性来协助诊断疾病。正常人血清中 LDH2 ＞ LDH1。如有心肌酶释放入血，则 LDH1 ＞ LDH2，利用此指标可以观察诊断心肌疾病。

（一）乳酸脱氢酶及其同工酶的实验室检测

1. 乳酸脱氢酶测定方法

目前，根据 LDH 催化反应方向的不同，有两类测 LDH 方法：一类为以丙酮酸为底物（反应方向 P→L）的逆向反应（称 LD-P 法）；另一类以乳酸为底物（反应方向 L→P）的顺向反应（称 LD-L 法）。顺、逆向反应均可应用比色法及连续监测法测定酶活性。我国多采用目前 IFCC 参考方法 LD-L 法，用连续监测法进行测定。

（1）比色法：LDH 催化乳酸脱氢生成丙酮酸的比色法原理是利用产物丙酮酸与 2,4- 二硝基苯肼作用生成丙酮酸 - 二硝基苯腙，后者在酸性环境中呈草黄色，在碱性环境中呈红棕色，颜色深浅与丙酮酸浓度成正比，与标准浓度丙酮酸生成的苯腙进行比色，可计算出 LDH 活性。本法规定 100 mL 血清在 37℃，15 分钟产生 1 μmol 丙酮酸为一个单位。血清 LDH 的正常参考值为 190 ～ 310 U/dL。

另一种比色法是利用 LDH 催化乳酸脱氢生成丙酮酸的同时，NAD^+ 被还原成 NADH，NADH 可经过吩嗪二甲酯硫酸盐（PMS）的递氢及递电子过程，使四氯唑盐类化合物还原成紫红色的甲䐶，与已知酶浓度的标准血清比较，可计算出样品中 LDH 的活性。反应式如下：

NADH ＋氧化型 PMS→ 还原型 PMS ＋ NAD ＋还原型 PMS ＋四氯唑盐类 → 氧化型 PMS ＋甲䐶（紫红色）

（2）酶联 - 紫外连续监测法：利用顺向反应或者逆向反应，在 340 nm 连续监测 NADH 的生产速度或消失速度，再根据 NADH 的吸光系数，即可计算出 LDH 的活性单位。

顺向反应的正常参考值为 33 ~ 88 U/L，逆向反应的正常参考值为 218 ~ 458 U/L。

2. 乳酸脱氢酶同工酶的测定

LDH 广泛分布于人体各组织中，因为组织细胞中的酶活性远远高于血清，所以即使少量组织损伤，血清中酶活性也明显增加。因此，LDH 活性的测定无助于对特异疾病的诊断，更多的应用往往是 LDH 同工酶。LDH 同工酶测定常用电泳法、化学抑制法和免疫抑制法等。

（1）电泳法：电泳法分为醋酸纤维薄膜电泳、圆盘电泳、琼脂糖电泳、聚丙烯酰胺凝胶电泳。人血清中含有五种 LDH 同工酶，它们是由 H（心肌型）和 M（骨骼肌型）两类亚基组成的五种四聚体。其中 H 型亚基中酸性氨基酸较多，电泳时负电荷多，因此电泳速度较快。按其在电泳中泳动的快慢，由正极向负极依次为 LDH1、LDH2、LDH3、LDH4、LDH5。根据各区带泳动的快慢和指示剂泳动的距离，测得五种 LDH 同工酶的相对迁移率，心脏、脑、红细胞等富含 LDH1 和 LDH2，而肝脏及骨骼肌则含 LDH4 和 LDH5 最多。因此，测定 LDH 同工酶有助于定位病变器官。

（2）化学抑制法：根据 1,6- 己二醇具有专一抑制 LDH 分子中 M 亚基的特性，用加入一定浓度己二醇的血清标本，在自动生化分析仪上直接测定 LDH1 和 LDH1 ＋ LDH2 的活性。LDH1 和 LDH2 是 AMI 的重要诊断酶之一。

优点：化学抑制法测定较电泳法简单、快速。

缺点：虽然 1,6- 己二醇具有专一抑制 LDH 分子中 M 亚基的特性，但抑制程度与抑制剂的浓度有关，抑制剂浓度太低只能抑制 LDH4 和 LDH5 的活性。所以在测定 LDH1 时，应对抑制剂的浓度进行探讨，找出最适宜的条件。

（3）免疫沉淀法：利用酶的抗原性，通过抗原－抗体反应直接测定酶的质量。免疫沉淀法的优点是特异性高，操作简单，可用于自动化分析仪，精密度高，线性关系好，测定范围宽，是测定 LDH1 的理想方法。

（二）乳酸脱氢酶及其同工酶检测的影响因素

1. 血清中使之升高的影响因素

（1）EDTA：EDTA 不宜作为标本的抗凝剂使用，它对分析仪上的酶速率法有影响，使检测结果产生 116.0 U/L 的偏倚。

（2）溶血：由于血小板中也含大量 LDH，血清和血浆所测 LDH 有一定差异，一般都选用血清为测定标本，采血后应迅速分离血清，因红细胞中 LDH 含量比血清高 100 倍以上，故不宜用溶血血清作为测定标本。

（3）标本稳定性：LDH 尤其是 LDH4 和 LDH5 与其他酶不同，具有冷变性，在 4℃贮存活性下降快于室温 25℃。一般来说，25℃放 2 ~ 3 天，LDH 活性变化不大，有条件者最好还是在采血后 24 小时内测定，标本应贮存于室温。

（4）其他：肺梗死、恶性贫血、休克及肿瘤转移所致的胸腔积液和腹水时，会引起乳酸脱氢酶的偏高。

2. 血清中使之降低的影响因素

（1）反复冻融：标本在 -70℃ 到室温反复冻融 3 次，血乳酸脱氢酶的活性发生轻微变化或显著下降。

（2）受热：加热会在很大程度上抑制与肝脏有关的乳酸脱氢酶同工酶的活性。

3. 生理变异

血清 LDH 的高低和性别关系不大，婴儿 LDH 的活性可达成年人的两倍，儿童和少年 LDH 的活性比成年人高 10% ~ 15%，血清 LDH 同工酶目前常用电泳法测定，由于具体方法差异，各学者报告的结果出入较大，但成年人存在如下规律：LDH2 > LDH1 > LDH3 > LDH4 > LDH5。值得注意的是，有学者报告，部分正常儿童血中 LDH1 可大于 LDH2。另外，内分泌失调、过于劳累、睡眠不好、心情不好等可使检测结果偏低。

（三）乳酸脱氢酶及其同工酶检测的临床应用

1. 乳酸脱氢酶

心肌梗死时，LDH 增高。心肌梗死发病后 8 ~ 10 小时，LDH 开始上升，2 ~ 3 天达到高峰，持续周恢复正常。若 LDH 增高后恢复迟缓，或在病程中再次升高，提示梗死范围扩大，预后不良。

2. 乳酸脱氢酶同工酶

一般成年人血中的 LDH 同工酶存在如下规律：LDH2 > LDH1 > LDH3 > LDH4 > LDH5。LDH1 和 LDH2 在急性心肌梗死发作后 8 ~ 12 小时出现在血液中，48 ~ 72 小时达到峰值，LDH 的半衰期为 57 ~ 170 小时，7 ~ 12 天恢复正常，如果连续测定 LDH，对于就诊较迟 CK 已恢复正常的 AMI 患者有一定参考价值。临床还常选用 α-HBDH 作为急性心肌梗死的诊断指标，此酶本质还是 LDH，反映了以羟基丁酸为底物时的 LDH1 和 LDH2 的作用。由于机体多处组织存在 LDH1，非梗死所致的快速心律失常、急性心包炎、心力衰竭都可使 LDH 轻度升高，单纯用血清 LDH 活力升高诊断心肌损伤的特异性仅为 53%。

临床上测定 LDH 同工酶有助于相应组织病变的诊断。心肌梗死和心肌炎时以 LDH1 和 LDH2 高为主，且绝大多数的 AMI 患者血中 LDH 同工酶都出现 LDH1/LDH2 > 1，即所谓反转比率现象，且持续的时间长。骨骼肌和肝细胞损伤时，LDH5 > LDH4；急性肝炎时 LDH1 和 LDH2 相对下降，LDH5 升高；慢性肝炎时 LDH5 升高，且 LDH1 < LDH3；肝硬化时仅 LDH2 下降和 LDH5 升高；肝癌时 LDH5 升高，但 LDH1 > LDH3；当心肌梗死并发充血性心力衰竭、心源性休克时，LDH5 也可升高；肺、胰、脾、淋巴结坏死和炎症及各种恶性疾病时，LDH2、LDH3、LDH4 升高；溶血性疾病、镰形细胞性贫血、地中海贫血、体外循环术后引起溶血、阵发性睡眠性血红蛋白尿时，均有 LDH1 和 LDH2 升高，但仍为 LDH2 ＞ LDH1；恶性肿瘤如转移到肝脏时，往往伴有 LDH4、LDH5 升高。

临床检测急性心肌梗死时 LDH 和 LDH 同工酶的应用原则如下。

（1）限制 LDH 应用，不作为常规检查项目，对患者作为个案处理，主要用于排除急性心肌梗死诊断。

（2）在胸痛发作 24 小时后测定 LDH 同工酶，作为 CK-MB 的补充。

（3）LDH 出现较迟，如果 CK-MB 或心肌肌钙蛋白（cTn）已有阳性结果，AMI 诊断明确，就没有必要再检测 LDH 和 LDH 同工酶。

（四）乳酸脱氢酶及其同工酶检测的参考范围

血清乳酸脱氢酶正常范围是 100 ～ 300 U/L。

电泳法 LDH 同工酶参考值如下。

1. 琼脂糖电泳法

LDH1 为（28.40±5.30）%

LDH2 为（41.00±5.00）%

LDH3 为（19.00±4.00）%

LDH4 为（6.60±3.50）%

LDH5 为（4.60±3.00）%

2. 醋酸纤维素薄膜法

LDH1 为（25.32±2.62）%

LDH2 为（34.36±1.57）%

LDH3 为（21.86±1.38）%

LDH4 为（11.30±1.84）%

LDH5 为（7.97±1.59）%

3. 聚丙烯酰胺法

LDH1 为（26.90±0.40）%

LDH2 为（36.00±0.50）%

LDH3 为（21.90±0.40）%

LDH4 为（11.10±0.40）%

LDH5 为（4.10±0.30）%

总之，健康成年人血清 LDH 同工酶有如下的规律：LDH2 ＞ LDH1 ＞ LDH3 ＞ LDH4 ＞ LDH5。

四、肌酸激酶及同工酶

肌酸激酶（CK）是心肌中重要的能量调节酶，在 ATP 提供的能量下，CK 催化肌酸和 ATP 或磷酸肌酸和 ADP 之间磷酸转移的可逆性反应，所产生的磷酸肌酸含高能磷酸键，是肌肉收缩时能量的直接来源。CK 广泛分布于全身，在骨髓肌中含量最高，其次是心肌和脑。CK 是由 M 和 B 两类亚基组成的二聚体，形成 CK-BB（CK1）、CK-MB（CK2）和 CK-MM（CK3）三种同工酶。在细胞线粒体内还存在另一种 CK 同工酶，即所谓线粒体 CK（CKmt），也称 CK4。存在于细胞质内的三种 CK 同工酶的亚基在体内外可相互转化。CK 同工酶是一种器官特异性酶。CK-BB 存在于脑组织中，故称为脑型同工酶。CK-MM 和 CK-MB 存在各种肌肉组织中，不同肌肉中同工酶的比例不同，骨髓肌中 98%～99% 是 CK-MM，1%～2% 是 CK-MB；心肌内 80% 左右也是 CK-MM，但 CK-MB 占心肌总 CK 的 15%～25%。

（一）肌酸激酶及其同工酶的实验室检测

1. 肌酸激酶

CK 的测定方法有比色法、紫外分光光度法和荧光法等。由于以磷酸肌酸为底物的逆向反应速度快，约为正向反应速度的 6 倍，所以采用逆向反应进行测定较为普及。如肌酸显色法和酶偶联法，其中以后者最常用，有两种工具酶及指示酶参与反应。国内外测定 CK 的参考方法为酶偶联法。其反应原理如下：

磷酸肌酸＋ADP→肌酸＋ATP→ATP＋葡萄糖→6-磷酸葡萄糖＋ADP

6-磷酸葡萄糖＋$NADP^+$→6-磷酸葡萄糖酸盐＋NADPH＋H^+

可在 340 nm 波长下测定 NADPH 的生成速率，从而计算 CK 活性浓度。

2. 肌酸激酶同工酶

检测 CK-MB 的方法很多，早期应用的是离子交换色谱和电泳法，操作复杂，耗时较多，以后亦以免疫抑制法为主，降低了检测限，提高了临床敏感性。临床常规测定 CK 同工酶多用电泳法和免疫抑制法，但两法均会受溶血和巨 CK 的干扰，免疫抑制法还会受到 CK-BB 的干扰。因此，现在推荐用化学抑制方法直接测定 CK-MB mass，可不受溶血和巨 CK 的干扰，用抗 CK-MB 的单抗测定 CK-MB 蛋白量，此法检测限为 1 μg/L，诊断急性心肌梗死较酶法更敏感、更稳定、更快（10～40 分钟），而且可以自动化。

近期又出现了检测 CK-MB 质量的化学发光法和时间分辨荧光免疫分析（TRFIA）等。化学发光和时间分辨荧光免疫分析技术作为超微量免疫分析检测技术，已应用于临床，有灵敏度高、操作简便、标志物稳定、标准曲线范围宽、可重复测量、不受样品自然荧光的干扰及无放射性污染等优点。

超微量检测方法对灵敏度的要求较高，CK-MB TRFIA 的灵敏度达到 0.24 μg/L，TRFIA 标准曲线稳定，对于同批次检测的试剂，可以设定参考曲线或使用两点定标进行测量。无论是批内还是批间精密度的变异系数（CV）全部达到要求，结果稳定。CK-MB TRFIA 法利用配对抗 CK-MB 单克隆抗体标记稀土离子并包被微孔板，采用双抗体夹心法测定 CK-MB 的浓度，加入干扰物（CK-MM 或 CK-BB）前后 CK-MB 的值未见明显变化，说明测定 CK-MB 不受 CK-MM 和 CK-BB 的干扰，具有特异性强的优点。TRFIA 法测定 CK-MB 的范围广（$5 \sim 400$ μg/L），对急性心肌梗死的早期诊断具有重要价值。可在全自动时间分辨荧光免疫分析系统上进行检测，反应时间短，方法稳定，可用于急诊检测，适应临床的需要。

在用化学发光法检测 CK-MB 质量反应体系中，采用吖啶酯作为化学发光示踪物，利用抗 CK-MB 单克隆抗体标记吖啶酯，抗 CK-MB 单克隆抗体包被磁微粒，采用双抗体夹心磁微粒化学发光免疫测定 CK-MB 的浓度。它不受非典型 CK、巨 CK-1 和 CK-BB 等多因素的影响。同时，它也不受酶老化的影响，其检测灵敏度和特异性也高于 CK-MB 活性检测。因此，对于缺血性心肌损伤患者的临床诊断，CK-MB 质量检测比 CK-MB 活性检测更为合适。

电化学发光技术已开始普及，分析原理为双抗体夹心法。

（1）将微量标本、生物素标记抗 CK-MB 单克隆抗体和钌（Ru）标记的抗 CK-MB 单抗混匀，形成夹心复合物。

（2）加入链霉亲和素包被的磁微粒，让上述形成的复合物通过生物素与链霉亲和素间的反应结合到磁微粒上。

（3）将反应混合液吸到测量池中，磁微粒通过磁铁吸附到电极上，未结合的物质被清洗液洗去，电极加电压后产生化学发光，通过光电倍增管进行测定。仪器通过 2 点定标曲线及试剂条码提供的母定标曲线计算出结果。整个过程由仪器自动完成。

（二）肌酸激酶及其同工酶检测的影响因素

1. 血清中使之升高的影响因素

（1）溶血：溶血干扰的线性关系依赖于样本中红细胞溶解产物的含量。

（2）胆红素：高于 25 μmol/L 浓度的胆红素对 CK-MB 的活性产生阳性干扰。

（3）标本的处理：虽然红细胞中不含 CK，但含有大量腺苷酸激酶（AK），目前常用的测 CK 的酶偶联法的反应体系中含有 ADP。AK 催化 ADP 生成 ATP 和 AMP。生成的 ATP 在指示酶 6- 磷酸葡萄糖脱氢酶作用下，可使 NAD^+ 生成 NADH，340 nm 处吸光度升高，引起 CK 人为升高。为去除 AK 的干扰，不少试剂盒中加入 AK 的抑制剂二腺苷 -5- 磷酸（DAPP）和 AMP。但也有些试剂中未加入 DAPP，此时溶血标本将产生明显干扰。

2. 血清中使之降低的影响因素

标本稳定性：血清的样本在室温下放置过久，肌酸激酶活性会下降。除肝素外，其他常用抗凝剂都能抑制 CK 活性。如不能及时测定，可将血清放入冰箱贮存，-20℃可长期保存。

类风湿因子：含有大量类风湿因子的标本可能会引起检测结果假性降低。

3. 生理变异

年龄、性别和种族对 CK 含量都有一定影响。新生儿 CK 常为正常成年人的 2～3 倍。可能与分娩时骨骼肌损伤和缺氧有关，经过 6～10 周可逐步下降，接近成年人值。

CK 含量和肌肉运动密切相关，其量和人体肌肉总量有关，男性参考值高于女性，可能与这点有关。国外调查，白种人的 CK 均值只为黑种人的 66%，可能与人种有关，但也不排除两个人种之间体力劳动的差别。

（三）肌酸激酶及其同工酶的临床应用

1. 肌酸激酶

血清 CK 测定被认为是诊断 AMI 较好的血清酶，对 AMI 诊断具有以下特点。

（1）早期诊断。约 78% 的患者于心肌梗死发作后 4～6 小时开始升高，100% 的患者于 24 小时左右达到峰值，2～3 天恢复正常。

（2）诊断效率高。阳性率为 95%，接近 ST 段异常，高于 Q 波异常。有些心电图不易诊断的心肌梗死，CK 多数升高。

（3）特异性强。骨骼肌和心肌 CK 含量高，脑有少量，其他组织含量较少，肝内未发现 CK。

（4）判断心肌梗死的部位、面积及预后。CK 总活力与心肌梗死的部位、面积及预后有关。酶活性极高者见于心前壁梗死、前侧壁梗死，而后壁梗死、后侧壁梗死、前间壁梗死次之，心内膜下梗死者最低。心肌梗死面积与 CK 总活力成正比，梗死面积越大，酶活性越高。CK 短时间内升高者表示梗死范围无扩张；持续升高者表示梗死范围大；反复升高者表示梗死扩展。

（5）作为溶栓后再灌注的指标。当 AMI 进行静脉溶栓治疗时，溶栓再灌注后，心肌损伤释放的酶迅速入血，血清 CK 峰值提前，多在治疗开始后 9 小时左右达到高峰；冠状动脉持续未通者，CK 峰值则在 22 小时左右出现。在溶栓治疗后，CK 峰值提前出现。其预测冠状动脉再灌注的敏感性和特异性分别为 84% 和 95%。若结合抬高的 ST 段降低 50% 甚至以上，以及治疗后 90 分钟内出现再灌注心律失常，则敏感性为 100%，特异性为 90%，阳性及阴性预测值分别为 97% 和 100%。

急性病毒性或风湿性心肌炎时，CK 总活力轻、中度升高，可高达正常上限的 5 倍。治疗后随病情好转，酶活性下降，至第 6 天降至正常。急性或慢性充血性心力衰竭、高血压心脏病、心肌病等患者，CK 总活力正常，监测 CK 的变化，可鉴别是否已并发心肌梗死。

2.肌酸激酶同工酶

肌酸激酶同工酶和亚型是目前临床上测定次数较多的酶之一，主要用于心肌、骨骼肌和脑部疾患的诊断、鉴别诊断及预后判断。1972年，CK-MB首次用于临床，CK、CK-MB对于诊断AMI贡献卓著，是世界上应用较广泛的心肌损伤指标。既可以用于早期诊断AMI，也可以用于估计梗死的范围大小或再梗死。CK-MB主要存在于心肌和骨骼肌中。AMI时，CK-MB在发生梗死后4～6小时即可超过正常上限，24小时达到峰值，48～72小时恢复正常。

诊断AMI有关实验表明，在症状发生后12～48小时采样分析，CK-MB质量的临床灵敏度和临床特异性分别为96.8%和89.6%，这就使它在众多心肌标志物中脱颖而出，成为对AMI临床诊断起重要作用的一个指标。

不稳定型心绞痛（UAP）易发展为AMI或猝死，由于传统的酶学指标和心电图对一些亚急性心肌梗死及小灶性心肌梗死等微小心肌损伤，难以检出或无特征性改变，使临床医生很难对UAP患者进行前瞻性观察，并采取相应的措施。临床医生可根据血清CK-MB定量检测结果来判断UAP患者的预后情况，以选择最佳的治疗方案，达到最佳的治疗效果。

对于缺血性心肌损伤，特别是AMI，为了能了解疾病病情的进展，可利用CK-MB质量升高的程度对该疾病进行危险分层，以方便临床医生利用该危险分层制定合理的治疗方案，减轻患者的痛苦和经济负担。

在缺血性心脏疾病中，当被阻塞的冠脉再通时，心肌中的CK-MB被血流冲刷出来，引起血液中CK-MB质量升高，峰值时间提前。因此，可通过CK-MB定量检测结果来判断溶栓治疗在短时间内再通与否，确定心肌再灌注及观察治疗效果等。除此之外，CK-MB质量还可以用于早期诊断AMI，也可以用于估计梗死的范围大小或再梗死。

对于缺血性心肌损伤的实验室诊断，由于传统的酶学指标存在着诸多不足，因此临床诊断的灵敏度、特异性不够理想，且所受的影响因素也较多，CK-MB质量测定恰好弥补了这些缺陷，近年来已成为一个研究热点。遗憾的是试剂价格较贵，CK-MB的定量检测在国内绝大多数实验室还做不到，影响了CK-MB质量的临床应用和研究。

CK-MM亚型测定对早期AMI的检出更为敏感，一般以CK-MM3/CK-MM1 > 1.0作为诊断AMI的标准，但必须排除急性骨骼肌损伤。AMI发病2～4小时，CK-MM3/CK-MM1即开始升高，8～12小时到达峰值。CK-MB2亚型在AMI早期诊断和判断有无再灌注上，有很高的灵敏度和特异性。一般CK-MB2 > 1.9 U/L或CK-MB2/CK-MB1 > 1.5 U/L可作为AMI的诊断标准之一。

（四）肌酸激酶及其同工酶检测的参考范围

用连续监测法（37℃）测定CK的参考范围是成年男性参考上限为180 U/L（37℃），

女性为 130 U/L，CK-MB 的参考范围为 0 ～ 24 U/L。

临床上很少对 CK-BB 及 CK-MM 进行测定，正常血清中用电泳法查不到 CK-BB，其占总 CK 活性的百分比约为 CK-MM：> 95%；CK-BB：< 1%。如用免疫法测 CK 同工酶，依方法不同造成结果有异，可参考有关文献。

第二节　急性时相反应蛋白标志物

一、高敏 C 反应蛋白

C 反应蛋白（CRP）是由肝脏合成分泌，由 206 个氨基酸残基组成，分子量为 23 000 的一种位于 γ 球蛋白区带的蛋白，血液中常以相同亚基的五聚体形式存在。它是一种急性期蛋白，肝细胞、平滑肌细胞和巨噬细胞均可表达 CRP，受 IL-1、IL-6 及肿瘤坏死因子的调节。它在健康人体内含量非常少，平均浓度为 5 ～ 10 mg/L，在疾病急性反应期超过 400 mg/L。目前，CRP 检测系统的敏感性已大大提高，可以检测出正常范围低水平 CRP 的微小变化，其检测的物质称为高敏 CRP（Hs-CRP）。Hs-CRP 主要用于诊断和预测心血管事件的发生、发展。

（一）高敏 C 反应蛋白的实验室检测

1. CRP 的常规检测方法

CRP 的常规检测方法主要有单向免疫扩散法（简称"单扩法"）、胶乳凝集试验（定性）、速率散射比浊法、免疫透射比浊法等。

（1）单向免疫扩散法：一种经典的抗原抗体沉淀试验，沉淀环直径或面积的大小与抗原量相关。单扩法作为简易抗原定量的方法，有特异性高、重复性好、操作简单、价格低廉、不需要特殊仪器检测等优点，因此在一些中小型医院应用得较多。但此法最大的缺点是在抗原过量时，反应体系不出现沉淀，CRP 浓度过高时会出现较高的假阴性结果。因此，用单向免疫扩散法检测 CRP 未出现沉淀环时，必须稀释标本后复检，以避免漏诊。此外，由于该法的敏感性较差，制约了其临床上的广泛应用。

（2）胶乳凝集试验：临床较常用的血清学方法，属于间接的凝集试验。胶乳试剂用纯化的抗人 CRP 抗体致敏，能和患者血清中 CRP 发生特异性反应，数分钟内呈现清晰的凝集颗粒，出现凝集者为阳性，未出现凝集者为阴性。此方法操作简单、快速，敏感性、特异性较高。但易受补体、类风湿因子（RF）等因素的干扰，产生假阳性结果。因此，为了提高结果的准确性，检测时应对待测标本进行预处理，以去除干扰因素。

（3）速率散射比浊法：通过测定溶液对光的散射程度来判断样品中抗原的含量。一定波长的光沿水平轴照射，碰到小颗粒的免疫复合物可导致光散射，散射强度与抗原抗体免疫复合物的含量成正比。此法是一种抗原－抗体反应的动态测定法，可快速、准确地测量样品中抗原的含量，并且可在多种自动化检测仪上测定结果。速率散射比浊法在临床上已作为 CRP 的常规检测手段。

（4）免疫透射比浊法：实验室常用检测 CRP 的方法，也是一种微量的免疫沉淀测定法，其与速率散射比浊法不同的是，以测定透过溶液的光量来反映待测抗原的含量。当光线透过反应体系时，溶液中的抗原抗体免疫复合物可对光线加以吸收和反射，使透射光减少。免疫复合物越多，吸收的光线越多，透射光就越少，这种变化可用吸光度表示。若抗体量固定，所测吸光度与免疫复合物的量成正比，也与待测抗原的量成正比。以一系列已知浓度的抗原标准品作为对照，即可以测出受检物的 CRP 含量。可使用自动生化分析仪，采用多点定标方式进行检测。

2. Hs-CRP 胶乳增强免疫透射比浊法检测

胶乳增强免疫透射比浊法的基本原理是将抗体吸附在一种胶乳颗粒上，当遇到相应的抗原时，抗原抗体结合而出现胶乳凝集。单个胶乳颗粒的大小在入射光波长之内，光线可透过。当两个以上胶乳颗粒凝集时，可阻碍光线透过，使透射光减少，其减少程度与胶乳凝集的程度成正比，亦与抗原量成正比。最近，又有厂商推出了双重乳胶颗粒增强的 HS-CRP 检测技术，该技术是将基于鼠单克隆抗体（抗 CRP 抗体）结合乳胶与检体中 CRP 的抗原－抗体反应（凝集反应）作为浊度而进行光学测定，从而可以求得检体的 CRP 浓度，其优势是实现全量程 CRP（0 ～ 320 mg/L）的测定，即一次检测可同时出具 Hs-CRP 和 CRP 两个检测结果，增加了 CRP 的临床应用价值。此方法是测定高敏 C-反应蛋白（Hs-CRP）的一种新型高敏检测方法，具有快速、方便、准确等优点，适宜于在临床推广使用。但该方法仍然受抗原－抗体反应的量影响，存在方法标准化等问题。

3. ELISA 法检测 Hs-CRP

（1）检测原理：免疫标记技术用于 CRP 测定的免疫标记方法有放射免疫法、酶免疫法、金标免疫法等。由于放射免疫法存在放射性同位素半衰期短、放射性污染不易保存、稳定性差等缺点，使用中有诸多不便，尤其是酶免疫法的广泛应用，使该方法现在临床上已很少采用。目前，临床应用较多的方法是以酶联免疫吸附试验（ELISA）为主的酶免疫标记技术。ELISA 法具有高度的敏感性（其检测的敏感度可以达到 0.15 mg/L）、特异性，而且它的试剂比较稳定，无放射性污染。尤其是商品试剂盒和自动化酶标仪的应用，使其成为适用于各级检验部门的检测手段。同时，也是测定患者血清 Hs-CRP 常用的方法之一。该方法应用双抗体夹心法测定标本中人 Hs-CRP 水平。用纯化的抗 Hs-CRP 抗体包被微孔板，制成固相抗体，往包被单抗的微孔中依次加入人 Hs-CRP，再与辣根过氧化物酶（HRP）标记的 Hs-CRP 抗体结合，形成抗体－抗原－酶标抗体复合物，经过彻底洗涤后加底物（TMB）显色。TMB 在 HRP 酶的催化下转化成蓝色，并在酸的作用下转化成最终的黄色。颜色的深浅和样品中的 Hs-CRP 浓度呈正相关。用酶标仪在 450 nm 波长下测定吸光度（OD 值），通过标准曲线计算样品中人 Hs-CRP 的浓度。

（2）样本处理及要求

①血清：室温血液自然凝固 10～20 分钟，离心 20 分钟左右（2 000～3 000 转 /min）。仔细收集上清，保存过程中如出现沉淀，应再次离心。

②血浆：应根据标本的要求选择 EDTA 或柠檬酸钠作为抗凝剂，混合 10～20 分钟，离心 20 分钟左右（2 000～3 000 转 /min）。仔细收集上清，保存过程中如有沉淀形成，应该再次离心。

③尿液：用无菌管收集，离心 20 分钟左右（2 000～3 000 转 /min）。仔细收集上清，保存过程中如有沉淀形成，应再次离心。胸腔积液、腹水、脑脊液参照实行。

④细胞培养上清：检测分泌性的成分时，用无菌管收集。离心 20 分钟左右（2 000～3 000 转 /min）。仔细收集上清 C 检测细胞内的成分时，用磷酸盐缓冲液（PBS）（pH 为 7.2～7.4）稀释细胞悬液，细胞浓度达到 100 万 /mL。通过反复冻融，使细胞破坏并放出细胞内成分。离心 20 分钟左右（2 000～3 000 转 /min）。仔细收集上清。保存过程中如有沉淀形成，应再次离心。

⑤组织标本：切割标本后，称取重量。加入一定量的 PBS（pH 为 7.4），用液氮迅速冷冻保存备用。标本融化后仍然保持在 2～8℃的温度。加入一定量的 PBS（pH 为 7.4），用手工或匀浆器将标本匀浆充分。离心 20 分钟左右（2 000～3 000 转 /min）。仔细收集上清。分装后留一份待检测，其余冷冻备用。

标本采集后尽早进行实验，若不能马上进行试验，可将标本放于 -20℃保存，但应避免反复冻融。不能检测含 NaN_3 的样品，因 NaN_3 抑制 HRP 的活性。

4. 胶体金法（定性或半定量）

（1）检测原理：以两株高特异性、高敏感性抗人 Hs-CRP 单克隆抗体，其中一株固定于膜上测试区（T），另一株为金标记抗体，预先包被在聚酯膜上，应用抗原 - 抗体反应及免疫层析技术可对人血中的 Hs-CRP 进行定性，配用免疫定量分析仪可进行半定量。

（2）标本要求：应在无菌情况下采集静脉血。检测时，未经肝素抗凝的血样需析出血清；经肝素抗凝的血样，可选用血浆或全血。建议优先选用人血清或血浆进行检测，在患者病情紧急或特殊情况下，可使用全血样本进行快速检测，其他体液和样本可能得不到准确的结果。若血清或血浆样本收集后 7 天内检测，样本需放在 2～8℃的环境保存；如果 7 天后检测，需将样本放置于 -20℃的环境，可保存 6 个月；全血样本建议在 3 天内检测，样本放在 2～8℃的环境保存，不得冻存。避免加热灭活样本，溶血样本应弃用。检测前样本必须恢复至室温。冷冻保存的样本需完全融化、复温、混合均匀后方可使用，切忌反复冻融。

5. 化学发光和免疫荧光分析技术

目前，Hs-CRP 检测专用的化学发光酶免疫和免疫荧光分析仪器在临床上渐渐推广开来，这两类仪器均配有专用试剂，仪器小巧，自动化程度高，可进行床旁检测，可在检验科以外的临床科室实现床边检验（POCT）应用。

6. 流式微球分析技术（CBA）

鉴于流式细胞仪的不断普及，笔者采用 Hs-CRP 鼠抗人单克隆抗体包被羧基化聚苯乙烯微球，并用正交试验对试验条件进行优化选择，建立了流式微球分析技术检测人血清中 Hs-CRP 的方法，同时应用美国临床和实验室标准协会（CLSI）的有关规则进行方法学评价。结果表明，自建的 Hs-CRP 流式微球检测技术性能指标满足公认的质量指标，可拓展流式细胞分析技术值得临床推广使用。

（二）高敏 C 反应蛋白检测的影响因素

1. 使血清中 Hs-CRP 浓度升高的影响因素

（1）血清分离管：标本采集后立即分离血清，用凝胶分离管标本的 Hs-CRP 浓度明显高于用无抗凝剂或 EDTA 管收集的标本的浓度。

（2）急性感染：急性感染患者的 Hs-CRP 浓度升高。

（3）衰老：随着年龄的增加，血清中 Hs-CRP 浓度会出现轻微的增加，但这可能与老龄化相关的高肥胖率有关。

（4）吸烟：吸烟与 Hs-CRP 浓度增加有关。

2. 使血清中 Hs-CRP 浓度降低的影响因素

（1）EDTA 抗凝：EDTA 作为抗凝剂时，Hs-CRP 浓度降低，可能与抗凝红细胞的渗透性改变有关。

（2）戒烟：吸烟者戒烟后已升高的 Hs-CRP 浓度会降低。

（3）膳食：心血管疾病危险性增加的个体，适当的饮食可降低血清中 Hs-CRP 浓度。

（4）运动：剧烈运动可降低 Hs-CRP 浓度。经常性的体育锻炼与已升高的 Hs-CRP 浓度明显降低有关。

（5）减肥：明显的体重降低与 Hs-CRP 浓度降低有关。

3. Hs-CRP 检测建议

（1）应在无炎症或感染条件下（代谢稳定）进行测定，以减少个体差异。

（2）Hs-CRP 结果一般以 mg/L 为单位。

（3）可使用新鲜、储存和冷冻的样品 [血清或血浆（肝素抗凝）]。

（4）试剂灵敏度要高（通常应小于等于 0.3 mg/L，如用于研究应低至 0.15 mg/L），在可测定范围内有较高精密度（CV 不应超过 10%）。

（5）对检测系统进行定期、多点校准，采用 4 参数逻辑斯谛逻对数模型制备校准曲线。

（6）试剂应采用符合世界卫生组织（WHO）的 CRP 标准品 85/506 或国际临床化学联合会（IFCC）/ 欧共体标准物质局（BCR）/ 美国病理家学会（CAP）用国际有证参考材料（CRM）470 标准。

（7）建议用禁食与非禁食两种方法，间隔两个星期测定，可得这种标志物水平更加稳定的评估。如果证实 Hs-CRP > 10 mg/L，应查找明显感染或炎症的来源，两个星期后再测。

值得注意的是，不同的 Hs-CRP 测定方法，结果有一定差异，测定的标准化已日益受到重视。WHO 已有 CRP 免疫测定的国际参考标准，IFCC/BCR/CAP 已有次级标准——血浆蛋白 CRM 470（CRP 是其中 14 种项目之一，美国德灵公司生产），这些都为国内外开展 Hs-CRP 测定的标准化工作提供了条件。

（三）高敏 C 反应蛋白检测的临床应用

1. Hs-CRP 参与动脉粥样硬化（AS）的炎症病理损害进程

CRP 是肝脏在 IL-6 刺激下产生的一种急性时相反应蛋白，直接参与了动脉粥样硬化的炎症病理损害进程。CRP 膜攻击复合物共定位于早期动脉粥样硬化损害局部，引起 Mac-1[Mac-1 是位于白细胞表面参与机体防御作用及免疫反应的重要的黏附分子，它由 α（CD11b）和 β（CD18）两个亚基以非共价键的方式缔合成异二聚体] 的活化和冠脉的再狭窄，在斑块不稳定和 UAP 发病机制中起作用。CRP 可调节巨噬细胞对低密度脂蛋白（LDL）的摄取，刺激单核细胞释放促炎因子，如 IL-1、IL-6 和 TNF-α，调节 Mac-1 对内皮细胞的诱导作用，促进内皮细胞表达黏附分子 -1（CAM-1）。由于 Hs-CRP 检验方法可靠、自动化程度高、敏感准确，是一个很好的评估炎症反应的临床工具，美国疾病控制与预防中心（CDC）和美国医院协会（AHA）推荐 Hs-CRP 作为临床操作中最优炎症标志物。

2. Hs-CRP 可作为急性冠脉综合征（ACS）的预后指标

Hs-CRP 测定在 ACS 的预后价值，首先是在急性局部缺血和不稳定心绞痛的患者中提出的。其后的研究发现，无论在入院或出院时测定 Hs-CRP，对于 ACS 患者均有预测价值。有研究发现，UAP 患者入院时，其 CRP 浓度较高，比 CRP 浓度低的患者心绞痛的复发、冠状动脉血管置换术、心肌梗死和心血管疾病致死等心血管事件发生率高。同时，又有研究发现，同一组 CRP 浓度水平较高的 UAP 患者出院后有较高的再住院及发生心肌梗死的危险。此外，Hs-CRP 有助于鉴别出 cTn 阴性而死亡率增高的患者。

3. Hs-CRP 是未来发生冠脉事件的预测指标

前瞻性研究显示，Hs-CRP 是已知冠心病患者未来心血管病发病和死亡的预测指标。

欧洲 ECTA 研究组的资料显示，对于稳定型心绞痛（SAP）和 UAP 患者，Hs-CRP 浓度每升高一个标准差，非致命性心肌梗死或心源性猝死的相对危险增加 45%（95% 可信限 CI 为 1.15 ~ 1.83）。许多研究证实，Hs-CRP 能预测首次心肌梗死的发作。

4. Hs-CRP 与其他生化指标对冠心病危险的预测价值

有研究显示，在众多生化指标中，Hs-CRP 对冠心病的预测价值明显高于传统的冠心病危险因素，如血脂、脂蛋白和载脂蛋白、同型半胱氨酸等。在多变量分析过程中，记录诸多冠心病危险因素，如肥胖、高血压、糖尿病、冠心病家族史及各种生化指标，只有 Hs-CRP 和总胆固醇（TC）/ 高密度脂蛋白胆固醇（HDL-C）有单独的预测价值。在对绝经期后妇女的相同研究中，Hs-CRP 已显示能预测低密度脂蛋白胆固醇（LDL-C）＜ 1 300 mg/L 人群的危险性。另有研究发现，Hs-CRP 能鉴别那些血脂水平在合适范围的个体发生冠心病的危险性。

美国公共卫生署（PHS）的研究数据显示，与 TC 和 Hs-CRP 在正常值 75% 以下的人相比，TC 单独增高的人危险性增加 2.3 倍，Hs-CRP 单独增高的人危险性增加 1.5 倍，而 TC 和 Hs-CRP 均增高的人群，发生冠心病的危险性增加 5 倍。因此，有学者认为 TC 和 Hs-CRP 两个危险因素的联合作用远远大于单个危险因素所产生的影响。此外，根据 Hs-CRP 和 TC/HDL-C 比率的组别进行分级时发现，Hs-CRP 和 TC/HDL-C 在最高组别的男性、女性与最低组别相比，冠心病发生的相对危险性均超过 8 倍。因此，有学者认为联合 Hs-CRP 与血脂的预测模型是目前进行冠心病危险评估的最佳模型。

鉴于 Hs-CRP 在冠状动脉粥样硬化及其并发症的发生、发展过程中的重要作用，笔者采用自建的流式微球分析技术检测人血清中 Hs-CRP 水平含量进行了临床诊断价值评价。结果表明，血清中 Hs-CRP 水平对冠心病的诊断和分层有一定的应用价值，值得在临床上推广。

5. Hs-CRP 与其他冠心病危险因素的关系

有研究发现，对于中年妇女来说，体重指数（BMI）可解释约 30% 的 Hs-CRP 变异。肥胖与 Hs-CRP 水平升高直接相关，绝经期后肥胖妇女，减重后 Hs-CRP 水平下降近 50%。节食与减重可以降低心血管事件危险的机制可归于其对炎症反应的削弱。血压增高可促进内皮表达细胞因子，并激活炎症反应，而良好地控制血压可降低炎症反应对心血管系统的不良作用。CRP 在代谢综合征的几乎所有过程中都起着重要的作用，这是 CRP 与 LDL-C 明显不同的另一个特点。糖尿病患者 Hs-CRP 水平升高，提示机体炎症在糖尿病发病及胰岛素抵抗综合征中的作用。吸烟者 Hs-CRP、IL-6 水平增高，戒烟可以使这些指标水平下降。经研究证实，体育锻炼也可以降低炎症因子的浓度；生长激素替代疗法可降低包括 Hs-CRP 在内的一些炎性指标的水平；而生长激素缺乏的成年人有较高的心血管病死亡率。此外，口服避孕药和绝经期后使用雌激素替代疗法（HRT）的女性，其 Hs-CRP 水平明显高于未治疗的女性和年龄配对的男性。从长期作用的方面讲，HRT 可能通过降低 LDL-C 起到防止心血管疾病发生的保护性作用，但从短时间来说，雌激素也可能导致斑块的不稳定和破裂。这也可能是 HRT 效果的两面性反映之一。

6. 预防性治疗对 Hs-CRP 水平的影响

虽然没有特异性的治疗能降低 Hs-CRP 水平，但已有研究显示，在 Hs-CRP 水平增高的人群中，一些治疗性生活方式改变（如控制饮食、减重、戒烟、锻炼等）能降低 Hs-CRP 水平，也能有效地降低未来冠状动脉疾病的发生率。阿司匹林和普伐他汀、辛伐他汀可有效降低 Hs-CRP 水平升高患者未来冠脉事件的发生率，同时这两类药物有抗炎特性。PHS 研究中，Hs-CRP 升高（超过 2.1 mg/L）的健康男子，服用阿司匹林可使未来心肌梗死危险降低 60%；而对于 Hs-CRP 无明显升高（低于 0.55 mg/L）者，未来心肌梗死危险只能降低 14%。胆固醇和复发性事件（CARE）及其他一些研究发现，普伐他汀、辛伐他汀也有类似作用。此外，在冠心病的一级预防中，如将 Hs-CRP 与血脂结合，将优于单独用血脂进行他汀类药物的疗效。值得注意的是，一级预防中有关 Hs-CRP 的资料不能确保其应用于心肌梗死患者的可靠性。因为急性缺血发作后 Hs-CRP 水平升高，很难确定患者的基线水平，从而有可能将患者错误分类。

为了使 Hs-CRP 更好地用于临床常规分析及心血管疾病的诊治，值得注意和需要解决的问题如下：健康人群的临界值确定；测定结果的解释和危险性评估的有效性；目前潜在的治疗方式；检测系统的准确性与标准化。

Hs-CRP 随急性感染或创伤的发展而升高，避免在这些情况下测定 Hs-CRP，限制了其临床应用。Hs-CRP 测定方法简便，个体日间和生理变异较少，是心肌梗死一个较好的生化预测指标。由于 Hs-CRP 的检测费用远低于其他心血管疾病检查项目的费用，从寿命延长和费用效果比值这两项指标来看，Hs-CRP 筛查是高度有效的。美国一些临床医师已将 Hs-CRP 检测作为每年健康体检的内容之一。因此，建议在一级预防中，将 Hs-CRP 与 HDL-C、LDL-C、TC 一起检测，特别是结合 LDL-C 或 TC/HDL-C 进行分析；在二级预防中，将 Hs-CRP 同心肌肌钙蛋白 I（cTnI）一起检测，特别适合急诊有胸痛症状但 cTnI 正常的患者，此时 CRP 升高预示着短期和长期的发病危险增加。反之提示，急诊患者如果 Hs-CRP 和 cTnI 都正常，就不大可能患有潜在的冠状动脉性疾病。

（四）高敏 C 反应蛋白检测的参考范围

人群中血清 Hs-CRP 水平分布，通常没有性别和种族差异。一般认为，我国健康人群 Hs-CRP 水平的中位数范围为 0.58～1.13 mg/L。多数研究认为，Hs-CRP 在 3 mg/L 以下，冠状动脉事件发生危险较低。美国 CDC 与 AHA 建议，可根据 Hs-CRP 水平对患者进行心血管病危险分类；< 1 mg/L 为相对低危险；1.0～3.0 mg/L 为中度危险；> 3.0 mg/L 为高度危险。

使用全量程（Hs-CRP + CRP）试剂盒：Hs-CRP > 1.0 mg/L，CRP > 10.0 mg/L。

二、ⅡA分泌型磷脂酶A₂

ⅡA分泌型磷脂酶A₂（sPLA₂-ⅡA）在AS的形成过程中通过影响细胞的脂质代谢，生成游离脂肪酸和溶血磷脂，介导炎性反应促进AS的发展。因此，sPLA₂-ⅡA作为一个急性时相反应蛋白，是冠心病的一个重要危险因素和独立的风险预测因子。

（一）ⅡA分泌型磷脂酶A₂的实验室检测方法

ⅡA分泌型磷脂酶A₂的检测原理为固相夹心ELISA，将已知sPLA₂-ⅡA浓度的标准品、未知浓度的样品加入微孔酶标板内进行检测。先将sPLA₂-ⅡA和生物素标记的抗体同时温育。洗涤后，加入亲和素标记过的HRP。再经过温育和洗涤，去除未结合的酶结合物，然后加入底物A、B，和酶结合物同时作用；产生颜色，颜色的深浅和样品中sPLA₂-ⅡA的浓度呈比例关系。

（二）ⅡA分泌型磷脂酶A₂检测的影响因素

与TNF-α密切相关，受TNF-α调控，TNF-α通过自分泌或旁分泌的方式诱导其产生；急性呼吸窘迫综合征（ARDS）患者体内其含量显著升高。

（三）ⅡA分泌型磷脂酶A₂检测的临床应用

在AS斑块形成的各个阶段都可以发现sPLA₂-ⅡA，其主要存在于巨噬细胞富集的区域、AS的非细胞脂类核心，以及与胶原纤维相连的病变血管内膜的细胞外基质中。免疫组化显示，炎症时血管平滑肌细胞有明显的sPLA₂-ⅡA蛋白表达，且血清中sPLA₂-ⅡA水平与CRP显著正相关，它可以与CRP和LDL一样，作为心血管疾病的炎性标志物。血清中sPLA₂-ⅡA水平升高是冠心病的独立危险因素。

sPLA₂-ⅡA能诱导产生大量脂类介质，如非酯化脂肪酸、氧化型非酯化脂肪酸、溶血磷脂等，这些脂类介质会影响载脂蛋白B100聚集处的血管壁的功能和性质，触发多种炎症的前期变化，从而导致AS斑块的形成。sPLA₂-ⅡA能通过加强载脂蛋白B100与蛋白聚糖结合导致脂蛋白蓄积，且经过sPLA₂-ⅡA处理的脂蛋白易于被进一步氧化修饰和酶修饰，sPLA₂-ⅡA还可以降低HDL中的对氧磷酶的活性，使HDL失去了保护LDL抗氧化的能力，这些情况表明：sPLA₂-ⅡA参与AS的发生，主要是通过影响细胞的脂质代谢，水解动脉内膜中含有载脂蛋白B100的磷脂分子，生成游离脂肪酸和溶血磷脂，这些产物可以作为细胞内的第二信使或进一步成为炎性介质，诸如类花生酸和血小板刺激因子，从而具有促AS的作用。

（四）ⅡA分泌型磷脂酶A₂检测的参考范围

由于sPLA₂-ⅡA的临床应用刚开始起步，故未形成统一的正常参考值。各实验室应根据自己的情况，建立自己的正常参考值，以供临床使用。

第三节　心肌结构蛋白

一、肌红蛋白

肌红蛋白（Mb）是一种小分子蛋白，由珠蛋白与正铁血红素结合而成。它能可逆地与氧结合，形成 MbO_2，在肌细胞内起着转运和贮存氧的作用。MbO_2 是氧合肌红蛋白，Mb 是脱氧肌红蛋白。肌红蛋白只存在于心肌及横纹肌内，其他组织包括平滑肌内都不含有此种蛋白。

（一）肌红蛋白的实验室检测

1. 传统比色法

Mb 最早的测定方法，主要是利用肌红蛋白的物理特性和所含的正铁血红素进行测定，采用盐分部沉析、柱层析或电泳等方法分离肌红蛋白，然后用比色法或分光光度计对其进行定量测定。这些方法的灵敏度较差，要用较大容量或浓度的样品才能测出，在一般临床实验室不易推广。后来引进免疫学方法，应用多种免疫方法，如免疫扩散、免疫电泳、血凝抑制试验和补体结合等方法，改进了灵敏度和特异性，然而这些方法仍不能定量测出血清中或尿标本中正常水平或稍高于正常水平的肌红蛋白含量，一直不能有效应用于临床。

2. 放射免疫法

1973 年，卢布加·穆卡萨（Lwebuga Mukasa）报告了一种肌红蛋白放射免疫测定法，可测定毫微克 / 毫升水平，不仅灵敏度大大提高了，而且可以正确定量。但是，要建立肌红蛋白放射免疫测定，最初遇到的困难是制备合适的同位素标记抗原。有人曾试用氯胺 T 法标记人肌红蛋白但没有成功，后来改用 ^{131}I 标记马肌红蛋白。1975 年，修改了标记方法，先合成 ^{125}I-N- 琥珀酰亚胺 -3-（4- 羟基苯基）丙酸酯，之后再与人肌红蛋白反应，制成 ^{125}I 标记的肌红蛋白抗原，获得了满意的结果。但是所用的方法测定周期太长，需要 24 小时以上，这对于急性心肌梗死的早期诊断，显得太迟了。后来，有人对方法进行了改进，采用聚乙二醇分离结合抗原与游离抗原，总测定时间缩短到 4 小时，这才使肌红蛋白放射免疫测定成为心肌梗死早期诊断的有价值的测定方法。

3. 快速床旁检测法

目前，快速检测肌红蛋白的方法主要有全血肌红蛋白床旁荧光定量测定法和胶体金法。全血肌红蛋白床旁荧光定量测定仪配套有专用试剂卡，其临界值为 99.3 μg/L。采用床旁干式荧光定量测定全血肌红蛋白是一种快速、简便的技术，它不需要分离血清，即可进行检测，可以在心肌梗死发病初期检测到肌红蛋白的显著升高，并作为判断梗死扩展或再梗死及预后的指标。由于肌红蛋白既存在于心肌又存在于骨骼肌，因此凡能引起这两种肌细胞病变损伤及肾排泄功能障碍的疾病，均可引起血清肌红蛋白升高，造成 AMI 诊断的假阳性。POCT 是目前研究的热点，由于该方法的检测原理是将红细胞固定后，利用毛细作用将血浆与滤膜中附着的荧光抗体颗粒结合，因此要求在操作过程中要保证血液量足够，以避免出现误差，并且红细胞的含量也会影响检测结果的准确性。

胶体金试剂为一种手工操作试剂，现国内有多家公司可生产此类产品，定性检测血清或血浆中的肌红蛋白水平。有单人份和多人份包装，已获国家药监局器械准字号，其主要组成成分包括单克隆肌红蛋白抗体、羊抗鼠抗体、氯金酸、硝酸纤维素膜、玻璃纤维、无纺布、粗纤维吸水纸、塑料板、单双面胶带、塑料外壳。产品应贮存于室温（4～30℃）、避光、干燥处，禁止冷冻，长期贮存应置于 2～8℃的环境中为宜，有效期为12 个月。胶体金法操作简单，不需要仪器设备，但由于是定性试验，在临床使用上受到了一定的限制。

4. 酶联免疫吸附试验

采用抗人肌红蛋白抗体进行包被，试剂盒组成包括酶标记人肌红蛋白抗体、抗人肌红蛋白抗体、抗人肌红蛋白抗原抗体复合物。抗体的 ELISA 试剂盒在临床科研上已开始了一定的应用，在使用时应注意以下事项。

（1）收集标本前必须清楚要检测的成分是否足够稳定。对收集后当天进行检测的标本，储存在 4℃备用，如有特殊原因需要周期收集标本，将标本及时分装后，放在 -20℃或 -70℃环境下保存，避免反复冻融。标本在 2～8℃环境下可保存48 小时，-20℃环境下可保存 1 个月，-70℃环境下可保存 6 个月。部分激素类标本需添加抑肽酶。

（2）标本必须为液体，不含沉淀，包括血清、血浆、尿液、胸腔积液、腹水、脑脊液、细胞培养上清、组织匀浆等。

（3）血清标本最好为室温血液自然凝固 10～20 分钟形成，离心 20 分钟左右（2 000～3 000 转 /min），收集上清。如有沉淀形成，应再次离心。

（4）血浆标本应选择 EDTA、柠檬酸钠或肝素作为抗凝剂，加入 10%（v）抗凝剂（0.1 M 柠檬酸钠或 1% 肝素或 2.0% 乙二胺四乙酸二钠）混合 10～20 分钟，离心 20分钟左右（2 000～3 000 转 /min），仔细收集上清。如有沉淀形成，应再次离心。

（5）尿液、胸腔积液、腹水、脑脊液：用无菌管收集，离心 20 分钟左右（2 000～3 000 转 /min），仔细收集上清。如有沉淀形成，应再次离心。

（6）细胞培养上清：检测分泌性的成分时，用无菌管收集，离心 20 分钟左右（2 000～3 000 转 /min），仔细收集上清。检测细胞内的成分时，用 PBS（pH 为 1.2～1.4）稀释细胞悬液，细胞浓度达到 100 万 /mL。通过反复冻融，以使细胞破坏并放出细胞内成分，离心 20 分钟左右（2 000～3 000 转 /min），仔细收集上清。保存过程中如有沉淀形成，应再次离心。

（7）组织标本：切割标本后，称取重量。加入一定量的 PBS，缓冲液中可加入 1 µg/L 蛋白酶抑制剂或 50 U/mL 的 aprotinin（抑蛋白酶多肽）。用手工或匀浆器将标本匀浆充分，离心 20 分钟左右（2 000 ～ 3 000 转 /min），仔细收集上清，置于 –20℃或 –70℃环境中保存。如有必要，可以将样品浓缩干燥。分装后留一份待检测，其余冷冻备用。

5. 免疫比浊法

使用特异抗体结合于胶乳颗粒表面，标本与胶乳试剂在缓冲液中混合，标本中的 Mb 与胶乳颗粒表面的抗体结合，使相邻的胶乳颗粒彼此交联，在 500 ～ 600 nm 附近测量溶液浊度，其强度与标本中的 Mb 浓度呈正相关。现已有成套商品试剂盒供应，可在半自动或全自动生化分析仪上应用，可对检测标本进行严格的质量控制，进行大批样品分析。

标本处理：用血清或血浆标本（肝素抗凝），在 4 小时内测定。标本于使用前离心，4 000 转 /min，15 分钟。2 ～ 8℃贮存的标本应在 24 小时内测定，如标本存放超过 24 小时，应于 –20℃以下冻存，融化后必须离心，避免反复冻融。标本避免溶血及黄疸。血清分离胶有明显负干扰，使用时应注意。慎用其他抗凝剂。胶乳试剂避免冰冻，避免影响其反应效果。方法学特性：其方法灵敏度可达 ng 级，线性范围为较宽，批内及批间变异系数较小。

6. 蛋白芯片检测法

现在，已有公司生产了心血管疾病诊断和预测多指标蛋白芯片检测试剂盒。这种试剂盒涉及心血管疾病的诊断和预测的多项指标，集成检测反应板和蛋白芯片试剂盒。试剂盒反应孔板包括基板和位于基板上的反应孔，其中每一反应孔的底部有固相载体，并且在固相载体上包被着抗 Mb 等抗体的微点阵。本试剂盒可简便、快速、准确地实现多人心血管疾病的诊断和多项指标的同时检测。

7. 化学发光分析法

光激化学发光免疫测定技术（LiCA）是一种定量检测血清 Mb 的化学发光分析方法。其主要方法为用 0.02 mol/L PBS 作为样品稀释液，配制 Mb 系列校准品，将抗体包被发光微粒，对抗体进行生物素标记。检测时，将生物素化的抗体与抗体包被的发光微粒等量混合，再加入校准品或待测样品并充分混匀，37℃孵育 15 分钟，然后加入包被有链霉亲和素的感光微粒 37℃孵育 15 分钟后，在化学发光检测仪中检测光信号，根据光信号的强度计算待测样品中 Mb 的浓度。使用该方法，分析灵敏度高，线性良好，抗干扰性强。

LiCA 是一种通过化学发光检测微粒间的结合，进而检测分析物含量的方法。在 680 nm 的光照下，感光微粒中的光敏物质受到激发产生单线态氧，单线态氧扩散至发光微粒，与其中的发光物质反应，即产生化学发光。由于单线态氧在溶液中维持活性的时间很短（约 4 微秒），只有那些通过待测物连接在一起的发光微粒和感光微粒，才能产生化学发光。因此，LiCA 是均相免疫测定法，避免了 ELISA、放射免疫分析（RIA）等检测方法中烦琐的分离和洗涤步骤。同时，由于微粒表面积的增加，也提高了检测的灵敏度。

8. 肌红蛋白的检测标准化

为促进心脏标志物检测标准化，IFCC 设立了心脏标志物标准化委员会，其工作目标之一是促进肌红蛋白检测标准化。2004 年，IFCC 发表了评价候选肌红蛋白次级参考物（cRM）的实验报告。实验试图选择合适的参考物以利于减少不同肌红蛋白检测系统之间测定值的差异。候选的 cRM 共 5 种，其中 4 种是人心肌组织提取的含肌红蛋白亚型的参考物质，1 种是重组形式的。实验还采用了新鲜的或冷冻的混合人血清样品。7 家厂商的 12 种不同的分析系统参与了实验。实验时，每种 cRM 和血清都按照各厂商的要求做系列稀释，稀释比例为 100%、80%、60%、40%、20%、10% 和 5%。评价内容包括线性、与人血清的平行性、不精密性、准确性等。线性实验和不精密性实验要求 cRM 与人血清（新鲜的或冷冻的）相似。各种候选的 cRM 检测结果基本相似。尽管比较难以完全定量，但其中的 cRM2、cRM4 和 cRM5 相关性更佳。平行性实验中在标准化后计算斜率并与人血清（新鲜的或冷冻的）相比较（以 CV 表示）。cRM1 和 cRM3 的 CV 分别为 26% 和 29%，而 cRM2、cRM4 和 CRM5 的平行性较好，CV 都小于 20%（分别为 16%、15% 和 19%）。批内不精密性实验中，稀释 20%～100% 的样品的不精密性大致相同，但稀释 10% 和 5% 的样品 CV 较高。cRM1～cRM4 的 CV 均小于 7%，但 cRM5 的 CV 达到 11%。在回收实验中，cRM1 和 cRM3 的回收率仅约 60%。从实用性考虑，理想的参考物应均相、易于储存和运输、稳定。实验提示，cRM2 和 CRM3 优于其他 cRM。综合实验结果，cRM2 各项实验结果最好，其次为 cRM4 和 cRM5，校正前不同检测系统之间的检测值差异为 32%，用 cRM2 或冷冻血清重新校正后减少到 13%。cRM2 的特性与新鲜的或冷冻的人血清差异最小，符合各项要求。当然，参考物质的认定还需制定参考测量程序，认定后还需进行更大规模的实验。

（二）血清肌红蛋白检测的影响因素

1. 使血清中浓度降低的影响因素

（1）EDTA：与血清浓度相比，EDTA 抗凝的血浆浓度明显低些。

（2）类风湿因子：标本中增高的类风湿因子可能导致假性降低结果。

（3）人抗鼠抗体：标本含有人抗鼠抗体时，用贝克曼免疫系统测量肌红蛋白会导致结果假性增高或降低。

（4）血液储存：在浓度开始降低之前，血液只能在室温下储存 1 小时。

（5）荧光素：标本中含有荧光素，特别是来自视黄醛血管造影，在操作进行 48 小时后仍存留于体内，当视黄醛缺乏的时候存留时间更长，用贝克曼免疫系统测量肌红蛋白时，可导致假性增高或者降低的结果。

2. 使血清中浓度升高的影响因素

（1）抗链霉素亲和素抗体：当使用罗氏分析系统进行肌红蛋白检测时，尽管在试剂中含有的添加剂能减少影响作用，但是少见的极高滴度的抗链霉素亲和素抗体可以对个别的标本产生干扰。

（2）类风湿因子：当用贝克曼免疫系统测量肌红蛋白时，标本中增高的类风湿因子可能导致假性增高结果。

（3）乳糜微粒：甘油三酯餐后乳糜颗粒（颗粒大小为 200～1 000 nm）可导致假性增高结果。

（三）血清肌红蛋白检测的临床应用

因为 Mb 是个较小分子的球蛋白，心肌或骨骼肌损伤时，Mb 可以从肌肉组织漏到循环血中，而且能通过肾小球滤过，出现在尿中。因此，血清和尿中 Mb 测定可用于某些肌病和心脏病的诊断，如急性肌损伤、急慢性肾衰竭、严重的充血性心力衰竭、长时间休克、神经肌肉病（如肌营养不良、肌萎缩、皮肌炎及各种原因引起的肌病）。血清 Mb 在心梗早期明显升高，它比血清肌酸激酶同工酶升高的灵敏度还要高。但由于心肌和骨骼肌 Mb 的免疫学性质相同，目前还不能区分血清中心肌来源 Mb 和骨骼肌来源的 Mb。排除了骨骼肌疾病后，血清和尿 Mb 测定可作为心肌梗死的早期诊断指标。人血清 Mb 的参考范围在 16～87 mg/mL，其含量因性别、年龄、种族而有变化。通常男性高于女性，黑人男性明显高于白人男性，而女性不存在这种差异。除黑人外，其他种族高年龄者 Mb 都较高。

肌红蛋白广泛分布于心肌和骨骼肌中，正常人的血中含量很低，当心肌和骨骼肌损伤时，血中 Mb 明显增高，因此 Mb 测定有利于急性心肌梗死的诊断。同时，要把握异常结果的分析，心肌梗死发病后 4～12 小时，血清中肌红蛋白含量可达到高峰，48 小时恢复正常，是诊断心肌梗死的早期指标。但有骨骼肌疾病、休克、手术创伤、肾功能衰竭患者血清肌红蛋白也可升高，应注意鉴别；假性肥大型肌病、急性皮肌炎、多发性肌炎等患者血液中肌红蛋白与肌酸磷酸激酶呈平行性升高。

心脏疾患中，血清或尿中肌红蛋白的升高是心肌受损的可靠指标。心绞痛、急性冠状动脉供血不足和陈旧性心肌梗死患者，如果无急性心肌梗死则肌红蛋白均属正常。急性心包炎、非心肌梗死所致的心力衰竭和心律不齐患者，血清肌红蛋白亦属正常范围。

（四）肌红蛋白检测的参考范围

定性试验：阴性。

ELISA 法：50～85 μg/L。

RIA 法：6～85 μg/L，诊断临界值为高于 75 μg/L。

免疫比浊法：健康成年人小于 70 μg/L。

二、肌钙蛋白

心肌肌钙蛋白（cTn）是心肌收缩的调节蛋白，存在于心肌收缩蛋白的细肌丝上。肌钙蛋白的作用之一是把原肌球蛋白（Tm）附着于肌动蛋白（A）上，三者共同组成细肌丝。肌钙蛋白含三个亚单位：肌钙蛋白 I（TnI）、肌钙蛋白 T（TnT）、肌钙蛋白 C（TnC）。

（一）肌钙蛋白的实验室检测方法

1. ELISA 法

cTnT 在血中正常含量很低，因此测定方法需有很低的可测限和较高的灵敏度。最初建立检测血清 cTnT 的 ELISA 方法是基于亲和纯的一种多抗和一种单抗建立起来的，以后又发展了更敏感特异的单抗一步法 ELISA。其固相采用链霉亲和素（SA）包被的聚苯乙烯管，第一单抗用生物素（B）标记，通过 B-SA 反应间接包被在固相上，第二抗体用辣根过氧化物酶标记，二者与标本中的 cTnT 形成双抗体夹心。整个反应在 90 分钟完成，检测范围为 0.1 ～ 15.0 μg/L。由于全部采用单抗，检测结果重复性较高，与骨骼肌交叉反应率为 1%。

2. 金标免疫层析法

金标免疫层析法是目前较理想的快速测定试验。以德国宝灵曼公司的 Cardiac-T 实验板为例：试验为两种 cTnT 特异的单克隆抗体，一种金标记，另一种生物素标记，抗体与标本中的 cTnT 形成夹心复合物。测定区形成红色色带为阳性，并可根据色带深度通过光学系统，测定 cTnT 含量。其检测范围为 0.1 ～ 2.0 μg/L，灵敏度为 0.1 μg/L。

3. 免疫比浊法

免疫比浊分析属液相沉淀试验，基本原理是抗原、抗体在特定的电解质溶液中反应，在增浊剂的作用下，迅速形成小分子免疫复合物微粒，使反应液出现浊度，待测抗原量与反应溶液的浊度呈正相关。该法根据检测器的位置及其所检测的光信号的不同，可分为免疫乳胶比浊法、免疫散射比浊法等。该法灵敏度可达 0.3 μg/L，线性范围为 0 ～ 25 μg/L，批内 CV 值为 4.0%，批间 CV 值为 4.7%。在不同抗凝剂对检测结果的影响方面，发现肝素锂相对于肝素钠、乙二胺四乙酸二钾而言，对抗原活性影响最小，是较为理想的抗凝剂。免疫比浊法相关性好、线性范围宽、精密度高，具有一定的临床应用价值。但是免疫比浊法影响因素多：抗原或者抗体过量可出现可溶性复合物，造成误差；血脂可影响浊度，造成假性增高。

4. 放射免疫法

1987 年，有人用分子筛和色谱方法从心肌组织中提取 cTnI 给兔、羊注射后制备抗体，并用核素 [125]I 标记，建立了 RIA 定量测定 cTnI 的方法，方法灵敏度为 10 μg/L，与骨骼肌 TnI 交叉反应率为 2%。由于使用的是多抗，交叉反应率高，且操作复杂，反应时间长，其临床应用受到限制。测定原理：试剂盒采用双抗体夹心一步法反应原理检测血清中的心肌肌钙蛋白包被在聚苯乙烯管上的单克隆抗肌钙蛋白T抗体与样品或标准中的心肌肌钙蛋白T结合，另一株^{125}I-单克隆抗肌钙蛋白T抗体同时与结合在包被抗体上的肌钙蛋白T结合，形成单克隆抗肌钙蛋白T抗体-肌钙蛋白（T-^{125}I）。通过测量标准管和样品管的CPM值，以及相应的处理模式处理，可计算出待测样品中肌钙蛋白T的含量。

5. 化学发光法

化学发光法应用双抗体一步夹心酶免疫分析法，以化学发光剂为底物，用单克隆抗cTnI IgG抗体包被的磁性微粒为固相载体，增加了吸附表面积，可在磁场中与液体分离，简化了操作步骤。化学发光法是将发光分析和免疫反应相结合而建立起来的一种检测微量抗原或抗体的标记免疫分析技术。以该法检测cTnI具有代表性的产品是美国贝克曼库尔特（Beckman Coulter）公司的Access微粒子化学发光免疫分析系统和Bayer公司的ACS-180电化学发光免疫分析系统。化学发光法采用了双抗体一步夹心酶免疫分析的方法，以化学发光剂3-（2'-螺旋金刚烷）-4-甲氧基-4-（3'-磷酰氧基）苯-1，2-二氧杂环丁烷（AMPPD）为底物，用cTnT单克隆抗体包被的磁性微粒为固相载体，并用碱性磷酸酶（ALP）标记的cTnT另一单抗作为酶标抗体，检测时，待测抗原与包被在固相载体的抗体及ALP标记的抗体形成夹心复合物，发光剂AMPPD在ALP催化下脱去磷酸根基团而发光。该系统最低检出浓度为0.03 μg/L，CV < 5%，准确度可达97.8%，AMPPD荧光活性稳定性可达数天。

ACS-180电化学发光免疫分析系统则以细小的顺磁性微粒为固相载体，以电化学发光剂吖啶酯标记抗体，待加入氧化剂H_2O_2和NaOH后，吖啶酯则可在不需要催化剂的情况下分解、发光，光的强度与待测抗原的浓度成正比。该系统灵敏度接近0.15 μg/mL，回收率为96.97% ～ 102.60%，交叉污染率为0.19%。

6. 电化学发光法

电化学发光（ECLIA）是1990年首次将化学发光（CL）中使用的三丙胺（TPA）与发光化合物三联吡啶钌$[Ru（bPy）_3]_2^+$组合，因为$[Ru（bPy）_3]_2^+$衍生物相对分子质量很小，与免疫球蛋白结合的分子比大于20，不会影响抗体的可溶性和免疫活性，从而建立了一种新颖的ECLIA反应系统。这一技术便是ECLIA的基础，ECLIA应用了电促发光技术，以能量传递参与化学反应的非酶标志物参与，采用N-羟基琥珀酰胺酯（NHS）标记抗体或抗原，TPA参与化学反应，发出的光在电极表面又转为电信号，反映样品中的抗原或抗体的量。由于稀土元素钌也具有发光时间较长的优点，故敏感性较高，并且利用电极上的氧化还原反应来进行分析，具有实现均相测量和多元检测等独特的优点。检测基本过程为ECLIA分析仪自动将检测血清、生物素标记的TnT抗体及Ru标记的TnT抗体加入分析杯中，反应9分钟，形成Ru标记免疫复合物，再加入链霉亲和素包被的磁性微球，充分反应形成 Ru 磁性标记复合物；然后把含有 Ru 磁性复合物的反应混合物送到带有加压电极板的测量管中，磁性 Ru 复合物被吸附到电极板上，其他混合物被冲洗剂冲洗掉，Ru 衍生物在随后加入的电子供体 TPA 供给的电子激发下发生化学发光反应，发射出光子，被光电倍增管吸收放大，获得产生光子的量与样品中抗原的量成正比，最后通过用已知浓度的标准抗原获得的标准曲线求得检测血清的 TnT 浓度，上述过程在 1 分钟内完成。电化学发光法检测 cTnT 为 Roche 公司独家专利，因方法单一，易实现标准化，避免了由方法内在因素所致的测定结果可比性的差异。

化学发光法、电化学发光法与 RIA 和 ELISA 相比较，有如下突出的优点。

（1）它是一种全自动、全封闭分析法，大大减少了各种影响因素，操作简便、快速，测定一个样品仅需 10 分钟，并且随到随做，极大地方便了 AMI 的急诊需要。

（2）灵敏度极高，检测的下限可达 10 pg/mL，准确性和重复性也很好，批内和批间变异系数分别小于 4% 和 7%。

（3）采用了先进的生物素 —— 链霉亲和素包被磁性微球的分离技术，使得检测的灵敏度更高，线性范围更宽。

（4）由于使用了非放射性同位素标记，保证了试剂很高的稳定性（可保存 1 年以上），并且避免了放射性污染等一系列问题。但是，ECLIA 试剂成本高，在我国，目前只有大中型医院才使用此试剂和仪器。

7. 酶联荧光分析（ELFA）法

ELFA 系法国生物梅里埃公司近年来开发的一种新技术（VIDAS cTnI），在 cTnI 检测中具有操作简便、自动化程度高、测定快速、结果准确可靠等特点。VIDAS cTnI 检测试剂盒采用一步免疫荧光法，以连接 ALP 的抗 cTnI 单克隆抗体包被固相载体（SPR），在血清样品被吸入 SPR 管内与包被的 cTnI 抗体结合，并固定于 SPR 内壁形成夹心，未结合的 cTnI 通过洗涤被除去。底物 4- 甲基伞形酮 - 磷酸盐在 ALP 的催化下生成荧光产物 4- 甲基伞形酮，在 450 nm 检测荧光强度，与标准曲线比较，自动计算血清 cTnI 浓度。其检测范围为 $0.1 \sim 50.0\ \mu g/L$，$CV < 5\%$，AMI 阈值 $\geq 0.8\ \mu g/L$，仪器每 2 周校正 1 次，交叉反应在 $60\ \mu g/L$ 时只有 1.6%，与 STnT、STnI 和 TnC 等几乎没有交叉反应，在 15 分钟内可得测定结果。

8. 飞行质谱法

飞行质谱法将蛋白质芯片和质谱技术相结合，集样品分离、纯化、检测和数据分析于一体，具有快速和高通量的特点，成为目前蛋白质表达及蛋白质组学研究的有力工具。其原理是用化学或生物学方法在载体表面制作点状芯片池，形成化学表面芯片探针或生物表面芯片探针。前者分为可结合某些阳离子或阴离子的化学基团、金属离子螯合化学基团和亲水物质或疏水物质等种类，用于检测未知蛋白，并获取指纹图谱；后者分为抗体-抗原、受体-配体和 DNA-蛋白质结合等种类，可检测与之相结合的抗原或配体的不同分子量亚型。检测时将标本，如血清、尿液、细胞培养液等，直接加入芯片池，样品中蛋白与特定探针结合后，在原位洗去非特异结合物质，再加入能量吸收剂（与蛋白形成混合结晶，促进蛋白质的解析附和离子化），经室温自然干燥后上机检测样品中蛋白质经激光脉冲辐射解析形成荷电离子，不同质荷比的离子在仪器场中的飞行时间不同，检测器可将其捕获，并绘制成质谱图，经计算机软件处理获得蛋白质的分子量、含量等信息，并可直观地以扫描图谱、电泳样图谱或棒图的形式展示。飞行质谱法灵敏度和特异性高，可快速、准确诊断出早期 AMI。飞行质谱法目前未能全面推开的重要原因是缺乏标准统一的软件，这需要确立标准检测条件，并根据大量患者、健康人的资料分析系统制作标准一致的软件。现今，一些实验室正在开展这项工作，由于飞行质谱法应用时间较短，积累资料需要时间，但可以预见，一旦标准检测条件确立，资料库建立并成熟后，飞行质谱法必将成为临床常规诊断的重要工具。

9. 肌钙蛋白胶乳增强免疫比浊法

肌钙蛋白胶乳增强免疫比浊法是一种自动胶乳免疫比浊法。将特异抗体结合于胶乳颗粒表面，标本与胶乳试剂在缓冲液中混合，标本中的 cTnI 与胶乳颗粒表面的抗体结合，使相邻的胶乳颗粒彼此交联，在 600 nm 附近测量溶液浊度的增加，其增加的程度与标本中的 cTnI 含量相关。

10. 生物芯片技术

表面增强激光解吸电离（SELDI）蛋白质芯片技术由蛋白质芯片系统和质谱仪组成。该技术的基本原理是根据蛋白质物理化学性质的不同，选择性地从待测生物样品中捕获配体，将其结合在经过特殊处理的蛋白质芯片上，用激光使蛋白质芯片表面结合的待分析物电离，形成质荷比不同的离子。根据这些不同质荷比的离子在真空电场中飞行的时间长短不同，绘制出质谱图，检测结果通过分析软件处理，可直接显示被测生物样品中各种蛋白质的分子量、丰度等信息。将某种疾病患者的图谱信息同正常人样本，甚至基因库中的图谱进行差异性比照、分析，可以发现有意义的疾病蛋白质标志物或质谱图谱。SELDI蛋白质芯片根据芯片表面的不同化学成分，可分为化学表面芯片和生物表面芯片。化学表面芯片可以检测未知蛋白质，生物表面芯片多用于检测已知相对应的蛋白质。化学表面芯片具有可发现低丰度、分子量小的蛋白质及灵敏度高等特点，并且要求样品量少，可直接检测不经处理的血清、尿液、脑脊液、细胞裂解液、支气管洗出液和各种分泌物等，因此具有较广泛的应用前景。

11. 金标银染法

金标银染法是以硝酸纤维膜作为基底，结合一步法双单克隆抗体夹心技术、蛋白质芯片技术、纳米金探针技术及纳米颗粒上的银染放大技术于 2005 年建立的一种检测 cTnI 的快速测定法。该方法在预先准备好膜基底和免疫金探针的情况下，能在 40 分钟内报告测定结果。检测临界值为 0.3 ng/mL，线型范围为 0.3 ～ 42.0 ng/mL，批内和批间 CV 值均小于 20%，对肌红蛋白、sTnT、sTnI 的交叉反应非常低，其检测结果与 ELISA 法相比较，二者的符合率为 86%。但金标银染法仅是对 cTnI 检测进行的初步探索，尚不成熟，由实验室真正走向临床，还有较长的道路。

12. 流式微球分析法

有学者经过试验研究，建立了检测 cTnT 的流式微球分析技术（CBA），其原理和过程为经过震荡和超声波清洗激活聚苯乙烯微球用来激活微球，加入 10 μg 的鼠抗人心肌钙蛋白 T 单克隆抗体与激活的微球进行偶联，制备羧基化微球偶联鼠抗人心肌钙蛋白 T 的单克隆抗体，以便捕获标本中的心肌钙蛋白 T；加入标本 50 μL，再分别加入 50 μL 羊抗人心肌钙蛋白 T 的多克隆抗体和 50 μ 异硫氰酸荧光素（FITC）标记的驴抗羊的 IgG，避光室温摇震反应 30 分钟后上 FACSArray 流式细胞仪（BD 公司产品）检测。同时，对做 cTnT 标准品稀释系列曲线，对样本进行定量。该方法的灵敏度为 16.0 pg/mL；线性范围为 1 600 ～ 5 000 pg/mL；方法精密度为 5.2% ～ 11.3%；回收实验为 94% ～ 111.5%；37 mmol/L 的甘油三酯、13 mmol/L 的胆固醇和 0.34 mmol/L 的胆红素对 cTnT 的干扰率分别为 16.8%、17.5% 和 13.5%，对 cTnT 的检测有一定的干扰；较低浓度的甘油三酯（18.5 mmol/L）、胆固醇（6.5 mmol/L）和胆红素（0.17 mmol/L）对 cTnT 的干扰率分别为 7.0%、9.4% 和 5.4%，对 cTnT 检测的干扰很小。如果用流式微球分析法检测一个样品，其优势并不明显，比临床上广泛使用的化学发光和电化学发光法烦琐。但是，当检测大样本，同时对一个样本测定多个指标时，可通过不同荧光编码的微球（表面偶联不同的单克隆抗体），同时定量检测多种待测物。流式细胞术的多重分析法有很大的优势，如节省样本、节约成本，同时也降低了单个测试的平均时间，相对省时廉价。荧光编码微球是将两种不同颜色的荧光染料以一定的比例用高分子物质包起来而形成的，目前使用由两种荧光素编码的 100 种微球，能满足 100 种物质同时检测，现在正在研发的是由 3 种荧光素编码的 1 000 种微球，能满足 1 000 种物质同时检测。笔者已使用荧光编码微球对多个标志物同时检测的技术进行了研究，建立了针对心脏标志物炎性因子、斑块破裂因子、斑块稳定因子等同类多个标志物进行同时检测的 CBA 方法，方法的线性范围、灵敏度、特异性、抗干扰性均较为满意，可以使流式微球分析技术得到进一步推广和应用。

13. 心肌肌钙蛋白检测方法的标准化

不同的检测方法对同一样本的检测值会有很大的差别，主要是由于所用的抗体特异性不同，给临床应用和评价带来了一定的困扰。人体内的 cTnI 先以 TnI-TnC-TnT 的形式释放入血液里，不久之后，降解成 TnI-TnC 复合体形式和 TnT。所以，患者血清中的 cTnI 大部分是以 TnI-TnC 复合体形式存在的，而用提纯的或者基因重组表达的 cTnI 免疫而得到的抗体，有的并不能识别它的复合体形式，有的却与复合体的亲和力比与 cTnI 单体的更强。因此，要想精确测定 cTnI 的单抗，必须既能识别 cTnI 的游离单体，又能识别它的复合体，而且对复合体造成的影响不敏感。TnI 是个极易水解的分子，在心肌梗死过程中，心肌细胞线粒体中的各种蛋白水解酶会释放出来，使得 cTnI 处于极易水解的环境中。cTnI 分子在体内都可以被磷酸化，所以理论上在心肌梗死患者的血液中存在 cTnI 分子的磷酸化形式。此外，还有氧化还原形式问题，现有的各种商品化检测试剂的变异系数（CV）也不统一，这方面不是所有的试剂都在临床应用中表现良好。国际临床化学与检验医学联合会（IFCC）下属的心脏标志物标准化委员会给出的标准是总（试验内加试验间）$CV \leqslant 10\%$，这个值与国际上一些专家给出的值一致，现有的检测试剂不是每一种都能达到此标准。

标本的采集最好用血清，避免用 EDTA 及肝素抗凝的血浆。因 EDTA 是 Ca^{2+} 整合剂，可促使 cTnI-cTnc 复合物的解离；而 cTnI 带有较多的正电荷，易于和带有负电荷肝素形成复合物影响抗原和抗体反应，进而引起 cTnI 检测值降低。应在患者症状发作后的 6～9 小时连续采集血标本，以确诊或排除心肌梗死。风湿因子和嗜异性抗体（因治疗而引入人体的人抗鼠抗体）会造成 cTnI 免疫检测的假阳性结果；自身免疫抗体、免疫复合体（TnI IgG）造成的假阳性也有报道；cTnI 的检测还会受到体内血红蛋白和胆红素的干扰。

虽然 cTnI 的 N 末端和 C 末端的抗原性很强，但无论是在血清中还是在坏死的心肌组织中，它都极易被蛋白酶快速水解，而中央区（30～100 氨基酸序列）却有较高的稳定性，故选择能够优先识别这些比较稳定的氨基酸序列的抗体，有助于 cTnI 免疫检测的标准化，以及有利于提高特异性和敏感性。

cTnI 检测标准化还要考虑一个以前较少关注的重要问题：血样从采集到分析过程中的变化。在现有的浓度下，保存时间、保存温度及冻融对检测值有何影响？因为 cTnI 极容易吸附在容器壁上，收集血样的容器又会造成多大影响？如果血样中的 cTnI 浓度不在该检测试剂的线性范围之内，不同的稀释方法对检测值又有何影响？要想解决这些问题，需要一个系统的研究数据，但目前此方面的数据和报道却少而零散。

cTnI 作为目前公认的对心肌损伤最有价值的诊断指标，已显示出广阔的应用前景，但由于其检测方法尚未完全标准化及质控手段的不完善，不同检测系统的测定结果缺乏可比性。为此，应该相对固定检测系统，建立各种心脏疾病的 cTnI 检测数据库，确立诊断参考值，注重分析患者 cTnI 结果的变化趋势，而不是依靠一次 cTnI 的检测结果进行判断。

（二）高敏感方法检测 cTn

一直以来，绝大多数 cTn 检测方法的技术性能并未达到 AMI 的诊断要求，即不能在表面健康人群中检测到 cTn，而且检测变异系数要求（第 99 百分位值的 CV ≤ 10%）更是难以达到。因此，专家认为"检测到 cTn 即表明可能存在心肌损伤、坏死"，并建议将能达到 CV ≤ 10% 的最小检测值作为临床判断值，用于 AMI 的诊断。近年来，Abbott，Beckman Coulter、Ortho-Clinical Diagnostics、Roche、Siemens Singulex Diagnostics 等公司相继推出了高敏肌钙蛋白（Hs-cTn）的定义，但并未十分明确。曾有人把 CV ≤ 10% 的最小检测值很接近第 99 百分位值的 cTn 检测方法称为 Hs-cTn，也有部分专家认为能在部分或全部表面健康人群中检测到 cTn、同时第 99 百分位值的检测变异系数（CV）≤ 10% 才是 Hs-cTn。为了更明确地评估 Hs-cTn 检测方法性能，有学者建议根据在参考范围上限将第 99 百分位值处的检测变异系数 CV ≤ 10% 的视为"可接受"，CV > 10% 但 ≤ 20% 的视为"临床可接受"，CV > 20% 则视为"不可接受"；根据表面健康人群中的 cTn 检出数、检出率 < 50% 为"水平 1"（常规方法），50% ～ 75% 为"水平 2"（第 1 代高敏感方法），75% ～ 95% 为"水平 3"（第 2 代高敏感方法），> 95% 为"水平 4"（第 3 代高敏感方法）。这样的描述和判断模式有助于对 cTn 检测方法的分析性能建立统一的评判标准。

Hs-cTn 检测方法的分析性能有了很大程度的提高，提高了 cTn 在临床疾病诊断中的应用价值，可以为患者和临床医生提供更多的帮助。但是，Hs-cTn 在检测和临床应用中还会遇到很多挑战。

（1）标准化：一直以来，标准化问题困扰着 cTn 检测的临床应用，尤其是 cTnI 检测的标准化。由于 cTnT 只有罗氏公司生产，不同试剂的检测结果之间不会有太大差别。而生产 cTnI 检测商品的厂商有很多，各厂商选择不同的标准物质进行定标，检测结果之间存在一定的差别，相差可能有 20 ～ 40 倍，甚至 100 倍。在 Hs-cTn 方法应用的今天，标准化仍是一个问题。有多种 Hs-cTn 方法虽然都达到了文件的要求，但是各方法的检测低限和第 99 百分位值之间还是存在差异，检测结果之间还有差异。因此，要加快 cTn 检测方法的标准化进程，才能更好地运用高敏感检测方法，为临床提供更准确的诊断依据。

（2）第 99 百分位值的确立：参考范围第 99 百分位值是 AMI 的诊断界值，其确立对 AMI 的诊断至关重要。Hs-cTn 检测低限和第 99 百分位值都比目前使用方法的要低得多，要重新建立相应的参考范围和诊断界值。参考人群的选择方式会极大地影响第 99 百分位值，要根据年龄、性别和种族等因素，选择合适的参考人群，建立针对不同人群的参考范围和诊断界值，才能使 Hs-cTn 方法在将来的临床应用中发挥更大的作用。

（3）生物变异：目前常规使用的 cTn 检测方法无法准确检测表面健康人体内 cTn 水平，因此无法评判 cTn 生物学变异对于检测结果的影响。而 Hs-cTn 方法的检测限已能较可靠地检测到表面健康人体内的 cTn，使观察 cTn 生物学变异成为可能。cTn 在血中不具有生理活性，仅作为一项评价心肌组织损伤的标志物，其生物学变异对临床应用的影响还需通过大量的临床试验观察和应用才能解释。

（4）非特异性结合和自身抗体：在 cTn 低浓度的样本中，cTn 可能会与血浆或血清成分发生低浓度的非特异性结合而影响检测结果。另外，抗 cTn 自身抗体也是影响低浓度 cTn 样本检测的因素之一。Hs-cTn 方法的最大特点就是能够检测较低浓度的 cTn 浓度，因此更要重视这些影响因素。应通过大量实验研究选择能够最大化避免影响的方式。

（5）检测结果的解释：Hs-cTn 方法能够检测到表面健康人和心肌损伤患者血中 cTn 浓度，同时可能也更敏感地在一些慢性疾病中检测到 cTn 浓度升高，如肾功能不全、充血性心力衰竭、肺栓塞、脓毒症、心包炎和心肌炎、急性脑卒中等。但是，cTn 仅仅是一个疾病发生的病理诊断标志物，并不能解释疾病发生的病因，因此还需要了解正常情况下及心肌损伤坏死情况下或一些慢性疾病引起升高的情况下，cTn 释放方式和机制，以及代谢方式和机制，才能有助于临床更准确地进行诊断和排除诊断。

（6）展望：新一代 Hs-cTn 检测方法实现了灵敏度的提高和检测低限的降低。在临床 AMI 诊断时应用 Hs-cTn 检测，特别是连续监测并动态观察分析 cTn 变化，可以帮助临床医生早期诊断那些心电图没有异常改变和临床症状不明显的 AMI 患者，实现早期诊断并给予及时治疗，这有助于降低 AMI 死亡率。而当前的首要任务是根据 AMI 重新定义的文件要求，规范使用 Hs-cTn 检测方法，适当评估 Hs-cTn 检测方法的性能，合理解释 Hs-cTn 的检测结果，使 Hs-cTn 更科学地应用于临床，为 AMI 的诊断提供更准确、可靠的信息。

（三）肌钙蛋白检测的影响因素

1. 抗体识别位点的不同对检测的影响

cTnI 是由 210 个氨基酸构成的多肽链，其蛋白质大部分序列具有抗原性，其中尤其以氨基端和羧基端的抗原性最强。检测 cTnI 多用双抗体夹心法，需要针对 cTnI 不同氨基酸序列设计捕获抗体和检测抗体。不同试剂盒所使用的抗体不同，直接造成了不同方法间检测能力和结果的差异。理论上，检测方法若选用针对 cTnI 多肽链氨基端和羧基端这两部分抗原表位的抗体会达到最好效果，但是 cTnI 分子的氨基端和羧基端很容易因蛋白质水解而降解，并产生多达 8 种降解产物。因此，cTnI 分子在检测时很容易降解，直接影响测定结果。相比之下，cTnI 分子的中心区域第 30 ～ 110 氨基酸残基可能受 TnC 的保护而表现较为稳定，应该针对该区段的抗体测定 cTnI，在一定程度上可消除 cTnI 分子降解而对结果造成的影响。但这一研究显示其还是会受许多干扰因素影响，其主要为分子量为 50 ～ 200 000 的各种抗体成分，封闭了 cTnI 30 ～ 100 区段的抗体结合位点。

2. 标准品的差异对检测的影响

肌钙蛋白定量的标准化系统同其他蛋白质定量的标准化体系一样，遵循着这样的溯源链：一级标准品由参考方法定值后用于标定二级参考方法，再用二级参考方法定值二级标准品，接着依次是厂商选择测定方法和厂商常规测定方法，以此类推分别定值厂商工作参考品、厂商产品标准品进行量值传递，最后由厂商产品标准品即试剂盒中附带的标准品标定临床实验室常规测定方法，检测临床标本。但是，目前 cTnI 没有参考的检测方法和合适的参考品。首先，厂商制备各自的标准品并根据所选用的方法确定其值，不同试剂盒之间不能互通，参考方法和一级标准品的缺失，是方法间不一致的主要原因。其次，标准品的成分问题，作为标准化 cTnI 检测的候选标准品，成分可能会很复杂，因为心肌受损后所释放的蛋白质成分仍未完全明了。cTnI 主要以 cTnI-TnC 复合体的形式存在，少部分为游离 cTnI，或是这些形式的组合，或是游离 cTnI 亚基的降解产物。此外，cTnI 和复合物可能历经翻译后的修饰和改变，如氧化、磷酸化和蛋白质水解等。同时，部分患者血清中的 cTnI 组分存在异质性，与标准品的成分差异较大，应用普通方法检测时结果不可信。最后，标准品的制备问题，多项研究显示，若应用血清标本作为 cTnI 通用标准品较人造标准品可取得系统间更为接近的检测值。更复杂的标准化过程包括冻干的效果、标准品的复溶，以及为了避免基质效应而将检测标准品由人造基质转变为生理基质等。

3. 测定方法的不同对检测的影响

电化学发光法检测 cTnT 为 Roche 公司独家专利，该结果的可比性不存在问题。相反，多达 15 家不同厂商经营 cTnI 的检测市场，所应用的检测原理又各不相同，直接造成了检测限、灵敏度及受试者操作特征曲线等方法学特性评价指标的差异，结果是在检测同一标本时，各检测系统对其响应程度存在差别，这对临床诊治心肌梗死和判断预后不利。因此，有人提议，基于肌钙蛋白测定结果分类心绞痛和心肌梗死的临床标准应依据所用检测方法而制定。

4. 标本自身及前处理所造成的影响因素

（1）类风湿因子（RF）等其他抗体：患者体内存在的 RF 能显著干扰基于抗原-抗体反应过程的许多免疫学检测，对于肌钙蛋白的检测也不例外。血清中的 RF 会引起 cTnI 和 cTnT 测定结果的假性增高，对不同检测系统的干扰程度也有所差异，而且其影响程度并不与 RF 的浓度成正比。少数患者体内存在人抗鼠等嗜异性抗体，由于肌钙蛋白检测试剂盒中所应用的抗体多为鼠抗人肌钙蛋白抗体，血液中的嗜异性抗体能结合试剂盒中的抗体，干扰了检测过程。

（2）心肌肌钙蛋白自身抗体：最近有学者发现 1 份 cTnI 测定低回收率的血清标本中存在干扰因子，经一系列鉴定和质谱分析后确认为完整的免疫球蛋白；蛋白质印迹法（Westernbloting）分析鉴定为抗 cTnI 的自身抗体。这可能为受损心肌释放入血的肌钙蛋白刺激机体产生自身抗体。在 cTnI 检测过程中，这种自身抗体可与试剂盒中的检测抗体竞争结合 cTnI，造成 cTnI 测定值假性降低，给临床判断心肌梗死的程度、范围等医疗行为造成假象。心肌梗死患者究竟有多少比例存在 cTnI 自身抗体，什么情况下会产生 cTnI 自身抗体，这些问题还有待解决。

（3）纤维蛋白：比较了同时采集的血清和血浆标本，测定 cTnI 浓度的差异，发现重新离心后的标本再测 cTnI 后显示结果降低，此假阳性增高为纤维蛋白的干扰所致。这种现象主要出现在 cTnI 含量为 2.0 ～ 25.0 μg/L 的标本。若血液标本因疾病、药物作用、受抗凝剂污染等而造成凝固时间延长，或者离心制备不彻底，在经检测时残存的纤维蛋白往往会引起假阳性的结果，在标本制备时应尽可能避免。

（4）抗凝剂：肝素是急诊采血最常用的抗凝剂，肝素抗凝的血浆标本消除了血液凝固所需的额外时间，减少了分析所需的时间，曾被美国国家临床生化协会推荐为生化心肌标志物的分析标本，但血浆检测心肌肌钙蛋白并不是没有缺点的。肝素抗凝血浆较血清标本检测值显著降低，而且使用肝素抗凝血浆会影响一些肌钙蛋白的测定方法，且对不同检测方法的影响程度有所差异。血浆中测得肌钙蛋白值较低可导致检测早期或微小心肌梗死的漏诊。其他的抗凝剂如 EDTA 抗凝的血浆肌钙蛋白测定结果也比血清低，所以目前许多肌钙蛋白检测系统仅可使用血清或推荐血清作为其优先标本类型。

（5）溶血：溶血是红细胞破坏的过程，导致了血红蛋白及细胞碎片蛋白质等释放到周围血液中。溶血会给 cTnT 和 cTnI 检测带来显著干扰。有一项针对溶血对电化学发光法影响的研究发现，cTnT 测定浓度的负偏倚与血清中血红蛋白浓度相关，血红蛋白浓度每增加 1 g/L，cTnT > 0.1 μg/L 的可能性下降 2.5%。血红蛋白仅仅是溶血过程中释放众多组分中的 1 种，由红细胞释放的红细胞碎片和蛋白质对 cTnT 检测方法有正向干扰。离心标本可消除大部分标本的溶血产物，由此消除正向干扰。因此，溶血的作用不仅是游离血红蛋白的影响，而更多的是红细胞破坏后产生的细胞碎片和蛋白质等其他溶血产物。溶血因子测定方法的不同可导致对肌钙蛋白检测的正向干扰或负向干扰，且影响大小也有所差异。

（四）肌钙蛋白检测的临床应用

1. 心肌损伤伴发骨骼肌损伤时的鉴别诊断

目前所知，人的骨骼肌组织在任何阶段都不表达 cTnI，也不因任何病理刺激表达 cTnI。婴儿出生 9 个月后，仅在心肌组织表达，故 cTnI 心肌特异性很高。因此，外周血液循环中检出高于正常上限的 cTnI，对于心肌损伤的诊断具有特异性，并且有助于区分 CK-MB 的升高是来源于骨骼肌损伤还是心肌损伤。

2. 急性心肌梗死的诊断

胸痛发作 4 ~ 6 小时很少能检出 CK 活性升高超出正常参考上限。由于 cTnI 的分子量仅有 29 kD，在 AMI 时，能很快释放入血，并且其检测方法与骨骼肌无交叉反应，故特异性高。

3. 监测再灌注和估计梗死区面积

接受溶栓治疗患者的再灌注，通过对 CK、CK-MB、cTnI 的浓度监测及各指数的计算，可以使部分溶栓失败的患者受益于进一步的介入治疗，对于评价再灌注成功与否具有高度的敏感性和特异性。同时，AMI 患者 cTnI 释放量与心肌断层显像测定梗死相对面积具有相关性，cTnI 峰值与心肌梗死面积呈显著正相关，可见 AMI 的后期释放峰值及释放量是判断心肌梗死面积的良好参数。

4. cTnT 检测对心肌梗死溶栓治疗的诊断

近年来，研究表明，cTnT 的变化在溶栓治疗后血管再通与非再通的诊断中有良好的运用前景，cTnT 双峰曲线提示冠脉再通，心肌梗死后若 cTnT 双峰 14h/32h ＞ 1，则提示成功再灌。这是因为血管再通后血流冲刷梗死区血管床，cTnT 释放入血，其浓度越高，速度越快，说明血管再通可能性越大。血管再通影响 cTnT 的释放动力曲线，血清 cTnT 2 小时内的上升速度，以及第一峰与第二峰的比值可作为溶栓成功的参考指标。

5. cTnT 对不稳定心绞痛的预后评估

不稳定心绞痛是冠脉病变处于急骤变化中的一种表现，易发展为 AMI 或发生猝死。目前对其危险预测和分类还不令人满意。经典的肌酸激酶和乳酸脱氢酶尚不能反映是否存在小范围梗死。最近研究表明，在不稳定心绞痛患者中，cTnT 检测微小心肌细胞损伤的敏感性高于 CK-MB 活性检测。cTnT 相比 CK-MB、CK，在反映心肌损伤上更敏感。cTnT 升高者较不升高者发生 AMI 或猝死的概率明显增加。

6. 围手术期心肌损伤的判定

手术后的 AMI 诊断一直是临床上的难题，因为手术时肌肉损伤，血中 CK 和 CK-MB 都可升高，以致影响结果判定。因此，血清 cTnT 在辨别围手术期心肌损伤方面较 CK、CK-MB 更敏感、更特异。

7. 肌钙蛋白与非心肌疾病因素的关系

肌钙蛋白在心肌损伤方面的诊断价值已经明确，而近年来也发现在一些非心肌疾病因素的情况下也会有肌钙蛋白的升高。以下主要详细介绍高血压、肾脏疾病、肺部疾病与 cTn 之间的关系。

（1）高血压：研究证实，cTnI 是心肌损伤的一个敏感且特异的指标，但在很多高血压患者中也有 cTnI 升高的现象。这种现象发生后，有必要搞清是由于高血压时发生了心肌损伤还是高血压本身所伴随的现象。

①一般高血压：高血压时心肌血管紧张素Ⅱ（Ang Ⅱ）含量升高，心肌局部血管紧张素Ⅱ（Ang Ⅱ）与 Ang Ⅱ受体（AT1）结合后，经信号转导使胞内游离钙浓度 Ca^{2+} 升高，而 Ca^{2+} 升高与左心室肥厚的发生密切相关。Ang Ⅱ经 AT1 受体信号转导，使细胞内二酰基甘油及三磷酸肌醇增加，经肌浆网钙释放通道和钙泵 - 三磷酸肌醇及微量钙刺激

后，加速将肌浆网内钙经钙释放通道向肌浆网内释放，而肌浆网钙泵则将肌浆内游离钙泵入肌浆网内贮存，使细胞内游离钙浓度升高，从而导致左心室肥厚，最终心肌细胞受损，细胞膜完整性破坏，cTnI 释放入血，浓度升高。

②高血压患者围手术期：高血压患者在围手术期出现心肌损伤主要是麻醉或手术创伤致机体出现强烈的应激反应，交感神经兴奋性增加，引起血压增高、心率加快或心律失常，每搏输出量、心排血量及心指数降低等血流动力学变化，进而心肌耗氧量剧增及心肌缺血，心肌细胞膜因缺氧受损，肌钙蛋白释放入血，使血清 cTnI 浓度升高。

③妊娠高血压：当妊娠期高血压疾病患者冠状动脉痉挛时，造成管腔狭窄、淤血，可能导致心肌缺血缺氧、间质水肿，发生一定程度的亚临床性心肌纤维化损伤。妊娠期高血压疾病，心肌损伤与病情严重程度有一定相关性，重症患者心电图及血清 cTnI、肌红蛋白含量明显高于轻度、中度患者，重度妊娠期高血压疾病患者中 cTnI 水平升高者可达 66%。

（2）肾脏疾病。

①慢性肾功能衰竭（CRF）、终末期肾病（ESRD）、尿毒症：CRF 患者发展到终末期约 50% 死于心血管疾病，心肌损害普遍存在，但由于疾病的不典型性使 CRF 合并心肌损伤的诊断较困难，心血管疾病的诊断和危险性分级也是临床治疗的关键问题。

临床发现慢性肾病患者有肌钙蛋白的升高，与水钠潴留导致心脏容量负荷加重最终导致心肌受损有关，与肾功能受损、清除率降低无关。诸多研究表明，无论是 cTnI 还是 cTnT，无论是肾病的哪个阶段，其升高趋势均与急性冠状动脉综合征有很大区别。前者即使有升高，一般都是中等程度升高；而后者测值常可为正常上限的 20 ～ 50 倍，甚至更高。

②儿童急性肾小球肾炎（AGN）：研究发现，AGN 并发严重循环充血时，cTnI 测定值较无并发症时明显增加，心肌损害随病情的加重而加重，但在不伴心脏本身病理状态时均为中等程度升高。AGN 引起心肌损害的机制可概括为以下几个方面：AGN 水肿期存在不同程度的循环充血和高血压，心脏前后负荷均增加，左心室室壁应力增加，心肌细胞耗氧量增加；溶血性链球菌作为抗原刺激机体产生相应抗体形成抗原抗体复合物沉积在损伤心肌细胞中；各种炎症因子、氧自由基、尿毒症毒素、代谢性酸中毒和电解质紊乱等均对心肌有损害，使心肌细胞通透性改变，水钠潴留、毛细血管通透性增加致心肌间质水肿、浆液性心肌炎改变。

cTnI 水平与严重循环充血及心功能状态有较好的相关性，AGN 患者检测 cTnI 对于了解病情、指导治疗、预防心力衰竭（HF）发生具有重要的临床应用价值。

（3）肺部疾病：血清 cTnI 是心肌特异性抗原，也是心肌细胞损伤的高度敏感、特异的指标，然而很多肺部疾病患者也会出现血清肌钙蛋白升高的情况，如肺炎、慢性阻塞性肺病、肺栓塞等，迄今为止关于肺栓塞时肌钙蛋白的升高特征研究较多。

①急性肺栓塞（APE）：迄今为止，很多报道中提到 APE 患者的 cTnI 升高现象。APE 时 cTnI 升高机制如下。肌钙蛋白升高与右心室功能受损有关，APE 时右心室压力负荷的急剧增大可能导致心脏氧供需求加大、冠状动脉灌注减少、氧供应减少，最终导致局部心肌缺血，肌钙蛋白升高程度反映了心肌损伤情况。右心室扩大时心包扩张受限及室间隔左移造成左心室负荷降低，最终导致心排血量减少。氧供不足、低血压、心源性休克可进一步加剧心肌缺血损伤，既往心肺疾病也可使血流动力学改变并加大缺血、梗死的风险。总之，在无明显冠状动脉疾病的情况下，肌钙蛋白升高与右心室后负荷加重有着必然的联系。

②慢性阻塞性肺疾病（COPD）：COPD 患者低氧血症时，机体组织广泛缺氧，再加上感染和高碳酸血症，可损伤心肌细胞的完整性，细胞膜通透性增加，cTnI 等心肌标志物快速释放入血，血中浓度增加，且随低氧血症的加重而升高。因此，COPD 患者低氧血症应常规检测心肌标志物，对避免心肌进一步损害及改善疗效和判断预后具有重要意义。

③腺病毒性肺炎：研究发现，腺病毒性肺炎患者初期、极期、恢复期 cTnI 水平显著高于对照组，且重症组患儿 cTnI 敏感性可达 85%，主要是腺病毒的侵害，导致心肌缺血、低氧血症、酸中毒等。一些体液因子代谢紊乱和大量氧自由基的产生致使心肌损伤、心肌细胞膜受损，cTnI 弥散入细胞间质，再入血液循环，对患者进行 cTnI 检测有利于心肌损伤的早期发现与治疗。该项研究还发现，极期 cTnI 水平显著高于初期和恢复期，说明腺病毒性肺炎所致心肌损害随疾病进展而加重，故动态测定 cTnI 还可以进一步了解疾病的进展状况，更利于预后并指导治疗。

④婴幼儿肺疾病：婴幼儿肺内氧储备差，机体代偿能力较差，当肺部严重感染时肺通气和换气功能发生障碍，导致缺氧及 CO_2 潴留，最终导致心肌缺氧受损。同时，病毒及细菌释放的毒素等可直接侵害心肌，而感染所致机体的炎性反应及氧自由基的生成，均可引发心肌细胞受损坏死。此外，严重肺部感染尚可致肺部充血、淤血，加之酸中毒可使肺小血管收缩，加重了右心室负荷，故婴幼儿重症肺炎易合并心力衰竭。心肌细胞损伤可致心力衰竭，心力衰竭也会因机械损伤及心肌缺血、缺氧的加重，而引起心肌细胞进一步损害，二者互为因果，形成恶性循环，合并心力衰竭者 cTnI 阳性率增高。因此，检测 cTnI 浓度有利于判断婴幼儿重症肺炎是否合并早期心功能障碍，便于及时指导临床治疗工作。

综上可见，肺部疾病导致 cTnI 升高的原因可概括为栓塞最终导致冠状动脉供血不足，缺氧、CO_2 潴留，感染毒素等的作用。

（4）围手术期与 cTnI：心脏手术由于手术创伤、再灌注、低血压及心肌缺血、缺氧等原因，心肌损害不可避免，可造成 cTn 升高。围手术期 cTnI 升高多是外源性，而非原发于心肌本身的损害。研究发现，无心肌损伤或心肌炎的心脏病手术患者，术后可见心肌酶、cTnI 升高，ECG 检查存在心肌损伤，可见损伤源于手术，术后 24 小时 cTnI 水平还可用于 CABG 手术患者住院时间的预测：低风险（小于 10 μg/L）、中等风险（10～20 μg/L）、高风险（大于 20 μg/L）。

（5）其他

①心肌炎和心包炎：炎症反应（心肌炎和心包炎）时患者都可能有心前区疼痛，常被临床误诊为心肌梗死。心肌炎是一种急性炎症过程，可能导致局部细胞壁异常、心肌损伤，从而导致 CK-MB 和肌钙蛋白的释放。cTnI 在大约 1/3 的心包炎患者中升高，但不一定表示预后不良。

②败血症：败血症时心肌受损的机制至今尚不是很明确，但细胞因子和细胞内介质的释放起到一定作用，败血症时肌钙蛋白水平会有不同程度的升高，与心肌损伤相关。

③肝硬化：肝硬化时 cTnI 升高也提示存在心肌损伤。肝硬化患者 cTnI 与门静脉高压程度、肝功能损害程度及血流动力学无明显关系，但与心搏指数、左心室指数有关。肝硬化患者很少发生冠状动脉粥样硬化改变，而肝硬化本身往往伴有某些潜在的损害心肌的因素，加重了肝硬化患者的心肌损害。

④糖尿病：糖尿病患者常合并高血压、高血脂、肥胖，其发生心肌梗死的可能性与非糖尿病患者心肌梗死后再梗死的可能性相当。糖尿病患者发生心肌梗死可能与其冠状动脉病变有关，糖尿病患者的冠状动脉除近端受损外，更多倾向于弥漫性远端损伤、微血管的闭塞和病变，以及侧支循环不能及时建立，可加重心肌坏死和心功能变化。由此可见，在糖尿病患者中，cTnI 水平升高也反映了一定程度的心肌损伤。测定 cTnI 升高患者的血糖、血果糖胶水平对于鉴别糖尿病患者很重要。快速降低升高的血糖，对于保护缺血心肌、减小心肌梗死范围、保护心功能意义重大。

⑤心肺复苏：尽管急诊室具备各种先进的监护抢救设备和经过专门培训的专职医护人员，但心脏骤停患者的死亡率仍居高不下，很多初期心肺复苏成功的患者最终也因循环衰竭致死，其原因并非单纯的复苏失败，而是同时合并了严重的心肌损伤。心脏骤停初期心肺复苏成功患者存在急性心肌损伤，cTnI 可反映受损严重程度，关系到心脏的复苏情况与手术的成功与否，检测 cTnI 水平在加强心肌保护、判断心肌保护措施是否有力、判断预后方面都具有积极意义。

⑥癫痫持续状态（SE）：SE 时，大量的兴奋性氨基酸及神经毒性递质产生，如花生四烯酸、前列腺素、白三烯等大量增加，是中枢神经系统及其他全身器官损害的根本原因。心脏也会受到不同程度的损伤，肌钙蛋白会有一定程度的升高，故对 cTnI 升高的患者进行鉴别诊断时，也应将 SE 考虑在内。

⑦烧伤：严重烧伤患者在烧伤后再生期间常会出现 cTnI 的升高，这与急性局部心肌损伤有关，且其升高水平与烧伤面积有关，故严重烧伤患者早期检测 cTnI 浓度有利于及早发现心肌损伤。

⑧高强度训练：高强度训练最容易影响的机体细胞是心肌细胞，如患者 cTnI 升高时，在诊断时应考虑其近期是否进行过高强度训练。

⑨甲状腺功能：在轻度或一过性甲状腺功能亢进的患者中也可能有 cTnT 的升高，暗示在这种情况下可能存在轻度的心肌损伤，但具体机制尚不明确。

cTn 升高是心肌损伤的特异性标志物，但它对心肌梗死并不是 100% 特异，即 cTn 升高并不一定都是心肌梗死，也不完全是原发于心脏本身的损伤，很多疾病状态（包括高血压、肺炎、肺栓塞、肾脏疾病、肝硬化、手术、糖尿病、烧伤等）都可发生不同的病理变化，从而累及心脏，间接引起心肌细胞的损害，最终导致 cTnI 水平升高。因此，临床医生在对 cTn 水平升高的患者进行诊断时应综合考虑，力求快速、准确地做出判断，提高治疗效果。另外，临床上考虑血脂异常时也会发生 cTnI 水平的异常变化，目前尚无明确报道，还需进一步研究探讨。

（五）肌钙蛋白检测的参考范围

定性试验（TnI 和 cTnT）：阴性。

免疫散射比浊法：cTnT < 0.5 μg/L，cTnI < 0.03 μg/L。

RIA 法：cTnI < 0.1 ng/mL。

ELISA 法：cTnT < 0.1 ng/mL，cTnT > 0.2 ng/mL 为诊断临界值，cTnT > 0.5 ng/mL 可为诊断为 AMI；cTnI 为 0.03 ng/mL ～ 0.3 ng/mL（cTnI）。化学发光法：cTnI < 2.12 ng/mL。电化学发光法：cTnT < 0.01 ng/mL。

电化学发光法：Hs-cTnT < 14 ng/L，排除 AMI；Hs-cTnT 为 14 ～ 100 ng/L，可疑，结合病情进行诊断；Hs-cTnT > 100 ng/L，AMI 阳性。

因检测分析方法、检测分析体系、实验条件、技术水平，以及受检人群、受检时间之间存在差异，所测的正常值会存在一定的差异，所以本正常值仅作为参考，各实验室最好能建立自己的正常值范围。

三、肌球蛋白

肌球蛋白是心肌粗肌丝的主要成分，肌球蛋白具有两个生物学作用：一是具有 ATP 酶活性，能裂解 ATP，释放化学能；二是具有与肌动蛋白结合的能力。心脏的肌球蛋白重链（MHC）是由两种基因编码组成，即 α-MHC 和 β-MHC 基因，这些基因产物在肌球蛋白分子中形成二聚体，所以相应的有三种分子异构体存在，即 V1（α，α 同源体）、V2（α，β 异源体）、V3（β、β 同源体）。正常哺乳动物和人的心室肌球蛋白异构体的分布与种属、年龄等因素有关。成年人左心室心肌肌球蛋白以 V3 为主，占 60%～90%；而小型哺乳动物左心室心肌肌球蛋白以 V1 为主，占 60%～90%。人类和小型哺乳动物心房肌球蛋白以 V1 为主。

（一）肌球蛋白的实验室检测方法

目前，血清游离肌球蛋白的测定仍然使用免疫学方法，包括放免和酶联免疫，分别有血液心肌球蛋白轻链 1 和血液心肌肌球蛋白重链的酶联免疫试剂盒，诊断方法为双抗体夹心法，即以固相化的单抗捕获检测血清中的抗原——心肌肌球蛋白轻链 1，用多抗作为检测抗体，根据酶与底物反应后所测得的 ELISA 数值与提供的临界值比较，大于临界值的，判断为急性心肌梗死发病期。

（二）肌球蛋白检测的影响因素

药物影响：患者在注射多巴胺后，其血液中浓度升高。

糖尿病：慢性糖尿病心脏肌球蛋白异构体 β-MHC 与 ATP 酶活性降低。

甲状腺功能：甲亢患者心脏肌球蛋合成增加，甲状腺功能减退者，肌球蛋合成减少。

（三）肌球蛋白检测的临床应用

1. 肌球蛋白与急性心肌梗死

α 肌球蛋白重链（α-MHC）是心肌所特有的，骨骼肌肌球蛋白轻链（MLC）和心肌肌球蛋白轻链（CMLC）的氨基酸序列有 20% 不一致，这些都是制造心肌特异单克隆抗体的结构基础。肌球蛋白是一个很大的可溶蛋白，平时稳定位于肌小节内，在心肌细胞质中约有小于 1% 的游离状的轻链，但无游离状的重链。MHC 的特点是持续时间较长，AMI 患者血中 MHC 在第 2 天升高，第 5～6 天出现峰值，至第 10 天才消失。

MHC 有如下特点。

（1）窗口期是至今为止发现的心脏标志物中最长的，检测 MHC 有助于 AMI 的回顾性诊断。

（2）MHC 变化很少受再灌注的影响，动物实验证明，实际梗死面积十分接近通过 MHC 积分估算的梗死范围。

（3）可以用于检测术前梗死。但其方法存在的问题限制了 MHC 临床应用。应用单克隆抗体测定心肌梗死时 CMLC 的浓度，与骨骼肌及平滑肌肌球蛋白轻链无交叉反应，单克隆抗体和放免法在技术上保证了较高的敏感性。同时，由于 CMLC 的释放具有双相型的特点，无论是心肌梗死的早期还是较晚期都可以做出诊断，具有较大的优越性。

新近有研究比较了心肌肌球蛋白轻链 1（CMLC1）和心肌肌钙蛋白 T（cTnT）在心脏手术后心肌损伤评估的价值，结果显示 cTnT 可以较早地识别心肌损伤，但 CMLC1 可以鉴别围手术期的心肌梗死，其升高的时间要迟于 cTnT。在 CABG 术后心肌损伤标志物 cTnT 升高与主动脉钳制时间的相关性最好。随着急性心肌梗死诊治手段的进步，迫切需要一种特异性和敏感性都高并既能用于早期也能用于较迟就诊患者的诊断，而且对心肌梗死的预后有一定指导意义的生化指标。研究显示，CMLC 符合上述要求，是一种具有应用前途的指标。

2. 肌球蛋白与家族性肥厚型心肌病（HCM）

部分 HCM 患者的 α-MHC/β-MHC 比例下降与疾病相关，患者除 β-MHC 量的改变以外，β-MHC 还发生了突变，这可能是 HCM 的主要原因。β-MHC 突变位点与疾病显性发病率、预后及猝死有密切关系，而且这些改变在临床发生 HCM 之前已出现，所以肌球蛋白对于早期诊断、治疗和预后判断非常有价值。

（四）肌球蛋白检测的参考范围

健康男性（肌球蛋白重链）：18 ～ 400 μg/L。

健康女性（肌球蛋白重链）：10 ～ 250 μg/L。

因为肌球蛋白轻链的检测方法目前尚未标准化，所以正常参考值的确定和特异性较差等问题尚待进一步研究解决。以上肌球蛋白重链的参考范围也仅供参考，各实验室应根据自身条件，建立自己的参考范围，包括肌球蛋白轻链和肌球蛋白重链。

第四节　心力衰竭标志物

一、心钠素

利尿钠肽(NP)是近二十年发现的一类多肽。到目前为止，人类共发现了 5 种利尿钠肽，即心房利尿钠肽（ANP）、脑利尿钠肽（BNP）、C 型利尿钠肽（CNP）、V 型利尿钠肽（VNP）和 D 型利尿钠肽（DNP）。其中，ANP 和 BNP 来源于心脏，有扩张血管和促进利钠、利尿的作用。CNP 主要来源于血管内皮、脑和肾，可调节血管张力。ANP、BNP、CNP 与心房颤动（AF）、急性心肌梗死（AMI）、急性冠脉综合征（ACS）等密切相关。VNP 和 DNP 至今未在哺乳动物体内发现，相关研究甚少。近年来的研究表明，血浆利尿钠肽，特别是 BNP 水平可作为心血管疾病的筛选、诊断、治疗评估及预后估测的指标。

ANP 又称心钠素，具有强大的利钠利尿、扩张血管的作用，主要在心房合成。当机体血容量增加或血压升高时，ANP 可直接或间接地通过改变肾脏血流动力学及中枢与外周神经体液因子使肾脏排钠作用发生改变，从而维持水盐平衡，降低血压。

（一）心钠素的实验室检测方法

1. ELISA 法

ELISA 法可定量测定人血清、血浆、细胞培养上清或其他相关生物液体中 ANP 的含量。用纯化的抗体包被微孔板，制成固相载体，往包被抗 ANP 抗体的微孔中依次加入标本或标准品、生物素化的抗 ANP 抗体、HRP 标记的亲和素，经过彻底洗涤后用底物 TMB 显色。TMB 在过氧化物酶的催化下转化成蓝色，并在酸的作用下转化成最终的黄色。颜色的深浅和样品中的 ANP 浓度呈正相关。用酶标仪在 450 nm 波长下测定吸光度（OD 值），可计算样品浓度。

2. 放射免疫法

放射免疫法的原理类似于 ELISA 法，样品可以是血清或组织液。血清样品收集空腹静脉血 2 mL 注入含有 10% 乙二胺四乙酸二钠 30 μL 和抑肽酶 10 μL（含 100 U/mL 以上）试管中，混匀立即放 4℃ 3 000 转 /min 离心 10 分钟，分离血浆，如需要可分成 2 ～ 3 份，-20℃ 保存 2 个月。-70℃ 以下可保存半年。测定前，将样品于室温或冷水中复溶，再次 4℃ 3 000 转 /min 离心 15 分钟取上清测定。组织样品的处理：取出活组织，吸去血迹，称取 30 ～ 50 mg，尽快放入 0.2 mol/L 乙酸，略作碾磨，然后放 100℃ 水浴中煮沸 10 分钟，制成匀浆，4℃ 3 000 转 /min 离心 15 分钟取上清测定，-20℃ 以下保存。测定时用 0.2 mol/L pH 为 7.4 的 PBS 5 倍以上稀释，以调节 pH。如组织样品含量太低，不需稀释时应将每份组织标本调节 pH 为 6.5 ～ 7.0，4℃ 3 000 转 /min 离心 15 分钟取上清测定。另外，每种组织非特异性结合（U0）可能有差异，每份标本最好单独做一个 U0，取组织的重量视不同组织而异。

3. 化学发光或电化学发光法

Beckman Couher 公司、Roche 公司现已推出成套的化学发光或电化学发光法试剂盒，可直接上机检测，按说明书即可操作，自动化程度高。

现在，已开发出增强化学发光法试剂盒，利用抗原抗体特异性结合及酶底物鲁米诺（Luminol）发光体系定量检测 ANP，使用化学发光仪比色。

（二）心钠素检测的影响因素

1. 影响血浆中心钠素降低的因素

溶血、室温或低温长期放置标本、急性失血、麻醉、胆道引流、进食、热刺激、血液透析、低盐膳食、体能训练等因素，均可造成心钠素测定值降低。

2. 影响血浆中心钠素升高的因素

急症、衰老、高海拔、血管成形术后、寒冷刺激、分娩、浸水等因素，可造成心钠素测定值升高。

（三）心钠素检测的临床应用

1. 心钠素与心功能不全的关系

通过对心钠素与心力衰竭关系的研究，其结果大致可分为两类：一类是心力衰竭患者血浆心钠素含量比正常人明显增高。血浆心钠素含量与心力衰竭的严重程度及治疗效果密切相关。心力衰竭患者经强心利尿治疗，心功能改善后，其血浆心钠素含量明显比治疗前降低；而在治疗不当、病情恶化时，血浆心钠素含量进行性升高。给心功能不全的仓鼠注射心钠素，可以明显地降低心肌重量和心肌肥厚，提示心钠素在心功能不全的治疗中具有一定作用。其机理如下。

（1）心力衰竭时心房过度牵张，充盈压升高导致心钠素分泌增加。

（2）心房压与下丘脑之间存在着血容量－心房压－心钠素负反馈调节系统，在心力衰竭时起到维持钠、水平衡的作用。

（3）心钠素分泌增加能降低外周阻力，对抑制肾素释放具有重要的代偿作用。另一类是心力衰竭患者血浆心钠素含量比正常人明显下降。有部分国内学者测定了心力衰竭患者血浆心钠素含量与正常人对照，结果显示前者血浆心钠素含量明显低于后者，全心衰者比右心衰或左心衰者更低，伴有心房颤动者亦明显降低。通过心力衰竭患者左心耳活检观察肌细胞内心钠素免疫反应阳性颗粒量的多少，结果显示，心功能不全者早期细胞内心钠素合成活跃，释放增强，病程十年以上者心钠素颗粒的耗竭呈失代偿状态。从细胞水平上证实了心力衰竭的心钠素浓度的变化，推测心钠素的绝对和相对不足可能是充血性心力衰竭发生的一个重要原因。

2. 心钠素与冠心病的关系

最近大量临床研究表明，冠心病患者运动可引起血浆心钠素浓度显著增高。正常人和冠心病患者在运动中心钠素水平均升高，但冠心病患者血浆心钠素水平对心率、血压或射血分数变化的反应比正常人明显升高，并与射血分数呈显著负相关，与心率呈正相关。另有研究显示，冠心病室上性心动过速中，心钠素释放的主要刺激因素不是心率的增加，而是房室同时收缩、三尖瓣关闭引起的右心房压升高所致。冠心病患者运动时产生的心钠素升高与收缩压增高密切相关。有报道显示，动脉压增加是运动中刺激心钠素释放的重要因素。此外，冠心病患者运动时交感神经活性可能直接或间接地影响心钠素的分泌，运动所致的心钠素升高在冠心病患者中更加明显。运动中，冠心病患者心肌缺血所致的左心室功能不全造成左心室充盈压的急剧升高，是刺激心钠素释放增加的主要原因。心钠素对冠状动脉的作用是舒张冠状动脉，降低血管的阻力，增加心脏的血流量，其生理意义是为机体提供一个自动保护作用，可作为一项反映心房压或左心室充盈压变化的敏感、无创性指标，运动中检测血浆心钠素水平的变化，可以用来评价冠心病患者的心脏储备能力。

（四）心钠素检测的参考范围

RIA 法：0.145 ～ 0.905 μg/L。

ELISA 法：100 ～ 250 μg/mL。

二、肾上腺髓质素

肾上腺髓质素（ADM）是在嗜铬细胞瘤组织中发现的一种含有 52 个氨基酸残基的血管活性多肽。在正常情况下，人血液循环中的肾上腺髓质素主要来源于血管内皮细胞和血管平滑肌细胞，而以血管内皮细胞为主，具有舒张血管、抑制平滑肌细胞增殖、减轻心肌缺血再灌注损伤、抑制血管紧张素Ⅱ诱导的内皮素 -1 释放等生物学效应。

（一）肾上腺髓质素的实验室检测

1.ELISA 法实验原理

临床上主要应用 ELISA 法进行 ADM 检测，可定量测定人血清、血浆或其他相关生物液体中 ADM 的含量。用纯化的 ADM 抗体包被微孔板，制成固相载体，往微孔中依次加入标本或标准品、生物素化的 ADM 抗体、HRP 标记的亲和素，经过彻底洗涤后用底物（TMB）显色。TMB 在过氧化物酶的催化下转化成蓝色，并在酸的作用下转化成最终的黄色。颜色的深浅和样品中的 ADM 浓度呈正相关。用酶标仪在 450 nm 波长下测定吸光度（OD 值），计算样品浓度。

2. RIA 法原理

ADM 放射免疫分析法（RIA）较 ELISA 法早，方法是制备特异性抗 ADM 血清，用氯胺 T 法制备 ^{125}I 标记的 ADM，可建立灵敏的 ADM RIA，有商品化试剂盒出售。

3. 链霉抗生物素蛋白 - 生物素 - 过氧化物酶复合物法（SABC 法）和逆转录聚合酶链反应（RT-PCR）法

以组织标本为检测对象，观察其 ADM 及 ADM mRNA 的表达及分布，方法比较成熟，已有商品化试剂盒出售。

4. 标本的采集及保存

血清：全血标本于室温放置 2 小时或 4℃过夜后，取 1 000 g 离心 20 分钟，取上清即可检测，或将上清置于 -20℃或 -80℃保存，但应避免反复冻融。

血浆：可用 EDTA 或肝素作为抗凝剂，标本采集后 30 分钟内取 1 000 g 离心 15 分钟，取上清即可检测，或将上清置于 -20℃或 -80℃环境中保存，但应避免反复冻融。

其他生物标本：1 000 g 离心 20 分钟，取上清即可检测，或将上清置于 -20℃或 -80℃环境中保存，但应避免反复冻融。

（二）肾上腺髓质素检测的影响因素

患者血清肌酐水平与 ADM 呈正相关，肾衰患者血浆 ADM 水平明显升高，并与肌酐水平相平行，提示肾损害时肾小球滤过率降低、肾小管排泄功能减退，可能影响 ADM 的分泌与清除，使血浆 ADM 水平升高。

注意正在进行 ADM 药物治疗的患者的检测，ADM 药物治疗引起血浆浓度依赖性升高，停止用药后可恢复正常。

心脏手术后患者血浆 ADM 水平升高。

（三）肾上腺髓质素检测的临床应用

1. 肾上腺髓质素与冠心病

（1）肾上腺髓质素与冠心病相关的生物学效应。

①扩张冠状动脉：肾上腺髓质素的扩张冠状动脉作用是内皮依赖性的，其扩张冠状动脉作用部分是通过产生一氧化氮（NO）完成的，部分是通过激活钾离子通道完成的。

②抗血管内皮细胞凋亡：肾上腺髓质素可抑制内皮细胞凋亡，维持内皮细胞的正常功能，不引起细胞增殖。

③肾上腺髓质素能抑制血管平滑肌细胞增殖与迁移：近年来的研究证实，过度表达肾上腺髓质素的转基因小鼠能抵抗新生内膜增殖和脂质条纹的形成。

④对心肌缺血再灌注损伤有保护作用：缺血再灌注后注射肾上腺髓质素可减少心肌梗死面积和心肌细胞凋亡数量，从而认为缺血再灌注中用肾上腺髓质素可减轻心室重塑的发展和心肌纤维化。

（2）肾上腺髓质素与心绞痛、急性心肌梗死。临床资料表明，心绞痛发作时血浆肾上腺髓质素水平明显升高，较对照组增加 1.2 倍，心绞痛缓解后血浆肾上腺髓质素含量在第 1 天开始下降，第 2 天、第 3 天逐渐恢复并接近对照组水平。肾上腺髓质素可以预测心肌梗死后的生存率，而且发现在年龄、性别、肌酸激酶最高值、梗死部位、血压等非侵入性指标中只有肾上腺髓质素可作为心肌梗死后病死率的独立预测指标。

（3）肾上腺髓质素与冠状动脉介入治疗。目前公认，血管内皮细胞损伤，以及血管平滑肌细胞迁移并过度增殖是经皮冠状动脉成形术后再狭窄的关键环节。既往大量研究表明，内皮素-1 参与了血管损伤后内膜增生的发生和发展过程，而肾上腺髓质素可拮抗内皮素-1 所致的血管平滑肌细胞增殖及迁移作用。

2. 肾上腺髓质素与高血压

（1）肾上腺髓质素影响血压的机制。

①肾上腺髓质素可广泛地作用于全身血管，产生剂量依赖性血管扩张和降压作用。

②肾上腺髓质素可通过增加血管平滑肌细胞中血管活性肽对高血压相关基因表达，以及抑制有丝分裂原激活蛋白参与调节血管平滑肌细胞增殖，还可抑制氧化应激诱导的血管损伤。

③肾上腺髓质素可以扩张肾血管，增加肾小球滤过率，促进钠盐分泌，增加尿量。

④肾上腺髓质素可抑制肾素－血管紧张素－醛固酮系统。

⑤肾上腺髓质素可抑制下丘脑－垂体－肾上腺轴和交感神经系统。

（2）内源性肾上腺髓质素与高血压。许多研究表明，高血压患者（包括原发性高血压和继发性高血压）血浆肾上腺髓质素水平升高。高血压合并靶器官损害者（如慢性肾衰竭、心力衰竭、左心室肥厚等）血浆中肾上腺髓质素水平进一步升高。此外，在压力、容量负荷诱导的左心室肥厚情况下，心室中肾上腺髓质素表达量升高。目前大多数学者认为，高血压时血浆肾上腺髓质素水平升高可以对抗血压的进一步升高，而心室局部肾上腺髓质素升高有反馈抑制心肌肥厚的作用。

（3）外源性肾上腺髓质素与高血压。使用微量泵给 DOCA- 盐自发性高血压大鼠输注基因重组人肾上腺髓质素（500 ng/h），治疗 3 周后，血压、尿蛋白、肾素、血管紧张素及醛固酮（ALD）水平明显改善，且延长了大鼠的生存时间，但对平均动脉压下降不明显。

3. 肾上腺髓质素与慢性心力衰竭

（1）肾上腺髓质素在慢性心力衰竭中的作用机制。

①扩张动脉，降低血压，减轻心脏后负荷，扩张冠状动脉，加强心肌灌注。

②排钠、利尿，减轻心脏前负荷。

③抑制肾素－血管紧张素－醛固酮系统及交感神经系统的过度激活。

④抑制心室重塑，保护心脏功能，延缓心力衰竭的发展。

（2）肾上腺髓质素在慢性心力衰竭中的临床意义。近年研究表明，血浆肾上腺髓质素水平升高是心功能不全的一种代偿性反应，静脉应用外源性肾上腺髓质素对慢性心力衰竭患者可获得有益的血流动力学效果，并能抑制心室重塑。

4. 肾上腺髓质素与肺动脉高压

（1）肾上腺髓质素治疗肺动脉高压的可能机制。肾上腺髓质素是一种强烈的、作用持久的肺血管扩张多肽，对于肺血管紧张性与血管重塑有调节作用，而且肾上腺髓质素还具有多种生物学效应，如抑制内皮细胞凋亡、抑制平滑肌细胞趋化及增殖、正性肌力、利尿和利钠、抑制醛固酮的产生、诱导血管生成和抗炎作用等。综合考虑这些作用及其在体液和心血管动态平衡中的调节作用，肾上腺髓质素对治疗肺动脉高压有利。

（2）外源性肾上腺髓质素与肺动脉高压。已有研究证实，增加外源性肾上腺髓质素可降低平均肺动脉压力和肺血管阻力，减轻右心室肥厚。临床研究证实给予特发性肺动脉高压患者雾化吸入肾上腺髓质素，同样能降低平均肺动脉压力和肺血管阻力而不影响系统血压与心率，并可改善氧运而提高运动能力。

肾上腺髓质素是一种具有多种生物学效应的血管活性物质，它参与了机体的多种病理生理过程，在冠心病、高血压、慢性心力衰竭及肺动脉高压等心血管疾病中起着重要的代偿作用。随着医学研究的进步，肾上腺髓质素将为治疗心血管疾病提供新的思路和新的希望。

（四）肾上腺髓质素检测的参考范围

正常健康人群中线值：2.3 ± 0.2 μmol/L。

三、肾素－血管紧张素－醛固酮系统

肾素－血管紧张素－醛固酮系统（RAAS）是人体内重要的神经内分泌系统，是一种存在于多种组织中的生物活性物质，对维持正常血压和电解质平衡起着十分重要的作用。

（一）肾素－血管紧张素－醛固酮系统的实验室检测

1. 肾素活性的检测

肾素主要由肾脏近小球细胞产生、贮存、分泌。血管紧张素原主要来源于肝脏，循环中的血管紧张素原在肾素作用下，生成血管紧张素Ⅰ，血管紧张素Ⅰ在肺循环中经过血管紧张素转换酶的作用生成血管紧张素Ⅱ（AngⅡ）。血管紧张素Ⅱ具有强烈的缩血管作用，同时还作用于肾上腺皮质球状带，刺激醛固酮的合成，血管紧张素Ⅱ经氨基肽酶作用生成血管紧张素Ⅲ。检测人体血浆中肾素含量以肾素活性方式表达。血浆中内源性肾素催化血管紧张素原产生血管紧张素Ⅰ的速率被称为血浆肾素活性。

血浆中血管紧张素Ⅱ的含量可用 ELISA 法和放射免疫法直接测定。

ELISA 法和放射免疫可定量测定人血清、血浆或其他相关生物液体中血管紧张素Ⅱ受体 2（AngⅡR-2）含量。ELISA 法实验原理：用纯化的抗体包被微孔板，制成固相载体，往包被抗 AngⅡR-2 抗体的微孔中依次加入标本或标准品、生物素化的抗 AngⅡR-2 抗体、HRP 标记的亲和素，经过彻底洗涤后用底物 TMB 显色。TMB 在过氧化物酶的催化下转化成蓝色，并在酸的作用下转化成最终的黄色。颜色的深浅和样品中的 AngⅡR-2 浓度呈正相关。用酶标仪在 450 nm 波长下测定吸光度（OD 值），计算样品浓度。

（1）基础状态肾素活性的检测。受试者进普通饮食，采血前卧床过夜或卧位 1.5 ～ 2.0 小时后再采血，以乙二胺四乙酸二钠抗凝。

（2）激发状态肾素活性的检测（呋塞米＋立位）。在基础状态下采血后，给受试者注射呋塞米（速尿），按 0.7 mg/kg 体重比例，最大剂量不超过 50 mg，保持立位，活动 2 小时（暂禁食、禁水），2 小时后采血，抗凝剂同前。

放射免疫法原理与 ELISA 法类似。血浆肾素活性（PRA）的测定是以血管紧张素Ⅰ（AngⅠ）产生的速度来表示的。AngⅡ是直接测定血浆中 AngⅡ的含量。二者均用加酶抑制来阻断转换酶和血管紧张素酶的活性，以达准确测定 PRA 和 AngⅡ的目的。以 N/T、B/T 计算 NSB、S0 结合百分率，以 B/B0 计算标准及待测物结合百分率，在半对数坐标纸上绘制标准曲线，并查出样品值或由自动 γ 计数仪器直接读出结果。该方法灵敏度可达 10 pg/mL，曲线范围为 10 ~ 800 pg/mL[（pmol/L）＝（pg/mL）×0.956]。

2. 人活性肾素检测

ELISA 试剂检测原理：采用双抗体两步夹心 ELISA。将标准品、待测样本加入预先包被人活性肾素单克隆抗体透明酶标包被板中，温育足够时间后，洗涤除去未结合的成分，再加入酶标工作液，温育足够时间后，洗涤除去未结合的成分。依次加入底物 A、B，底物（TMB）在 HRP 的催化下转化为蓝色产物，在酸的作用下变成黄色，颜色的深浅与样品中人活性肾素浓度呈正相关，450 nm 波长下测定 OD 值，根据标准品和样品的 OD 值，计算样本中人活性肾素含量。

人活性肾素 ELISA 样本要求：样本不能含叠氮钠（NaN_3），因为叠氮钠（NaN_3）是 HRP 的抑制剂；标本采集后尽早进行提取，提取按相关文献进行，提取后应尽快进行试验。若不能立即试验，可将标本放于 −20℃ 环境中保存，但应避免反复冻融。样本应充分离心，不得有溶血及颗粒。

3. 血管紧张素的实验室检测

除上述的 ELISA 和 RIA 法外，还可以用化学发光法进行检测，也有专门的试剂盒供应，在专门的仪器上进行检测。

4. 醛固酮检测

ELISA 法试验原理：ALD 试剂盒是固相夹心 ELISA。将已知 ALD 浓度的标准品、未知浓度的样品加入微孔酶标板内进行检测。先将 ALD 和生物素标记的抗体同时温育。洗涤后，加入亲和素标记过的 HRP。再经过温育和洗涤，去除未结合的酶结合物，然后加入底物 A、B，和酶结合物同时作用，产生颜色。颜色的深浅和样品中 ALD 的浓度呈正相关。

另外，也可用化学发光法进行检测，按说明书进行操作。

（二）肾素 – 血管紧张素 – 醛固酮系统检测的影响因素

1. 生理因素

（1）体位：卧位时肾素活性是立位时的 50%。坐位时肾素活性是立位时的 75%。

（2）生物钟节律：在同一状态下，2 ~ 8 时肾素分泌最高，12 ~ 18 时分泌量达低限。女性排卵期，肾素活性最低，黄体期最高。在妊娠过程中，血浆肾素浓度升高，分娩后降至正常。肾素活性随年龄的增长而降低。

2. 药物因素

避孕药：可使肾素活性增高，停药后可回到原有水平，因此试验前宜停用避孕药12 周。

抗高血压药：利尿剂、血管紧张素转化酶抑制剂（ACEI）、钙通道阻滞剂、α 受体阻滞剂可使肾素活性升高；而 β 受体阻滞剂、可乐定使肾素活性降低，因此测定前宜停用各类抗高血压药两周以上。

利血平等代谢慢的药物应在停药三周后测定。不适合停药的患者应改服胍乙啶等影响 PRA 较小的降压药。

钠摄入量影响机体 PRA 水平，患者测定 PRA 三天前应适当减少食盐的摄入量。

3. 抗凝剂

血浆抗凝剂应使用乙二胺四乙酸二钠，不推荐使用肝素和枸橼酸钠抗凝剂，因为肝素和枸橼酸钠抗凝剂可使肾素活性降低，也不主张使用血清标本，因为其稳定性较差。

4. 其他问题

目前，肾素、血管紧张素、醛固酮的测定尚未标准化，会导致同一份标本若使用不同检测方法或在不同实验室检测会得到不同的结果，故高血压方面的检测结果仅供临床参考。疾病的诊断还需结合患者的症状及其他检测结果进行综合判断。

（三）肾素 - 血管紧张素 - 醛固酮系统检测的临床意义

1. 血管紧张素 Ⅱ 与心血管疾病

心血管疾病的发生发展可以看作一个连续的统一体。高血压、脂质代谢紊乱、糖尿病等危险因素最初导致动脉粥样硬化和（或）左心室肥厚，形成冠心病。冠状动脉疾病的进一步发展引起心肌缺血，而动脉粥样硬化斑块形成的血栓使冠状动脉闭塞导致心肌梗死。心肌梗死的后果是引起心律失常、心肌坏死甚至心脏猝死。即使在急性心肌梗死中幸存下来，心肌梗死后心室发生重塑导致心室扩大、心力衰竭，最终也发展为终末期心脏病。Ang Ⅱ 通过与 AT1 受体结合，收缩血管平滑肌，使钠潴留，抑制肾素分泌，促进内皮素分泌，增加血管升压素释放，升高血压，激活交感神经系统，促使心肌肥大，刺激血管和心脏纤维化，增强心肌收缩力，诱发心律失常，激活纤溶酶原，激活物抑制剂 1 和刺激过氧化物形成，几乎参与了这一统一体 —— 心血管疾病系统的每一个环节。因此，任何干扰 Ang Ⅱ 活性的因素均可以降低心血管疾病的发生率与病死率。

（1）血管紧张素 Ⅱ 与左心室肥厚：众所周知，与高血压相关的血流动力学压力升高是左心室肥厚的决定性因素，而神经体液激素（如去甲肾上腺素）与局部合成的 Ang Ⅱ 是导致心室肥厚的病理因素。应用 AT1 受体阻滞剂坎地沙坦，按 1.0 mg/kg 和 10 mg/kg 的剂量长期喂养自发性高血压大鼠后发现，大鼠左心室重量明显降低，高剂量组（10 mg/kg）左心室重量比正常对照组 WKY 大鼠还低，这说明 Ang Ⅱ 通过 AT1 受体的介导作用有促使心室肥厚的作用。在人类，AT1 受体阻滞剂可以阻滞早中期高血压患者的左心室肥厚。

（2）血管紧张素 Ⅱ 与动脉粥样硬化及内皮功能失调：动脉粥样硬化是血压控制不良的主要并发症之一，高血压加速动脉粥样硬化的形成。高血压时血管负荷增加，产生的剪切力与 Ang Ⅱ 对血管平滑肌细胞的促有丝分裂作用一起引起血管壁重塑，即血管内径减小，血管壁中膜层增厚。这是导致动脉粥样硬化的内在因素。高血压与 Ang Ⅱ 也通过破坏正常的内皮功能而促使动脉粥样硬化的形成。

2. 肾素 - 血管紧张素系统（RAS）抑制剂

由于 Ang Ⅱ 在心血管疾病系统中起着关键作用，以 RAS 为药物作用的靶标减少心血管疾病的危险性是合理的。RAS 抑制剂能降低血压，阻滞或逆转左心室肥厚，减少蛋白尿，降低慢性心力衰竭、左心室收缩功能不全及心肌梗死后患者的心血管疾病的再发病率与病死率。ACEI 雷米普利能减少高危人群原发性心血管疾病（心血管疾病死亡、脑卒中、急性心肌梗死）的发病率。这比从雷米普利降压疗效来推论其对心血管系统的保护作用要高得多，意味着雷米普利有独立（不依赖血压的下降）的保护心血管等靶器官的作用。这种保护作用应部分归功于血浆中具有舒张血管、保护组织功能的缓激肽水平升高。

3. RAAS 与动脉粥样硬化

研究发现，ACE 在整个粥样斑块都有表达，粥样斑块局部各主要炎性细胞中 RAAS 活性增加，LDL-C 尤其氧化型可攻击 ACE 基因，在局部血管壁内产生 Ang Ⅱ。梗死外围心肌中 AGT、ACE 和 AT1 在血管损伤后的内皮形成中具有抗增殖作用，将 AT2 受体基因转移到球囊损伤后的颈动脉，可显著抑制球囊损伤后的内皮形成，使心肌梗死后 AT2 的含量增加。心肌梗死存活长期评价发现，ACEI 可显著减少再梗死率。

4. RAAS 与动脉中层硬化

生理情况下，心脏收缩时大动脉扩张并吸收其能量，心脏舒张时以位能的形式释放，推动血液流动。然而，随着年龄的增长，血管发生重塑，中层增厚、纤维化，管壁顺应性下降，导致年龄依赖性收缩压增高、脉压增大或老年收缩期高血压；中小动脉肌层增厚、管腔变窄、壁腔比值增大。这一病理改变，最终导致血压持续升高和肾功能损害。由 Ang Ⅱ 诱导的鼠高血压模型发现，伴随血压增高，主动脉和冠状动脉平滑肌细胞向不成熟表型逆向变化（纤维化和非肌性纤凝蛋白），AT1 和 AT2 受体阻滞剂可全部或部分逆转其变化。Ang Ⅱ 促进平滑肌细胞增殖肥大，间质纤维增加，起到了致病原的作用。

5. RAAS 与心衰

ACEI 在心力衰竭干预治疗中已证实能改善心功能、降低死亡率。其理论基础除降低心室后负荷外，ACEI 可抑制激肽酶 Ⅱ，减少内源性缓激肽的降解。激肽与细胞膜表面的激肽 B2 受体结合后，活化 NO 合成酶，使组织中 NO 增加。后者可调节线粒体呼吸酶链中的电子传递。一组冠心病衰患者的对照研究显示：培哚普利能使心房快速起搏负荷后的左心室舒末压改善，去甲肾上腺素和乳酸摄取下降，缺血性 S-T 段下移改善。

6. RAAS 在高血压分型和肾脏疾病诊断方面的应用

目前，检测血浆中肾素活性（PRA）、Ang Ⅱ 和 ALD 主要为原发性高血压和继发性高血压分型诊断、治疗及研究的重要指标，同时对一些有关肾脏疾病的诊断、治疗及发病机制的探讨，也有着重要意义。

（1）PRA 和 Ang Ⅱ 测定的临床意义

检测血浆中 PHA 和 Ang Ⅱ 浓度已成为肾性高血压、内分泌型高血压诊断的重要指标，也是高肾素低血容量型高血压、低肾素高血容量型高血压、正常肾素正常血容量型高血压分类的依据。

①肾性高血压和原发性醛固酮增多症的鉴别诊断。前者基础值增高，对立位、低钠和呋塞米的激发反应正常；后者基础值常低下，特别是激发反应也不见增高。

②肾血管性高血压患者测定分肾静脉血浆肾素活性，有助于确定是否宜于手术治疗。当侧支循环建立，患侧与健侧的比值正常或仅轻度增高，手术效果不会好。只有比值明显增高，才提示手术可以获得明显降压效果。节段导管取血测定，可了解小范围的缺血。

③分泌肾素的肿瘤如近球小体瘤等，外周血浆肾素活性增高，同时单侧肾静脉血肾素活性明显增高，但肾动脉不见狭窄。

④急性肾衰竭患者血浆肾素活性明显升高，血液透析后随病情改善而恢复正常。

⑤慢性肾衰竭伴高血压时，测定血浆肾素活性有助于区分可治性（血容量高，肾素活性不高）高血压和顽固性（肾素活性增高）高血压，前者透析疗法有效，后者透析效果不佳，切除肾脏才可望血压下降。

（2）醛固酮检测临床意义

醛固酮增高见如下方面。

①生理情况下：低盐饮食、大量钠离子丢失、钾摄入过多可致醛固酮分泌增加；妇女月经的黄体期，妊娠后期可见醛固酮增高；体位改变，立位时升高，卧位时降低，故测定醛固酮时，要固定采血方式。

②原发性醛固酮增多症，如肾上腺醛固酮瘤、双侧肾上腺皮质增生、分泌醛固酮的异位肿瘤等患者。醛固酮分泌增加，导致水钠潴留，血容量增加，临床表现为高血压和低钾血症。

③继发性醛固酮增多症，见于充血性心力衰竭、肾病综合征、腹水性肝硬化、巴特综合征、肾血管性高血压、肾素瘤和利尿剂使用等。其特点是血浆肾素活性升高，血管紧张素和醛固酮分泌增多，临床表现为水肿、高血压和低钾血等症状。

④长期口服避孕药、雌激素类药物，可促进醛固酮分泌。

醛固酮降低见如下方面。

①肾上腺皮质功能减退。

②服用某些药物，如普萘洛尔、甲基多巴、利血平、可乐定、甘草和肝素等，以及过多输入盐水等情况，可抑制醛固酮分泌。

③选择性醛固酮减少症、先天性原发性醛固酮减少症。

（四）肾素 – 血管紧张素 – 醛固酮系统检测的参考范围

1. 肾素活性放免法正常参考范围

普通饮食：

立位时正常参考范围：19 ～ 115 pg/mL；

卧位时正常参考范围：15 ～ 97 pg/mL；

低钠饮食：

立位时正常参考范围：45 ～ 240 pg/mL；

卧位时正常参考范围：36 ～ 104 pg/mL。

2. 血管紧张素正常参考范围

血管紧张素Ⅱ：血浆 10 ～ 30 ng/L（卧位）；

血管紧张素Ⅰ正常值：血浆：11 ～ 88 ng/L。

3. 醛固酮放免法正常参考范围

普通饮食：

立位时正常参考范围：0.065 ～ 0.296 ng/mL；

卧位时正常参考范围：0.059 ～ 0.174 ng/mL；

低钠饮食：

立位时正常参考范围：0.139 ～ 0.635 ng/mL；

卧位时正常参考范围：0.122 ～ 0.369 ng/mL。

四、脑利尿钠肽

　　脑利尿钠肽（BNP）又称 B 型利尿钠肽，是继 ANP 后利尿钠肽系统的又一成员，由于它首先是由日本学者于 1988 年从猪脑分离出来，因而得名，实际上它主要来源于心室。BNP 具有重要的病理生理学意义，它可以促进排钠、排尿，具有较强的舒张血管作用，可对抗肾素 – 血管紧张素 – 醛固酮系统（RAAS）的缩血管作用，同 ANP 一样是人体抵御容量负荷过重及高血压的一个主要内分泌系统。心功能障碍能够极大地激活利尿钠肽系统，心室负荷增加导致 BNP 释放。

（一）脑利尿钠肽的实验室检测方法

　　测定血浆 BNP 浓度可以为临床提供许多有用的信息，常用的方法主要有放射免疫法（RIA）、免疫放射测量法（IRMA）、电化学发光法（ECLA）、ELISA 法等。RIA 法测定批间及批内的变异系数（CV）分别为 14.8%、9.9%；IRMA 法不经提取血浆 BNP 直接测量，使用 Shicmoria BNP 放免试剂盒测定，此测定系统采用两种抗人 BNP 单克隆抗体，一种识别 BNP 的 C 端序列，另一种识别其环状结构，即应用夹心法测定血浆 BNP 浓度，其最小可测量为 2 pg/mL，批间及批内的变异系数（CV）分别为 5.9%、5.3%，此法较为敏感、准确、易于操作；而 ECLA 则更为敏感、准确，批间及批内的变异系数（CV）仅为 5.8%、3%，但成本昂贵。最近用于 POCT 的 BNP 快速检验和 ELISA 已临床使用，具有快速、简便、价廉等优点，ELISA 法批间及批内 CV 分别小于 14% 和 5%。

IRMA 法灵敏度和特异性高，且不需要分离纯化血浆，比 RIA 法快捷实用，但仍需花费 5～36 小时，不适用于全自动分析系统。Abbott 公司推出的 BNP 试剂采用双单克隆抗体、微粒子酶免疫法（MEIA）在 Axsym 仪上测定，每小时可以测定 56 份标本。Biosite 公司的 BNP-TRIAGE 用于床旁快速定量检测，以荧光标记的抗体为基础，一份单独样本只需 15 分钟即可得出结果。

（二）脑利尿钠肽检测的影响因素

1.影响血浆中 BNP 降低的因素

（1）枸橼酸盐：枸橼酸抗凝的血标本 BNP 浓度普遍低于 EDTA 抗凝血标本。

（2）氟化物：采血管中含有氟化物的标本中，BNP 浓度普遍低于 EDTA 抗凝血标本。

（3）玻璃器皿：BNP 在玻璃容器中不稳定，必须使用塑料试管。

（4）肝素：肝素抗凝的血标本 BNP 浓度普遍低于 EDTA 抗凝血标本。

（5）血清：未使用抗凝剂标本 BNP 浓度普遍低于使用 EDTA 抗凝剂浓度。

（6）标本稳定性：25℃或 4℃时，如缺乏蛋白酶抑制剂，BNP 浓度快速降低。

2.影响血浆中 BNP 升高的因素

急症、运动、高盐膳食、胃旁路分流术等。

3.年龄和性别对 BNP 水平的影响

BNP 水平随年龄的增长而升高。新生儿 BNP 浓度是成年人的 25～30 倍，此后逐渐下降，3 个月降至成年人水平。60 岁以上人群 BNP 随年龄增长而升高的幅度更大。同龄女性 BNP 水平高于男性。因此，对于老年女性 BNP 水平轻度升高（100～200 pg/mL），不能轻易诊断为心源性疾病。

4.肥胖对 BNP 水平的影响

研究发现，脂肪细胞中有丰富的利尿钠肽受体 -C（NPR-C），肥胖者即使存在高血压、心肌肥厚、心房扩大甚至 HF，他们的血浆 BNP 水平亦较非肥胖者低。因此，在心源性疾病，尤其是 HF 的诊断中，肥胖患者可能出现假阴性。

5.心脏压塞和缩窄性心脏疾病对 BNP 水平的影响

不少研究发现，原先心功能正常的患者，可因心脏压塞或缩窄性心脏疾病而出现 HF 表现，但其血浆 BNP 水平往往正常。其可能机制在于心室负荷及室壁张力增高，促使 BNP 合成、分泌，而这类疾病患者的心腔的扩张受到限制。

6.肺源性疾病的 BNP 水平

HF 与肺源性疾病（如肺炎、肺气肿、肺栓塞）在老年人群中的发病率均较高，且常常合并存在。左心功能较稳定的 HF 患者可能因肺源性疾病而出现急性呼吸困难，其 BNP 水平往往介于 HF 与非 HF 之间。因此，对于出现急性呼吸困难但血浆 BNP 浓度远低于诊断 HF 水平的患者，应考虑到肺源性疾病的可能。不可否认，由于心功能恶化与合并肺源性疾病时 BNP 水平存在一定重叠，故 BNP 对上述两种情况的鉴别能力欠佳，如 BNP 水平低于 100 pg/mL（HF 可能性小，仅 2%）或发病时 BNP 水平与基础状态时比较无明显变化，则支持肺源性呼吸困难。

7. 肾功能对 BNP 水平的影响

肾功能不全时，由于心房内压力和体循环压力升高、心室重塑、经肾脏清除及经肾脏排泄减少，血浆 BNP 水平可能升高。但由于 BNP 的主要通过 NPR-C 介导的胞吞和细胞内溶酶体降解以及神经内肽酶降解两条途径，经肾脏排泄仅有微弱作用，因此肾功能对 BNP 浓度的影响相对较小。

8. 其他影响因素

由于 BNP 和氨基末端 BNP 前体（NT-proBNP）很少受体位改变和日常活动影响发生变化，故不存在日间波动，因此采血无须固定体位和时间。但糖皮质激素、甲状腺素、利尿剂、ACEI、β 受体阻滞剂、肾上腺素受体拮抗药等都会影响血浆 BNP 的浓度，因此心衰患者应该在药物治疗前采血测定 BNP 的基础值。怀孕的最后三个月和分娩后即刻 BNP 水平亦可升高，但围月经期 BNP 无明显变化。

BNP 只能用 EDTA 抗凝血浆测定，NT-proBNP 可以用 EDTA 或肝素抗凝血浆或血清测定，只是 EDTA 抗凝血浆测定结果要比后两者低 10% 左右。NT-proBNP 在血清、含 aprotinin 血清及 EDTA 抗凝血浆中 25℃可稳定 3 天，4℃可稳定 5 天，-20℃和 -70℃至少可稳定 6 个月。BNP 在 25℃ 2 小时即下降 20%，4℃可稳定 8 小时。因此，采集标本后应尽快做离心测定，以避免测定结果受 BNP 降解的影响。

（三）脑利尿钠肽检测的临床意义

1. BNP 的心血管作用及临床意义

（1）BNP 的心血管作用：BNP 同 ANP 一样，均是 RAAS 的天然阻滞剂，亦抵制后叶加压素及交感神经的保钠、保水和升高血压作用。BNP 同 ANP 一起参与了血压、血容量及水盐平衡的调节，提高肾小球滤过率，利钠利尿，扩张血管，降低体循环血管阻力及血浆容量，这些均起到维护心功能的作用。BNP 又不同于 ANP，ANP 主要在心房合成，在心房负荷过重或扩张时分泌增加，血浆浓度升高，主要反映肺血管压力的变化，其他一些激素，如抗利尿激素、儿茶酚胺类物质，可直接刺激 ANP 分泌。ANP 前体储存于分泌颗粒中，分泌时分解为 ANP，其快速调节主要在激素分泌量多少上进行；而 BNP 主要在心室合成，在心室负荷过重或扩张时增加，因此反映心室功能改变更敏感、更具特异性。BNP 前体并不储存于分泌颗粒中，BNP 的合成与分泌的快速调节在基因表达水平上进行。

（2）BNP 对心功能的诊断价值：心衰是多种疾病的终末阶段，心衰可分急性心衰和慢性心衰（CHF），CHF 根据纽约心脏病协会（NYHA）心功能分级分成Ⅰ、Ⅱ、Ⅲ、Ⅳ级。Ⅰ级心功能实际上无临床心衰症状，可称为左心室功能不良（LVD）。慢性心衰急性失代偿时症状与急性心衰相似。临床诊断心衰的可靠性很差，特别是初级保健机构。心超声是诊断心功能不全最有用、最可靠的非创伤的方法。基于 BNP 与心功能的密切关系，许多研究人员做了大量的工作以探讨它的临床应用，在 CHF 的病理生理改变及诊断中，BNP 的重要性得到肯定。有报道称，CHF 患者血浆 BNP 浓度较正常升高，CHF 患者心室合成和分泌 BNP 增加是导致血浆 BNP 升高的部分原因，血浆 BNP 随心衰严重程度而增加。

目前，关于 BNP 的临床研究主要集中在 LVD 方面，这里的左心室功能指收缩功能。无论正常人还是 LVD 患者，BNP 均主要由左心室心肌细胞合成分泌，进入小静脉回流至室间隔静脉通过冠状窦进入循环，其分泌主要由左心室壁张力进行调节，LVD 的严重程度与其分泌呈正相关，外周血 BNP 水平可反映心室分泌率及 LVD 程度。目前，中度、重度 LVD 依据临床检查较容易诊断，而轻度 LVD（NYHA 分级Ⅰ级）却很难做到，但对 LVD 的确诊很重要。尤其对哪些心肌梗死后恢复正常的患者，静息状态下或运动后 3 分钟测量血浆 BNP、ANP 等肽类激素及环磷酸鸟苷（cGMP）浓度均高于正常对照组，但只有 BNP 具有显著统计学意义，且通过受试者操作特征曲线分析，发现 BNP 在静息及运动后曲线下面积分别为 0.70、0.75，对正常与 LVD 的鉴别能力明显优于 ANP 及 cGMP 等，是利尿钠肽系统对 LVD 的最佳标志物。

越来越多的文献支持在心肌梗死（MI）后测定 BNP。这不仅可以识别有无左心收缩功能不全，而且在判断左心室重塑和死亡危险方面可能优于心超声诊断。在临床实际工作中，BNP 还有助于将心衰引起的气喘和其他原因引起的气喘区分开。正常 BNP 几乎可以排除左心功能不全引起的气喘。目前，各国最新心衰诊断治疗指南均已将 BNP 及 NT-pro BNP 列为诊断心衰的标志物。

（3）BNP 对心脏病预后的评估作用：传统上对心衰患者的长期监控是非常不完善的。如果有一个价廉的生化标志物来监控心衰，那将是非常有利的，在这方面，BNP 有很大潜力。在对 CHF 患者的随访研究中，比较 BNP 与 ANP、cGMP 等在 CHF 预后评估方面的作用，发现血浆 BNP 在估计慢性 CHF 患者的病死率上优于 ANP 及 cGMP，而且所提供的预后信息不依赖肺毛细血管楔压（PCWP）和 LVEF 等血流动力学指标。在老年人群中，升高的血浆 BNP 浓度与整个人群的病死率明显相关，无论是否患有明确的心血管疾病，均可通过测量血浆 BNP 对死亡率进行预测。

血浆 BNP 水平与 AMI 后 LVD 程度呈正相关，且研究证明，BNP 的分泌增加主要集中在梗死与非梗死区域交界的边缘地带，此处室壁机械张力最大，因此BNP可准确反映梗死局部室壁张力的变化，而张力又受到梗死面积、左心室形态改变、心肌机械应力等因素影响，因此对心肌梗死后患者测量血浆BNP可以同时预测梗死区大小、左心室功能。几篇报告都提出，对于预测心肌梗死后左心室重塑的进程来说，血浆BNP测定是一种简便、准确、有用的生化指标，由于左心室重塑在临床表现及超声心动图中不易发现，BNP的测定对于心肌梗死后危险度分级应该是价优质好的筛选方法。BNP是心衰患者预后的重要标志物，从理论上来讲，血浆BNP浓度和存活率密切相关。大规模人群心衰调查的初步结果显示，血浆BNP、NT-proBNP浓度与存活率及再次住院相关。通过一系列的BNP测试来调整血管紧张素转化酶抑制剂的治疗，与经验治疗相比较，能更好地抑制肾素－血管紧张肽－醛固酮系统并降低死亡率。

（4）BNP在LVD治疗方面的作用：由于BNP具有利钠、利尿、舒张血管的作用，与肾素－血管紧张素－醛固酮系统激活呈拮抗作用，可降低PCWP、全身血管阻力并增加每搏输出量，从而降低了心脏前、后负荷，增加了心排血量，改善心脏功能。目前，已有商品药（萘西立肽）问世，并被各国指南列为治疗收缩性心衰、舒张性心衰的重要药物。

（5）展望：BNP与血流动力学改变之间的关系已得到广泛的认同，BNP血浆浓度与心功能状态密切相关，正常BNP浓度可以在很大程度上否定心功能受损存在。大量的研究已经表明，BNP同样可以用于诊断多种疾病引起的LVD。但是，由于不同实验室条件不同，采取的测定方法和研究方法不尽相同，所得到的正常值均有差别，还需研究完善。而且要注意BNP不是特异性的诊断工具，因为升高的血浆BNP浓度并不一定由心衰引起，某些心肺疾病、肾衰、肝硬化等也可使血浆BNP浓度升高，应结合临床资料进行鉴别。

尽管受到一定的限制，但BNP对于心功能的诊断、预后判断及指导治疗已展示了良好前景。尤其是在筛选LVD及心肌梗死后危险度评价方面显示出明显的优越性。在今后的应用中，还需要制定严格检测和判断标准。总之，随着研究的深入，血浆BNP浓度测定有可能作为评估心功能的一项重要补充，成为一项简便易行的常规检查。

2. BNP与心力衰竭

（1）诊断充血性心力衰竭：随着人口老龄化的到来，充血性心力衰竭患者逐渐增多。虽然在过去十年里对充血性心力衰竭死亡率的控制取得了进步，但是其一旦发生，预后仍然很差。因此，在充血性心力衰竭发展的亚临床期间进行危险性评估及筛查是非常重要的，能阻止和推迟CHF的发生。几种结构性心脏病可用BNP的检测来诊断，尤其是心瓣膜性心脏病，BNP检测结合ECG对老年人CHF前期的筛选有重要意义。

（2）诊断舒张性心力衰竭：心力衰竭时在少数情况下心肌收缩力尚可使心排血量维持正常，但异常的左心室充盈压使肺静脉回流受阻，而导致肺循环淤血，常见于冠心病和高血压心脏病心功能不全的早期或原发性肥厚型心肌病。在左心室收缩功能不全时

BNP 高于正常，而且随着 NYHA 心功分级的逐级增加而升高，并与左心室射血分数呈负相关；在左心室舒张功能不全时，BNP 也高于正常，在目前舒张性心力衰竭缺乏一个准确诊断方法的情况下，提供了一个新的诊断手段。

（3）急诊呼吸困难的鉴别：呼吸困难是 HF 的典型症状之一，但由于肺部疾病也是引起呼吸困难的一个主要原因，故有时很难鉴别心源性呼吸困难与肺源性呼吸困难，容易引起误诊。如何快速、准确地诊断 HF，以便及早进行救治、合理用药，及时改善心功能，是急诊医师的一个重要任务。在临床应用中，心力衰竭（心衰）患者血浆 BNP 水平明显高于非心衰组患者。以 100 ng/L 为正常参考值，BNP 诊断心衰的敏感性为 96.8%，特异性为 97.6%，排除心衰的阴性预测价值为 97.1%；心衰患者的 BNP 水平与肺毛细血管楔压呈正相关，与左心室射血分数呈负相关。因此，床边即时检测 BNP 诊断心衰敏感而且特异，可作为急诊呼吸困难鉴别诊断的一个观察指标。

（4）BNP 与心衰心功能分级及病情评估：在对心力衰竭患者按照 NYHA 心功能分级与 BNP 的关系的研究中发现，BNP 含量随着 NYHA 心功能分级的增加而增加，并且与心功能分级呈显著正相关。血浆 BNP 水平高而非病死率增加，血浆 BNP 治疗后明显下降，均提示动态监测 BNP 水平可协助评估疗效，表明 BNP 的检测有利于 HF 患者的早期诊断及病情评估。但也有学者提出不能仅仅依靠 BNP 水平来反映心衰 HNCM 的严重程度，应结合其他临床参数（如去甲肾上腺素和血浆肾素活性）来综合考虑。

（5）BNP 与心衰预后的关系：观察治疗后病情稳定的重度 HF 患者可知，肌钙蛋白 T 和 BNP 升高都是发生心脏事件独立的预测指标。对于心衰患者来说，BNP 浓度每增加 100 pg/mL，其相应的死亡危险性就增加 35%。BNP 被视为心衰危险最有力的标志。虽然对心衰预后系统性的回顾本身存在着问题，但回顾研究的结果表明，BNP 水平对心衰任何阶段的预后都是最好的指标。

（6）BNP 作为药物在心衰治疗中的应用：BNP 在心力衰竭治疗方面也是目前研究的热点。尽管心力衰竭患者出现了利尿钠肽水平在循环系统和组织中升高，但在心力衰竭状态下，可能存在由于合成或释放或受体下调造成这些多肽的相对不足。为此，人们试图通过增加血中 BNP 的浓度来治疗心力衰竭。基因重组人 BNP（rhBNP）即在此基础上首先在美国研制成功。2001 年 8 月，美国食品药品监督管理局（FDA）批准了该国 SCIOS 公司生产的 rhBNP 上市，这是 20 年来 FDA 唯一批准上市的治疗急性失代偿性心力衰竭的药物，并成为新一代静脉注射用治疗失代偿 CHF 的药物。rhBNP 具有扩张动静脉血管、利尿、利钠、拮抗肾素－血管紧张素－醛固酮系统和内皮素活性、抑制交感神经兴奋性等多种作用，符合 CHF 治疗学的现代概念。

CHF 的扩血管治疗（VMAC）试验是一个前瞻性、多中心、随机、双盲、双模拟，以硝酸甘油和安慰剂为对照，观察在综合疗法的基础上静脉给予 rhBNP 治疗失代偿性 CHF 的有效性和安全性的大规模研究。VMAC 研究结果表明，先静脉注射 2 μg/kg 的负荷量后持续给予每分钟 0.1 μg/kg 的维持量，是一个对大多数患者比较合适的、用 rhBNP 治疗代偿性 CHF 的剂量方案，只有少数患者在使用 rhBNP 治疗时需要加大或减少剂量。该方案给药后，起效迅速，具有持续而稳定地改善血流动力学和临床症状的效应，副作用少，低血压发生率低。VMAC 研究结果证明，较硝酸甘油来说，rhBNP 能更有效地改善急性失代偿性 CHF 患者的血流动力学和临床症状，并且不良反应少。

3. BNP 与急性冠状动脉综合征

ACS 包括不伴 ST 段抬高的心肌梗死和伴有 ST 段抬高的急性心肌梗死。通过对 ACS 患者长期的 BNP 水平变化的观察，发现低水平的 BNP 患者较高水平 BNP 患者具有更高的心肌梗死新发率或再发率、心衰发生率或恶化率，说明 BNP 可独立地预测 ACS 患者近期预后。因此，BNP 对 ACS 患者近期预后有重要的临床价值，可作为危险分层的指标。不同于 BNP 对心力衰竭的诊断意义，BNP 在 ACS 中更多地应用于危险分层及预后判断。因此，BNP 水平可能是估计心肌缺血的有用标志物。

4. BNP 与高血压

高血压患者血浆中 ANP 和 BNP 的浓度增加，而不同病因和严重程度的高血压患者血 BNP 和 ANP 水平不同。在对不同病因和严重程度的高血压患者血 NT-proANP 和 BNP 水平的检测中发现，尽管肾血管性高血压组与严重原发性高血压组两者血压水平相近，但前者血 NT-proANP 和 BNP 水平高于严重原发性高血压组；轻度、重度高血压组之间血 BNP 和 NT-proANP 水平无明显差异。NT-proANP 与收缩期血压呈正相关，而 BNP 与左心室质量指数呈正相关。用 NT-proANP 和 BNP 区分肾血管性高血压和原发性高血压，受试者操作特征曲线下区域分别是 0.793 和 0.782。NT-proANP 阈值定为 530 pmol/L 时，敏感性为 67%，特异性为 86%；BNP 阈值定为 9.8 pmol/L 时，敏感性为 58%，特异性为 90%。但由于 NT-proANP 和 BNP 较低的敏感性，因此不适合作为肾血管性高血压的筛查工具。

（四）脑利尿钠肽检测的参考范围

放射免疫法和免疫放射法：0.5 ～ 30.0 ng/L。

小儿血清（ELISA 法）：51.89±48.36 pg/mL。

说明：由于在正常人群中 BNP 检测的研究较少，而且各种 BNP 试剂尚未标准化，不同厂家试剂、不同测定方法所得结果迥然不同，故尚无普遍适用的参考值范围。多项临床试验将 BNP 值为 100 pg/mL 作为分界值，临床应用时可作为参考。性别、年龄、种族、肾功能、肥胖和甲状腺功能等都可能影响 BNP 或 NT-proBNP 的浓度，对于上述人群，应该分别建立无心衰时的正常参考值范围。

第三章 CT 检查

第一节 概 述

一、CT 检查的应用价值及方法选择

随着人们物质生活水平的提高，心血管疾病的发病率和病死率呈逐年上升的趋势。因此，及早发现心血管疾病对于控制危险因素及控制疾病进展至关重要。心血管系统CT 检查作为一种无创、快速的检查方法在过去的二十年飞速发展。随着 16 排、64 排，320 排螺旋 CT 及双源 CT 等技术的问世，多排螺旋 CT（MSCT）在临床心脏病学中的作用已被重新定义。目前，MSCT 在评价冠状动脉狭窄、支架开放、桥血管通畅性、定性和定量检测冠状动脉斑块、分析心功能和心肌灌注方面，都有良好的临床应用价值。此外，MSCT 在急性胸痛患者的鉴别诊断中有着明显的优势，MSCT 一次屏气即可完成胸部各器官的扫描，短时间内能对主动脉夹层、急性冠状动脉综合征、肺栓塞等危及生命的疾病做出准确的诊断。

MSCT、超声心动图、MRI 及传统造影等影像学检查方法在心血管疾病诊断中各有优势。超声心动图具有可靠、价廉、便捷的优点，对心脏结构及功能评价准确，但无法行冠状动脉成像。MRI 无创、无辐射、可重复性强，但时间分辨率低限制了其广泛临床应用。传统造影检查被认为是评价冠状动脉狭窄的"金标准"，其主要优势是空间及时间分辨率高，可以提供冠状动脉狭窄的血流动力学信息，并可同时进行介入治疗。但这种有创检查方法存在风险，重要并发症的发生率在 1% ～ 3%。MSCT 作为一种无创检查方法，可以快速发现冠状动脉狭窄、主动脉病变及肺血管病变。因此，MSCT 已经成为急性胸痛患者鉴别诊断、冠心病高危人群筛查，以及介入和手术治疗后随访的首选方法，但射线剂量无法避免。

二、适应证与禁忌证

（一）适应证

适应证包括以下方面。

（1）不明原因的胸痛。

（2）急性胸痛，怀疑冠心病、肺栓塞及主动脉夹层。

（3）心脏肿瘤或心包疾病，超声心动、MRI 及经食管超声检查不满意。

（4）复杂先天性心脏病，评价心脏结构。

（5）无症状冠心病高危人群。

（6）其他检查不能做出诊断的 ECG 异常。

（7）血供重建术后（支架置入术或冠状动脉搭桥术）仍有胸痛症状者。

（二）禁忌证

重度对比剂过敏者是增强 CT 检查的绝对禁忌证。对于轻、中度对比剂过敏者，如必须行增强 CT 检查，应在检查前给予糖皮质激素或抗组胺药物，以预防过敏反应发生。服用二甲双胍的糖尿病患者在增强 CT 检查前及检查后需停用该药各 48 小时，以避免引起乳酸性酸中毒。对于血肌酐高于 159.12 μmol/L 的患者，应评价增强 CT 检查的风险和收益。这种情况下，侵入式冠状动脉造影检查应用较少的对比剂（30 ～ 50 mL），因此对于肾功不全的患者是首选。若肾衰竭患者因病情需要必须行增强 CT 检查，可先扫描再行透析。对于甲状腺功能亢进症患者，应控制病情后再行增强 CT 检查。对于重度心力衰竭及哮喘患者，建议谨慎行增强 CT 检查。

三、诊断准确性

研究表明，冠状动脉计算机体层血管成像（CTA）与传统冠状动脉造影检查比较，其敏感性为 89%，特异性达到 96%，阴性预计值为 98% ～ 100%，故冠状动脉 CTA 对于排除冠状动脉狭窄具有很好的临床价值。冠状动脉 CTA 诊断冠状动脉轻、中、重度狭窄的敏感性分别为 76%、78% 和 86%，钙化斑块是导致冠状动脉 CTA 评价冠状动脉狭窄假阳性最重要的自身因素，而心肌桥的漏诊则是导致假阴性结果的主要因素。

冠状动脉解剖异常虽然少见，但可能导致心肌梗死或猝死等严重后果。冠状动脉造影检查往往较难明确其异常，MSCT 非常适合用于明确这类患者冠状动脉的异常，其准确性接近 100%。MSCT 在冠状动脉搭桥术后评价方面，由于相比自身血管，桥血管管径相对较大，运动速度较慢，因此桥血管通畅程度的诊断准确性较高。6 项研究涉及约 350 例搭桥患者的荟萃分析显示，MSCT 检出桥血管闭塞的敏感性和特异性分别为 97% 和 100%。然而，MSCT 在诊断冠状动脉支架再狭窄方面的准确性受到挑战。由于受冠状动脉内支架自身因素、运动伪影及线速硬化伪影等诸多因素的影响，判断结果往往低估了支架内管腔的内径。但其对支架内狭窄判断的阴性预测值较高，因此可用于对冠状动脉支架通畅与否的初步筛查。

MSCT 在肺动脉及大血管病变的诊断方面具有很高的诊断准确性。采用大血管 MSCT 检查，可对大血管病变做到早期诊断、早期治疗，提高患者的生存率。在肺动脉栓塞诊断方面，MSCT 诊断的敏感性为 90%～97%，特异性为 90%～98%，定位诊断准确率达 94%，但其对亚段以下栓塞不敏感（6%）。而有关主动脉夹层的研究指出，传统 CT 由于扫描速度慢，无法在血液对比剂浓度的高峰期完成全程扫描，图像分辨率差，诊断主动脉夹层的敏感性为 75%～88%，而 MSCT 扫描速度快，对比剂用量少，并可在对比剂浓度高峰期扫描，诊断主动脉夹层的特异性、敏感性均可达 100%，并且在确诊的同时可进一步对病变进行分型、分期的评价。因此，MSCT 是检查主动脉夹层动脉瘤的重要手段。对于 Stanford A 型夹层而言，采用心电门控扫描模式进行胸部大血管成像，可以清晰、准确地显示与主动脉瓣相连的内膜片近段和冠状动脉，更重要的是可以避免内膜片运动伪影引起的过度诊断。对于 B 型夹层而言，只需采用非心电门控扫描模式就可以准确判断主动脉弓及降主动脉的病变情况。

四、对心血管疾病危险性分层指导

心血管危险是多因素的，心脏和血管早期病变表现的形式多种多样，其预防和治疗已经成为公共卫生问题。目前，MSCT 已成为心肺大血管成像的主要方法之一，可通过 MSCT 对常见的急重症心肺血管疾病危险程度、病情发展情况及治疗后的效果进行评估。

（一）冠心病危险性评价

传统的弗雷明汉（Framingham）心血管疾病危险因素包括家族史、年龄、性别、吸烟、胆固醇水平、血压水平和糖尿病水平等。Framingham 风险因素评分主要应用于 40 岁以上有症状成年人的风险评估。以往临床实践表明，多个传统危险因素相结合，可以在临床指导实践中更准确地估计各类风险因素致命或非致命性冠心病事件。因此，传统危险因素评估手段是临床上进行心血管危险筛查关键性的第 1 步。

而冠状动脉 MSCT 造影检查的出现，提供了一种无创、快速的手段对冠状动脉病变进行成像，并可准确地评估其危险程度。其所获得的图像与常规冠状动脉造影结果吻合率非常高，可在 90%～95%。一次扫描可同时获得左右冠状动脉所有分支的完整图像，不仅可以清楚地显示血管的狭窄部位和程度，还可以鉴别血管壁的斑块性质，并对经过药物治疗及危险因素控制后的冠状动脉粥样硬化的变化情况进行疗效评估。此外，在观察冠状动脉的同时，还可以显示主动脉和肺动脉情况，这对于判断病情的危险程度非常重要。

冠状动脉 MSCT 检查中除了能观察冠状动脉管腔内情况，同时钙化积分扫描还提供了冠状动脉钙化程度的信息。冠状动脉钙化的程度和范围与冠状动脉粥样硬化存在的范围和程度呈正相关，即钙化积分越高，冠状动脉狭窄的发病率越高。但是钙化积分阴性，并不意味着冠状动脉粥样硬化斑块不存在，原因是易损的冠状动脉粥样硬化斑块常无钙化，而且管腔狭窄的部位与冠状动脉钙化的部位并不一定对应。

在美国心脏病协会（AHA）2010 科学年会上，美国心脏病学学会基金会（ACCF）联合 AHA 临床指南任务组与其他六个专业协会合作，颁布了"2010 年版无症状、无冠心病病史成年人心血管风险评估指南"。首先，指南中针对现有的评估心血管风险的临床指标和实验室指标分别进行了价值评估，并明确给出了不同的推荐意见，进一步强调了传统风险因素在非健康人群心血管风险评估中的作用，并推荐了评分标准为"综合风险评分"（如 Framingham 风险评分）。即使用多个传统的心血管危险因素，对无症状、无冠心病病史的成年人进行风险评估，各项评分合并成一个单一的风险，用来对干预措施的目标进行定量估算。其次，指南以美国 Framingham 研究、德国前瞻性心脏研究（PROCAM）和欧洲危险预测系统（SCORE）研究为依据，并根据今后 10 年间发生冠心病事件的绝对危险（10 年风险）将风险度分为低度风险（＜6%）、中度风险（10%～20%）和高度风险（＞20%）。

其中，冠状动脉 CT 造影检查被归入第Ⅲ类推荐，即对普通人群无益处，并不推荐应用于低度或中度风险的无症状冠心病成年人。冠状动脉钙化积分则归为第Ⅱ类推荐，既适用于 40 岁及以上糖尿病患者，也适合中度风险（6%～10%，10 年风险）、无症状成年患者的心血管风险评估，但是不建议应用于低度风险（＜6%，10 年风险）的无症状成年患者的心血管风险评估。

（二）肺动脉栓塞危险性评价

曾有研究通过 MSCT 来评价肺栓塞严重程度，并提出了"肺栓塞指数"这一指标。每侧肺动脉系统分为 10 个肺段单位，每个肺段 2 分，单侧共 20 分，PTE 指数 ＝ N×D，N 为栓子近段位置的分值，D 代表阻塞程度（部分阻塞：1 分；完全阻塞：2 分），总指数为 20×2 ＝ 40。PTE 指数 ÷ 总指数 ≥ 0.6 的患者，预后不佳，病死率高，应选择积极治疗方法；小于 0.6 的患者仅需要抗凝治疗。这项指标简单直接，但尚需通过大样本前瞻性研究的检验。

（三）大血管病变危险性评价

MSCT 可明确显示多种血管性病变，如主动脉夹层、血管闭塞性病变、真性或假性动脉瘤、动静脉瘘、动脉炎等，能够提供病变的详细解剖形态及部位，确定病变类型，明确病因和并发症情况。

近年来，有人提议用"急性主动脉综合征"（AAS）描述主动脉夹层、穿透性动脉硬化性溃疡、壁内血肿这一组有相似临床症状的主动脉病变。MSCT 一站式检查可显示整个主动脉（包括胸主动脉和腹主动脉），这对于急性主动脉综合征诊断更有意义。急性主动脉夹层的病死率及进展的风险随着时间的推移而逐步降低。安贞医院曾报道一组 MRI 研究的 74 例中，急性占 74.3%，慢性占 25.7%，与国外报道基本一致。急性 Stanford A 型主动脉夹层病死率极高。根据国外报道，未经治疗的急性 Stanford A 型主动脉夹层，最初 48～72 小时，每小时病死率为 1%～2%，即发病后 2～3 天约 50% 的患者死亡。2 周内病死率约 80%。主动脉夹层根据急、慢性和病变累及范围不同，在临床上治疗是完全不同的。一般急性 A 型主动脉夹层主张积极的手术治疗，而 B 型主张药物非手术治疗和血管内覆膜支架隔绝术。对于急性主动脉夹层，MSCT 可以及时、迅速地提供准确诊断，显示内膜片、真腔、假腔、心包积液、血管周围血肿、腹主动脉受累范围、主要脏器血管和双髂总动脉受累情况。通过评价夹层的真腔和假腔的大小及形态、破口的大小与位置、分支血管的受累情况，为进一步治疗方案的制定、手术方式的选择提供重要信息。一些学者报道，MSCT 发现主动脉夹层较主动脉造影敏感，假阳性、假阴性少，创伤小，还可显示纵隔及腹腔其他结构的解剖细节。因此，MSCT 已作为诊断主动脉夹层的一个基本影像学方法。另外，MSCT 的可重复性便于手术和药物治疗后的随访观察。

五、治疗效果评价

（一）冠心病疗效评价

MSCT 为冠心病支架置入治疗后及冠状动脉搭桥手术后的效果评价提供了一种便捷、无创而又准确的检查手段。在冠状动脉支架置入术后评价方面，MSCT 可清晰地显示支架的位置、形态，评价支架腔内情况。在冠状动脉搭桥术后，MSCT 可评价桥血管走行、通畅程度及桥血管近端和远端吻合口的通畅情况（见图 3-1）。对于冠状动脉支架内的管腔评估，除受到患者心率、重建期相及有限的空间分辨率等常规心脏 MSCT 影响因素制约外，还受到支架自身材质、长度、直径、金属丝编织方式，以及支架周围条件（如串联支架、弥漫钙化）、窗宽/窗位等因素的影响。其中，支架直径占较重要的地位，针对不同直径的支架进行对比研究，表明支架直径的大小直接影响支架内再狭窄的观察，直径大于 3 mm 的支架较直径小于 3 mm 的同类支架，腔内显示率明显增高。因此，对于支架治疗后评价需综合多种因素进行分析，结合支架内及其远端管腔的显影情况做出正确的诊断。此外，冠心病患者治疗后定期进行 MSCT 检查，在了解其支架或桥血管通畅情况的同时，还可对其心功能，特别是对左心室功能进行评价，以进一步评估患者的长期预后情况。

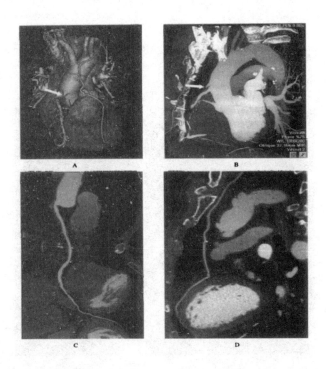

A.VR 图像显示 CABG 术后，同时显示左乳内动脉－前降支远端的动脉桥（白箭），升主动脉－右冠状动脉远端的静脉桥和自起始部闭塞的另一处静脉桥；B.MIP 图像从另一角度显示了自起始部闭塞的静脉桥，同时可见正常走形的右侧乳内动脉（白箭）；C.CPR 图像显示前述的升主动脉－右冠状动脉静脉桥，桥血管及吻合口均通畅，同时显示了静脉桥内多处的轻微狭窄，D.CPR 图像显示左乳内动脉－前降支远端的动脉桥及吻合口均通畅

图 3-1　冠心病术后效果评价

（二）肺动脉栓塞疗效评价

MSCT 的高密度分辨率和空间分辨率使其能够对肺动脉栓塞的直接影像表现进行精细显示，可以根据 MSCT 所清晰显示的肺动脉血管腔内血栓形态，估计溶栓抗凝治疗的效果和预后，对于制定肺栓塞的临床治疗方案有很大的参考意义。内科溶栓治疗理论上对于 5 天内的急性栓塞效果较理想；对于以中心充盈缺损、凸向腔内的充盈缺损为主的急性肺栓塞患者，应选择近期复查了解疗效；对于以附壁型充盈缺损或完全型充盈缺损的慢性肺栓塞患者，则应以中远期复查为宜；对于手术取栓的患者，应予以出院前复查，制定预后的治疗方案。

（三）大血管病变疗效评价

MSCT 可针对以下几点对大血管病变治疗后的效果进行评价。

（1）与治疗前比较，病变范围、形态的变化，是否有部分或全部血栓化。

（2）对于手术后患者，评价有无残余病变，以及残余病变的大小、形态、位置等，有无其他并发症。

（3）对于血管腔内覆膜支架介入治疗的患者，主要评价覆膜支架有无移位、变形、内漏及其他并发症（见图3-2）。

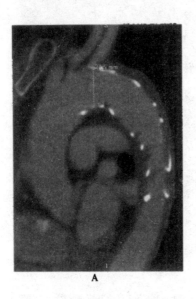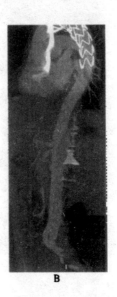

A. 支架位置形态未见异常，真腔膨胀较好，假腔变小血栓化，支架附近假腔内未见对比剂溢出，B. 胸腹主动脉重建：胸主动脉真腔通畅，假腔未显影，腹主动脉左侧髂总动脉可见残余假腔

图3-2   主动脉夹层，DeBakey Ⅲ型支架置入术后

六、MSCT 检查合理应用原则

MSCT 已成为心血管疾病的首选检查方法，但其射线剂量不可避免，所以应严格掌握检查适应证。对于临床疑似冠心病而其他无创检查不能明确者、中高度以上冠心病危险因素人群、支架置入术后或冠状动脉搭桥术后仍有胸痛症状者可建议选择 MSCT 检查；对于无明显症状且危险因素评级中度以下的人群，不应将 MSCT 检查作为常规筛查手段。在临床工作中，应在满足诊断的前提下尽量降低放射剂量，降低辐射剂量的技术包括前瞻性心电门控技术、心电门控管电流调制技术、Z 轴自动管电流调节技术、根据患者体型设计个性化扫描方案（调节管电流、管电压）、严格控制扫描范围、对敏感部位进行遮盖保护等。此外，检查前训练患者配合屏气及控制心率都是检查成功的关键。对于不能配合屏气的患者，不建议进行冠状动脉CT检查。在满足上述检查条件的基础上，MSCT 检查的图像质量和诊断准确性将大大提高，应用前景广阔。

第二节　正常心脏及大血管 CT 影像特征

图像后处理技术包括多平面重组（MPR）、曲面重组（CPR）、最大密度投影（MIP）、表面遮盖显示（SSD）、容积再现（VR）、仿真内镜等，每种后处理技术有本质的不同，各有优缺点，所有重组的图像都可能带来假象。操作者必须了解每种技术的特点，才能保证处理图像的质量和信息的可靠性。

一、横轴位影像

横轴位是最常应用的标准体位，它能清楚地显示心脏及大血管的结构关系，了解心脏各个房室间的解剖位置及房室大小。左心室平均直径为 45 mm，室壁及室间隔厚度约为 10 mm；右心室平均直径为 35 mm，室壁厚度约为 5 mm。

（一）无名动脉层面

无名动脉层面可见 5 个血管断面，即气管前方的无名动脉，其左侧的左侧颈总动脉、左后侧的左侧锁骨下动脉，最右侧的上腔静脉及前部呈带状的左侧无名静脉。

（二）主动脉弓部层面

主动脉弓部层面可见主动脉弓及其右侧的上腔静脉，主动脉弓后侧可见气管及食管。

（三）主动脉－肺动脉窗层面

气管右前为升主动脉，脊柱左前方为降主动脉，二者间的低密度区即为主动脉－肺动脉窗。上腔静脉位于升主动脉右后侧，此层面可以见到奇静脉由脊柱右前方，绕过气管右缘汇入上腔静脉。

（四）左肺动脉层面

左肺动脉层面，又称为气管隆嵴层面。此层面可见左右主支气管，升主动脉位于右前部，其左后侧、左主支气管左前方可见向左侧弧形走行的左肺动脉。上腔静脉位于升主动脉右后侧，奇静脉位于降主动脉右侧、脊柱前方。

（五）右肺动脉层面

右肺动脉层面可见升主动脉位于右侧前方，升主动脉左侧为肺动脉主干（有时可见肺动脉瓣膜结构），升主动脉左后侧右肺动脉呈弧形绕过升主动脉进入右肺门，升主动脉与右肺动脉干之间为上腔静脉，上腔静脉右侧可见右上肺静脉。左上肺静脉位于左主支气管左前方，左上肺静脉后侧为左肺动脉。降主动脉及奇静脉位置基本不变。

（六）主动脉根部层面

1. 主动脉窦

前部为右窦，左后为左窦，右后为后窦。左窦位置略高于其他两窦。自此层面向下胸部降主动脉及奇静脉于胸部位置基本同前。此层面以下可以见到冠状动脉主干及分支，相关冠状动脉解剖另外详述。

2. 左冠状动脉

升主动脉根部居中，前方为主肺动脉干（右心室流出道）。后方为左心房及左心耳，右侧为右侧房耳，右后方为上腔静脉。左心房两侧可见双上肺静脉连接心房。

3. 右冠状动脉

右冠状动脉较左侧冠状动脉发出层面略低。升主动脉根部居中，其前方为右心室流出道，左侧为左心室顶部，右侧为右心房（可见上腔静脉汇入右心房），后方为左心房及肺静脉（多为下肺静脉）。此层面可见右窦发出的右冠状动脉主干近段。

（七）左心室流出道层面

由位于左后侧的左心房、左前侧的左心室、右后侧的右心房、右前侧的右心室及主动脉窦 - 左心室流出道构成的"五腔心"层面。此层面可以观察到左侧房室间的二尖瓣和右心房右心室间的三尖瓣。三尖瓣位置略较二尖瓣低。两心房室间可见房间隔和室间隔。左心室的心肌壁较右心室厚，腔内可见乳头肌影。右心室腔内在扫描清晰的情况下可以见到腔内前部横行的调节束。前室间沟、左心房室沟及右心房室沟内分别走行前降支、回旋支和右冠状动脉。

（八）左心室体部层面

左心室体部层面可见左右心房、室四个心腔。

（九）左心室膈面

左心室膈面可见呈长圆形的左心室和右侧的右心室，可见少许右心房。

二、短轴位影像

短轴位，即垂直于左侧二尖瓣到心尖的连线的层面，可以清晰地显示左心室各壁的心肌情况，结合电影观察可以了解心肌收缩和心肌壁增厚变薄情况。短轴位对于瓣膜、左心室流出道及心尖部的观察略差。

（一）升主动脉根部层面

主动脉根窦部位于中央，可以见到三个主动脉窦：前方为右窦，左后侧为左窦，右后方为后窦。右窦发出右冠状动脉，左窦发出左冠状动脉。此位置可以显示三个主动脉瓣（右冠状动脉瓣、左冠状动脉瓣、无冠瓣），在动态观察时可以显示瓣膜的开闭状况，多用来协助诊断是否有主动脉瓣受累疾病。

（二）二尖瓣层面

二尖瓣层面可见左心房室及二尖瓣，亦可见到右前部的右心室和右后侧的右心房，二者间的三尖瓣显示略逊于二尖瓣。

（三）左心室体部层面

左心室占据纵隔左侧左缘大部，呈椭圆形，此层面可以显示左心室前间隔壁、侧壁、侧后壁、后壁及室间隔。左心室腔内类圆形充盈缺损为前、后乳头肌影。应该注意的是，短轴位上左心室前缘并非心尖部，而是前间隔壁。

（四）左心室心尖部层面

左心室心尖部层面可见左右心室。因该层面接近心尖，可以对心尖进行观察，但观察效果不如长轴位。

三、长轴位影像

（一）垂直于室间隔的左心室长轴位（四腔位）

四腔位为最常用的心脏特有成像体位。该层面垂直于室间隔及房间隔，右侧前后分别为右心房及右心室。左侧为左心房及左心室。右心房室间为三尖瓣，左心房室间为二尖瓣。左心室肌壁厚，肌小梁纤细。右心室略呈三角形，肌小梁粗大，肌壁薄，腔内可见横行的调节束。

（二）平行于室间隔的左心室长轴位（两腔位）

两腔位是常用的心脏特有成像体位之一。平行于室间隔和左侧二尖瓣到心尖的连线的层面。主要用来观察瓣膜（主动脉瓣及二尖瓣），左心室流出道和心尖部情况。左下方呈椭圆形的心腔为左心室，其后上方为左心房，二者间为二尖瓣口。在此层面左心室心腔内可见呈三角形之前、后两组乳头肌。

（三）左心室膈面

左心室膈面可见左右心室。因该层面接近心尖，可以对心尖进行观察，但观察效果不如长轴位。

（四）左心室流入道、流出道（双口位）

左心室流出道层面可以清楚地显示左心室流出道、主动脉瓣及升主动脉根部，左心室腔内前、后组乳头肌影，并可见左心房、室间的二尖瓣，主动脉后窦与二尖瓣前叶连接关系。左心室前缘相当接近心尖部，所以常用来观察心尖部病变。

四、冠状动脉影像

冠状动脉主要分支为左、右冠状动脉。二者分别发自升主动脉根部的主动脉窦部，左冠状动脉发自左后窦，右冠状动脉发自前窦。

(一) 左冠状动脉

左冠状动脉走行于肺动脉干与左心耳之间，它的主干（左主干）很短（0.5～2.0 cm）。行至左冠状动脉状沟时分为前降支和回旋支，也可能在二者之间发出中间支。一个分支向前下走行为前降支，另一个分支沿房室环绕向后为回旋支。

1. 前降支（LAD）

前降支供应部分左心室、右心室前壁及室间隔前 2/3 的血液。前降支沿途又可发出对角支、右心室前支、左圆锥支，前间隔支。

2. 对角支

对角支分布于左心室游离壁的前外侧。

3. 右心室前支

右心室前支分布于右心室前壁。

4. 左圆锥支

左圆锥支分布于肺动脉圆锥和右心室前壁。

5. 前间隔支

前间隔支分布于室间隔的前 2/3 部分。

6. 回旋支（LCX）

回旋支供应左心房壁、左心室外侧壁、部分左心室前后壁。回旋支沿途发出左心室前支、钝缘支、左心室后支、左心房支、房间隔前支（Kugel 动脉）。

7. 左心室前支

左心室前支分布于左心室前壁的上部。

8. 钝缘支

钝缘支分布于钝缘及相邻的左心室壁（左心室后侧）。

9. 左心室后支

左心室后支回旋支在膈面的终末部分之一。

10. 左心房支

左心房支供应左心房，部分供应窦房结。

11. 房间隔前支（Kugel 动脉）

房间隔前支分布于房间隔内。

(二) 右冠状动脉

右冠状动脉（RCA）走行于肺动脉主干根部和右心耳之间，被较多的脂肪组织包绕，通过心脏右缘至心脏膈面。在后室间沟与房室沟的交叉点（后"十"字交叉）附近分为左心室后支和后降支，少数右冠状动脉只达到后"十"字交叉（在膈面房室沟与后室间沟联结交叉处），左心房和左心室后壁由回旋支供血，极少数右冠状动脉终止于右心室膈面或锐缘部而不达到后"十"字交叉。右冠状动脉供应右心房，右心室后壁与心脏隔面的大部分心肌。右冠状动脉沿途发出如下分支。

1. 后降支

后降支分布于左、右心室后壁和室间隔的后下 1/3 处。

2. 左心室后支

左心室后支分布于左心室后壁的一部分或全部及左心房的一部分。

3. 锐缘支

锐缘支右冠状动脉走行至右心室锐缘附近发出的沿着或平行于心下缘行走的分支。

4. 右圆锥支

右圆锥支分布于右心室肺动脉圆锥部前方。

5. 右心室前支

右心室前支主要分布在右心室的胸肋面。

6. 右心房动脉

右心房前支供应右心房前壁和右心耳，及窦房结；右心房中间支和右心房后支供应右心房侧壁和后壁。

五、肺动脉影像

（一）右肺动脉

右肺动脉长于左肺动脉，从气管杈前方横向右行，出纵隔右缘前先发出右上肺动脉（前干），然后成右下肺动脉（叶间动脉）出纵隔进入右肺门区（见图3-3）。

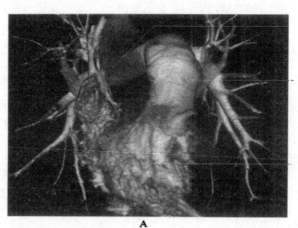

右肺动脉干

主肺动脉

右主室

A

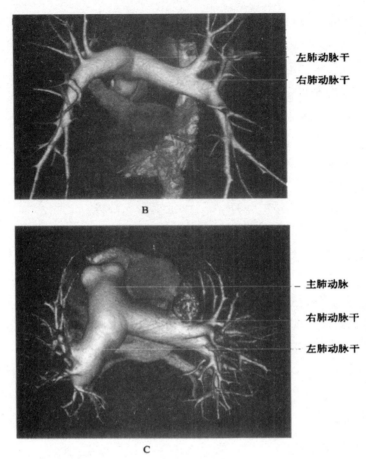

图 3-3　肺动脉

1. 右上肺动脉

右上肺动脉出纵隔右缘，在右上叶支气管前面分为尖支和前支动脉，伴行于同名肺段支气管的内侧缘，分布到同名肺段内。尖支还分出一小支动脉进入后段。

2. 右下肺动脉

右下肺动脉从近端的前外方发出 1～3 根升支，走行于斜裂上部进入右上叶后段。此后右下肺动脉从中间支气管的前面绕到外侧面，二者并列下行，构成右肺门下部。右上肺静脉干在它的近端前面越过。二者相交成向外开放的肺门角，肺门角以上为右肺门上部。右肺下动脉从肺门角到中叶支气管口水平，这一段没有分支。在中叶支气管口附近从前壁发出中叶动脉，伴行于中叶支气管的上缘，分为外支和内支，分别随段支气管进入各肺段。此后绕行到右下叶支气管（基底干）的外后方，先从后壁发出背段动脉，伴行于该段支气管的上缘，然后发出各基底段动脉，伴行于相应段支气管的外侧缘，进入下叶各肺段。

（二）左肺动脉

左肺动脉从肺动脉主干分出，跨越左主支气管向后，绕到左上叶支气管的后面，此段左肺动脉称为左肺动脉弓。由弓部发出尖后支和前支动脉。尖后支走行于同名支气管的内侧，前支动脉随同名支气管横行向外。左肺动脉在斜裂内，于左上叶支气管的后下方发出舌段动脉，由后向前走行于同名支气管的外下缘。左肺动脉在发出舌段动脉后就成为左下叶动脉，由它发出背段动脉和其他分支，到背段和各基底段内，走行情况与右肺动脉相似。

（三）肺动脉直径测量

西蒙（Simon）介绍，正常成年人右下肺动脉直径为 9 ~ 17 mm（内含中间支气管外侧壁 1.0 ~ 1.5 mm），左下肺动脉直径比右侧小 1 ~ 2 mm，反映了右肺循环血量多于左肺（右肺占心搏出量的 55%，左肺占 45%）。

六、主动脉及其主要分支影像

主动脉是体循环的主干。由左心室发出，初向上右，继转向左后，过左肺根之上，在脊柱左侧又转向下行，平十二胸椎平面穿过腹肌主动脉裂孔移行为腹主动脉，至第四腰椎的高度分为左、右髂总动脉。主动脉按行程可分为三段，即升主动脉、主动脉弓、降主动脉。

（一）升主动脉

升主动脉长约 5 cm，约平第 3 肋软骨，起于左心室，向右前上升至第 2 胸肋关节后，与主动脉弓相续。升主动脉的右侧有上腔静脉，左前有肺动脉，后有右肺动脉、右肺静脉和右主支气管。升主动脉起始处略显膨大，叫作主动脉球，其内腔称为主动脉窦，左右冠状动脉分别起始于此。

（二）主动脉弓

主动脉弓于右侧第 2 胸肋关节后方起始，呈弓状向左后方弯曲，至第 4 胸椎左侧延续为降主动脉。

主动脉弓前紧贴胸腺并与胸骨柄相隔，后有气管、气管权和食管，下有肺动脉及左主支气管。主动脉弓的上面有左头臂静脉横过。弓的上面从右至左发出三大分支，即头臂干、左颈总动脉和左锁骨下动脉。头臂干为一短干，从主动脉弓右端向上斜行，至右胸锁关节后，即分为右颈总动脉和右锁骨下动脉。

（三）胸主动脉

胸主动脉是降主动脉的胸段。平第 4 胸椎体的左侧，接续主动脉弓，在心脏后方沿脊柱下降至第 12 胸椎平面，穿过腹肌主动脉裂孔，移行为腹主动脉。胸主动脉与食管关系密切，起初在食管左侧，渐移向后内，在膈的食管裂孔处，动脉已居食管之后且略偏右。

（四）腹主动脉

腹主动脉分出的不成对的三大脏支和成对的脏支。不成对的三大脏支：①腹腔干，其分支分布于食管腹段至十二指肠降部间的消化管及其附属腺体、大网膜和脾；②肠系膜上动脉，其分支布于十二指肠降部至横结肠间的消化管；③肠系膜下动脉，其分支布于结肠左曲至直肠上段间的消化管。

成对的脏支动脉主要有肾上腺动脉、肾动脉、睾丸动脉。①肾上腺动脉起点发自腹主动脉两侧，分布于肾上腺。②肾动脉较粗大，于肠系膜上动脉起点稍下方从腹主动脉两侧发出。右侧比左侧者稍长，每侧肾动脉均分数支进入肾门。另发一小支至肾上腺。有的肾动脉分支，可不经肾门而从肾的上端或下端入肾，称为肾副动脉。肾副动脉可来自肾动脉、肠系膜上动脉或腹主动脉，在肾脏手术时应予注意。③睾丸动脉细长，在肾动脉发出处稍下起自腹主动脉前壁，斜向下外行进，约平第4腰椎跨过输尿管前面，经腹股沟管至阴囊而布于睾丸。女性的此动脉称为卵巢动脉，至小骨盆上缘处行于卵巢悬韧带内，经子宫阔韧带两层之间到达卵巢。

腹主动脉其他分支包括膈下动脉和腰动脉。①膈下动脉左、右各一，起自腹主动脉上端的前壁，分布于膈的下面和肾上腺。②腰动脉有四对，起自腹主动脉后壁，向外横过第1～4腰椎进入腹后壁肌肉深面，分布于腹后壁及背部肌肉和脊髓等处。

第三节 血管与心脏异常的影像特征

一、血管异常

（一）发育异常

1. 走行异常

CT平扫和增强扫描可显示大血管位置的异常，以及冠状动脉的起源异常、走行异常。例如，右位主动脉弓表现为主动脉弓位于气管的右侧且常合并有迷走的左锁骨下动脉。

2. 动静脉间直接交通

MSCT扫描可显示动静脉间异常交通的部位、走行、数量及形态等情况。以肺动静脉瘘为例，随其类型的不同，MSCT表现有所不同。有瘤囊者平扫可显示为大小不等，呈中等密度的圆形、椭圆形或分叶多囊状影，CT值与血管一致。明显者可见与其相连的纡曲、扩张的血管影。增强后瘤囊迅速强化，峰值与右心－肺动脉充盈期一致。至左心期强化程度下降。同时，还观察到供血、引流的肺动脉、肺静脉，"团注"的速度增强扫描效果更好。而多发或弥漫型肺动静脉瘘主要位于右肺下叶，表现为众多小结节网状结构，增强可见增强和扩张的血管影，但很难看到动、静脉的连通（见图3-4）。

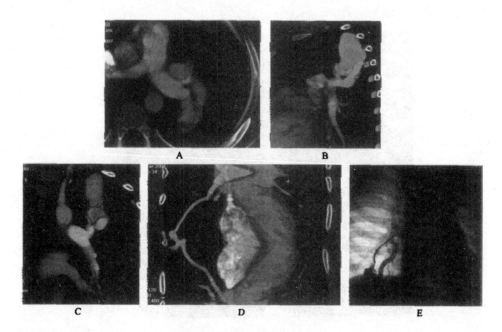

MPR重建在轴矢冠位，（A～C.显示粗大、扭曲呈动脉瘤样改变的异常血管连接左上肺动脉和肺静脉；D.曲面MPR重建显示右下肺动脉分支与右下肺静脉短路，异常血管亦呈瘤样扩张，E.经造影证实，右下肺动静脉瘘形态与MSCT显示的（D）完全符合

图3-4　多发先天性肺动静脉瘘

（二）管径异常

MSCT具有良好的空间分辨率和时间分辨率，能够清晰地显示管壁结构，并准确测量管腔径线。轴位扫描时收缩期升主动脉内径为24～30 mm，降主动脉内径为18～22 mm，二者比例为2.2:1.0～1.1:1.0。主动脉瘤MSCT扫描可直接显示出主动脉内径增大的部位、范围和程度，而主动脉缩窄则表现为管腔内径变小。

（三）管腔内密度异常

1. 夹层

最常见的主动脉夹层，CT增强扫描可区分真假腔及内膜片，增强后表现为真假腔之间的密度差异，假腔的显影及排空均较真腔稍延迟，真腔常受压、变形或移位。同时，CT增强扫描还可清晰显示内膜破口情况、主要分支受累情况。CT平扫时还可见内膜片的钙化。典型主动脉夹层的CTA表现，如图3-5所示。

2. 血栓

CT 增强扫描可观察血栓的部位、形态，增强后可表现为血管内中心性充盈缺损（轨道征）；血管内偏心性充盈缺损，血栓沿管壁分布，为附壁性充盈缺损，好发于血管分叉处，以及血管管腔的完全阻塞。

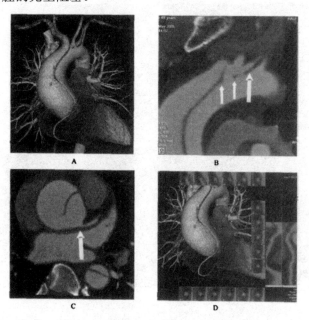

A.VR 三维重建可见主动脉升、弓、降部呈双腔；B. 斜矢状位 MPR 重建清晰显示内膜片、内膜破口及头臂分支受累情况（箭）；C. 轴位 MPR 重建见升主动脉根部内膜破口，左冠状动脉起自真腔（箭）；
D.VR 和探针技术可获得冠状动脉纵轴、横轴位管腔及管壁信息

图 3-5　主动脉夹层（DeBakey Ⅰ型）

（四）管壁异常

1. 血管壁钙化

CT 表现为高密度影，CT 值可在 200 HU 以上。

2. 血管壁斑块

在增强 CT 扫描时，可以发现管壁的不规则增厚，甚至可以根据 CT 值的大小来辨别附着在管壁上的粥样硬化斑块的性质。如软斑块、纤维斑块和硬斑块的 CT 值分别为小于 50 HU、50 ～ 120 HU 和大于 120 HU。容易脱落导致管腔狭窄或心肌梗死的多为软斑块。CT 在辨别管壁钙化及斑块性质方面，要明显优于超声和 MRI。

3. 主动脉壁间血肿

MSCT 平扫，早期主动脉壁间血肿的特征性表现是主动脉腔周围呈环形或新月形高密度壁增厚，这种高密度影提示壁间血肿的存在。增强 MSCT 扫描对主动脉壁间血肿诊

断是非常必要的。其特征性表现是环形或新月形增厚的主动脉壁无强化，呈明显低密度。同时看不到内膜破口或溃疡样病变及真腔与假腔间的交通。主动脉壁间血肿在 CTA 的另一个特点是无主要分支血管受累。主动脉壁间血肿增厚的主动脉壁内缘是光滑平整的，这是与其他原因引起的主动脉壁增厚（如主动脉粥样硬化、穿透性动脉粥样硬化性溃疡和主动脉瘤样扩张伴层状附壁血栓）最重要的鉴别征象。

4. 穿透性动脉粥样硬化性溃疡

穿透性动脉粥样硬化性溃疡的主要表现是主动脉壁广泛粥样硬化和突出于主动脉腔的"龛影"，而没有内膜片和夹层。CTA 显示特征性弥漫性主动脉粥样硬化改变，即主动脉壁不规则增厚和钙化，并伴溃疡样病变，即"龛影"。

二、心腔异常

（一）心肌异常

1. 心肌厚度改变

MSCT 增强扫描可良好地显示心肌的厚度，在肥厚型心肌病时，可显示非对称性心肌肥厚和肌小梁肥大的特点。心肌梗死可见心肌局部变薄及室壁瘤的形成。

2. 心肌密度改变

冠状动脉病变常导致心肌血供的改变，最终导致心肌缺血或梗死，坏死心肌由结缔组织取代。CT 增强扫描表现为局部心肌密度降低或无强化区；而心肌原发性肿瘤或继发性肿瘤均表现为与正常心肌不同的增强表现，肿瘤增强后的密度根据其性质可高于或低于正常心肌。

3. 心肌运动异常

MSCT 可反映局部心肌缺血等病变所致的运动异常，如心肌梗死时局部心室壁的反常运动。电影 CT 可反映心室容积的变化，并测定射血分数，定量测定心肌运动异常所致的心排血量的变化。

（二）心腔异常

1. 心腔大小改变

CT 增强扫描可直观地显示心腔内径的变化，如心脏扩大（扩张型心肌病）和心腔狭小（肥厚型心肌病）；心肌梗死后左心室室壁瘤可见心室腔局部向外扩张。

2. 心腔内密度改变

心腔内肿块或血栓可表现为心腔内低密度的充盈缺损。

（三）心包异常

1. 心包缺损

大多数的心包缺损是部分性的，完全性缺损只占 9%，约 70% 缺损在左侧，4% 在右侧，膈包缺损占 17%。约 1/3 的心包缺损患者合并有其他先天性变异，包括房间隔缺损、动脉导管未闭、支气管囊肿、二尖瓣狭窄和法洛四联症等。CT 扫描可显示心包缺损和可能合并其他畸形。当膈心包缺损时，CT 可显示腹腔脏器或脂肪疝进入心包。

2. 心包渗出

正常心包腔中含有 20 ～ 30 mL 的浆液样液体，含 1.7% ～ 3.5% 的蛋白质。引起心包渗出的病因很多，渗出液的性质亦有不同。CT 扫描很容易发现心包积液，少至 50 mL 的液体即可检出。在仰卧检查时，少量的渗出液将聚集于左心室与右心房的后外方。大量渗出时形成一个水样密度带环绕心脏，而使壁层心包与心脏的距离加大，这时的心包积液在 200 mL 以上。

3. 心包增厚和钙化

结核性心包炎或放射性心包炎常引起心包增厚，心包厚度可增至 5 ～ 20 mm，束缚心脏的舒张，也可呈局限性增厚，引起两侧心室舒张功能障碍。部分增厚的心包内可出现钙化。钙化常提示炎症的后期，CT 扫描因其良好的密度分辨率而成为检测钙化最敏感的检查方法，并能准确定位钙化的部位和范围。

4. 心包新生物

原发性心包肿瘤极为少见，而区分心脏恶性肿瘤和心包肿瘤则十分困难，即使在尸体解剖时亦难确定。无论是原发性肿瘤还是转移性肿瘤，最主要的临床并发症为心包积液和心包压塞，也可出现心包局限性或弥漫性的增厚。增强 CT 扫描常更有利于观察心包肿瘤的大小和范围，并能区分是大量渗出所致的心包压塞，还是肿瘤直接侵犯心包合并腔静脉阻塞。

第四节　图像分析及其影响因素

一、图像分析

普通 CT 扫描时间较长，与心脏的心动周期不一致，受心脏收缩运动和呼吸运动的影响大，因此图像质量不能满足观察心脏解剖结构和功能的需要，而 MSCT 辅以心电门控检查技术，可较好地反映心动周期内心脏形态学的改变和心脏功能状况。

在纵隔脂肪的衬托下，即使在 CT 平扫时，心脏大血管的结构和排列走向也是较为清楚的，增强后则更加清晰。由于心肌壁和心腔内血流密度在 CT 平扫时密度相仿，因而难以观察腔内结构，在增强后二者的密度差异明显，心肌游离壁及室间隔壁均可清楚显示。

观察分析时应根据扫描层面的顺序，依次观察心脏大血管的形态改变，包括结构和密度有无异常、房室大小及血管内径的变化。对心脏和胸腔内大血管病变，观察范围从主动脉弓上平面直至横膈平面；而对腹部大血管病变，观察范围则从膈顶到腹主动脉分叉水平。根据病变情况还可确定特殊的平面或范围。根据病变的性质，可分别采用平扫、薄层扫描、增强或动态扫描等方法，综合分析病变形态特点。需同时观察病灶的时间密度曲线，以便做出正确的诊断。

二、影响分析的因素

MSCT 作为一种无创技术，可以很好地显示心脏冠状动脉及大血管的情况，对心脏及大血管疾病的诊断具有较高的敏感性和特异性，而准确的评价有赖于 MSCT 的图像质量。

多种因素可影响 MSCT 的图像质量，从而影响其诊断的准确性。由于冠状动脉 MSCT 图像是在心电门控模式下对心动周期的特殊时相进行重组而获得的，因此心率过快将使所选择的时相内图像的清晰度下降，而心律失常将使不同时相的图像重组在同一图像上，影响图像质量和诊断的准确性。除心率或心律因素外，在扫描过程中如果患者未憋住气，呼吸运动伪影将导致冠状动脉管壁模糊，甚至呈双边样改变、错层等表现，部分节段无法清晰显示，因此图像不能用于诊断。同时，观察肺血管纹理也可见明显模糊错层。另外，对比剂的使用也是一个重要的影响因素。使用高浓度碘剂可以显著提高管腔的密度，从而获得较好的冠状动脉增强效果。注射速率及总量的个性化调整，有助于保证冠状动脉管腔对比剂达到较好的效果。

严重钙化是影响 MSCT 冠状动脉诊断的准确性、降低图像质量的又一重要因素。MSCT 对钙化较敏感，可以发现沿冠状动脉管壁分布的高密度影，即为钙化。钙化具有多种形态，如点状钙化、条状钙化和弥漫性不规则钙化。钙化的密度和范围将对图像的质量产生影响，较严重的钙化由于部分容积效应将会影响邻近管壁及管腔情况的观察与评价。广泛弥漫的钙化，由于 MIP 图像上管腔、管壁重叠或是 CPR 图像上管腔中心点选划的不同，容易造成管腔狭窄程度的过重评价。此外，图像窗宽、窗位的选择是否恰当，以及重建方法的应用是否正确，也会对图像质量及诊断准确性产生影响。

MSCT 冠状动脉检查的限度如下。

（1）影响因素多，所有影响图像质量的因素均将影响检查结果的准确性（如心率、心律、呼吸、钙化、支架等）。

（2）空间分辨率不够高，对纤细血管病变的判断准确性下降。

（3）时间分辨率低，不能提供血流动力学信息，对闭塞性病变判断困难。

相对于冠状动脉 MSCT 图像而言，大血管 MSCT 图像由于血管管径大和受心脏血管运动影响较小，通常不需要心电门控采集，因此采集时间更短、范围更大；由于速度快，可进行更薄层采集，在获得良好的图像空间分辨率的同时，也大大地减少了运动伪影和部分容积效应。与冠状动脉 MSCT 检查相比，其成像技术和对血管病变的评价更容易，更易获得满意的图像质量和准确的诊断。

第四章　心电图特殊波

第一节　J 波（Osborn 波）

心电图上从 QRS 波急转为 ST 段的连接点称为 J 点，它标志着心室除极结束和心室复极开始。在心脏正常情况下，心室最后除极和心室最早复极之间存在着共同过渡区，在人体重叠时间约为 10 毫秒。倘若 J 点从基线移位则称为 J 点偏移，常见于过早复极综合征、急性心肌缺血、心包炎和束支传导阻滞等。如 J 点偏移呈特殊圆顶或驼峰状时称为 J 波。文献报道 J 波命名甚多，如驼峰征、Osborn 波、晚期预激波、低温波、低温驼峰状、J 点波及 K 波等，但命名为 J 波更合适且通用。

一、J 波研究的历史

1920 年和 1922 年，克劳泽（Krause）等进行犬血钙浓度实验，首次提出高血钙 J 点变化。1938 年，托马舍夫斯基（Tomaszewski）首次报道 1 例意外低体温患者 QRS 波与 ST 段交接处呈现额外有缓慢偏移，作者称为低温波；1940 年，科斯曼（Kossmann）也注意到低体温患者有类似心电图变化。1943 年，格罗斯 - 布罗克霍夫（Grosse-Brockhoff）和肖德尔（Schoedel）在犬实验中发现一种特殊"室内传导阻滞"与 J 波相似。1952 年，毕格罗（Bigelow）等和朱维尼尔（Juvenelle）等报道低体温患者相似心电图变化是由于心肌缺氧所致，并命名为 J 波。1953 年，奥斯本（Osborn）对此深入研究，认为 J 波是一种损伤电流（后人称之为"Osborn 波"），并在犬实验中证实该损伤电流与酸中毒有关，当动脉血 pH 恢复正常后，J 波亦随之消失。直至 1959 年埃姆斯利·史密斯（Emslie Smith）等研究表明，J 波的形成与酸中毒无关。后来，冈田（Okada）等对 50 例意外低温患者研究后指出，机体酸中毒时不会出现 Osborn 波。1959 年，韦斯特（West）等从犬实验中证实，低体温下心外膜动作电位呈尖峰、圆顶状，但随着心率增快而易消失。1984 年，德米格拉斯（Dmiglas）等报道 1 例甲状旁腺良性瘤继发高钙血症患者，心电图表现 J 点明显抬高；同年斯里达尔（Sridhar）等报道 1 例转移性鳞癌患者证实 J 波变化与血钙浓度升高有关，并提出 J 波变化是高浓度血钙选择性缩短心内膜下心肌动作电位 2 时相所致。

二、J 波形成机制

J 波形成机制至今尚未完全阐明，有如下不同解释。①心房复极波：最早提出 J

波是心房复极变化。但于房室交界性心律、心房颤动及完全性房室传导阻滞时，J波仍然存在，故很快被否定。②心室除极程序改变：激动从不同方向同步激动某部心肌组织形成额外除极波，即心室晚期预激波。③神经肌肉间兴奋传递延缓：心脏激动从心内膜到心外膜神经肌肉间传导突然减慢，形成缓慢圆钝除极波。④室间隔基底部最后除极：室间隔基底部对寒冷刺激最为敏感，可使之传导延缓而造成心室最后除极。⑤除极与复极过程重叠：心室除极过程与复极过程不同程度的延缓，致使二者重叠成为明显形成J波。⑥心室性期前收缩期复极或心室延迟除极。

目前认为J波的发生是由于心肌瞬时外向电流（I_{to}）增加、内外膜电位差和复极离散度增大、心外膜心肌动作电位缩短而发生过早复极所致。20世纪80年代末，昂特塞利威奇（Antzelevitch）在研究犬心室透壁电特性时，发现心外膜细胞动作电位1相与2相之间存在明显的切迹，而内膜却很小，同时发现心外膜存在较大的I_{to}。1994—2000年，YanGanxin等在经冠状动脉灌注的犬心肌组织电生理模型基础上，采用同步记录跨心室壁内、中、外三层心肌细胞动作电位和跨室壁心电图的先进技术，观察三层心肌细胞动作电位和跨室壁心电图的相关性，发现心电图的J波和外膜心肌复极1相的"切迹"同步出现；在将灌注液温度降低到29℃时，外膜层切迹更加突出，心电图的J波也明显增大。据此证明心电图J波和外膜切迹二者呈对应关系，表明外膜与中、内层心肌细胞动作电位在1相的电位差是J波形成的细胞电生理学基础。J波形成以后容易产生2相折返，引发室性心律失常。有学者认为，特发性异常J波的发生机制与Brugada波没有本质区别，属离子通道异常性心电疾病。

继发性异常J波常与低温、高钙血症、神经源性疾病（如蛛网膜下腔出血、脑出血、脑挫伤、颈椎外伤或手术致颈交感神经损伤、脑死亡）等有关。

三、J波现象的细胞学基础

整个器官的病理生理变化是由组成该器官的细胞特性改变决定的，故要想阐明低温对心脏影响，必须先了解低温对单个心肌细胞的影响。从单个心肌细胞水平来看，调节离子流和微粒进出细胞或细胞器的各种膜蛋白对温度变化是敏感的，这些膜结合蛋白包括肌纤维膜、肌浆网膜和线粒体膜中的离子通道、泵和交换器。体温变化通过不同方式影响着这些膜结合蛋白效能，如离子通道闸门的开启受体温调节等。当体温下降时，闸门开放状态时间缩短，通过该通道的离子流量减少。低体温对肌纤维膜上Ca^{2+}通道的影响尤为明显，当体温下降10%时，Ca^{2+}（ka）交换率也下降，Na^+和K^+离子交换率下降分别为1.2和1.4倍。导致钙电流（I_{Ca}）对温度变化特别敏感原因可能是温度变化对Ca^{2+}通道闸门的直接作用，或由于一些代谢过程对闸门的间接影响，如环磷酸腺苷（cAMP）的磷酸化过程，包含着许多环化酶、激酶和磷酸化酶的作用，而这些代谢过程均随着体温下降而减慢。I_{Ca}交换率降低，致使Ca^{2+}从细胞外进入细胞内减少。除离子通道外，心肌细胞还利用许多与膜蛋白结合的离子泵和交换器调节细胞内的离子浓度。这些包括埋藏于肌纤维膜、肌浆网膜和线粒体膜上的 Na^+-K^+ 泵的各种 Ca^{2+} 交换系统。在正常情况下，心肌除极通过肌纤维膜上 Ca^{2+} 通道的 Ca^{2+} 离子引起游离 Ca^{2+}-$[Ca^{2+}]I$ 短暂升高；这种少量 $[Ca^{2+}]I$ 的升高促发肌浆网膜和线粒体膜上的 Na^+-K^+ 泵的各种 Ca^{2+} 大量释放，此过程称为钙诱发钙的释放。这种肌浆网膜上的钙离子释放在很大程度上促使心肌收缩，一旦 $[Ca^{2+}]I$ 开始升高，有好几种机制使其回降到控制水平。在这些机制中，某些方式，如肌纤维和线粒体膜上的 Ca^{2+} 泵作用太慢，而 Na^+-Ca^+ 交换作用太小，故引起 Ca^{2+} 迅速下降主要取决于肌浆网膜上的 Ca^{2+} 的重摄取能力。但这一过程需要 ATP 水解供能，随着机体温度下降，与 ATP 水解起作用的 Ca^{2+}-ATP 酶活性下降，ATP 水解受到抑制，肌浆网膜重摄取 Ca^{2+} 能力降低，导致胞质中游离钙浓度升高。

同样，肌纤维膜上的 Na^+-K^+ 泵的活性亦受体温调节。在细胞内 Na^+ 和 Ca^{2+} 浓度正常情况下，Na^+-Ca^{2+} 交换是将 Ca^{2+} 转出细胞外，而 Na^+ 传入细胞内，然后再通过 Na^+-K^+ 泵功能受抑制，于胞质内 Na^+ 浓度升高，结果通过 Na^+-Ca^{2+} 逆交换机制将 Na^+ 转出细胞外，而大量 Ca^{2+} 传入细胞内引起胞质内 Ca^{2+} 升高。

综上所述，在机体低温状态下，肌浆网膜上的 Ca^{2+} 泵和肌纤维膜上的 Na^+-K^+ 泵的活性降低，二者均导致细胞内钙升高。已知心肌外膜组织（EPI）存在瞬间外向电流（I_{to}），且受 Ca^{2+} 调节及体温影响。而心肌内膜组织（ENDO），却无 I_{to} 存在。由于这种贯穿性电压阶差，可在心电图上出现 J 波。随着 EPI 的 I_{to} 的增高，J 波亦更趋显著。如利托夫斯基（Litovsky）和安策勒维奇（Antzelevitch）采用微电技术观察刺激对离体犬 EPI 和 ENDO 的影响，记录二者的跨膜动作电位。于寒冷刺激时 EPI 的 I_{to} 增强，动作电位呈现尖峰、圆钝状（S&D），而 ENDO 仅表现动作电位早期有轻微变化，这种电压阶差在心电图上可描记明显 J 波；应用 I_{to} 阻滞剂 4-氨基吡啶可消除 EPI 的 S&D，J 波亦随即消失。故许多学者认为，EPI 的瞬间外向电流增强是形成 J 波的电生理基础。

四、J 波的特性

J 波的大小由各导联中最显著 J 波的高度（mV）和宽度（S）的乘积表示，J 波的特性如下。

（一）J 波以 Ⅱ 或 V_6 导联最常见

Ⅱ 或 V_6 导联约占 85%，然而在深低温时常以 V_3 或 V_4 导联最明显。如 Okada 等报道 50 例低温性 J 波，并非所有导联均能显示，以下壁及左胸导联最为常见。而 aVL 导联最为少见，故如仅描记单个导联亦有可能漏诊。

（二）J 波极性为下向

V_1 和 aVR 导联，J 波多呈负向。

（三）低温性 J 波大小与体温呈负相关

体温在 30℃ 以下时 J 波明显；体温在 30℃ 以上时，J 波较小，且随着体温上升而逐渐减小；体温恢复正常后，J 波亦随即消失。但亦有少数病例 J 波可持续数周至数月之久，但 J 波一旦消失即不再重现。

（四）心电图表现顺钟向转位时 J 波不明显

在 Okada 等报道的资料中，50 例患者的体温低于 30℃，J 波相对偏小，其中 4 例心电图呈现顺钟向转位，笔者提出 J 波不明显原因可能与顺钟向转位有关。

（五）J 波空间

平均向量指向前下略偏左，这可能是 J 波在下壁及左胸导联特别明显的原因。

J 波的心电图诊断标准是 J 点抬高 $\geq$ 0.1 mV、持续时间 $>$ 20 毫秒时。J 波也是 ST 段的起始部分，J 波常伴 ST 段的起始部或全部抬高。J 波受心率和自主神经的影响，心率慢时 J 波明显，心率快时 J 波变小；同时与体温过低、高钙血症、中枢或周围神经系统受损等病症有关。其心电图特点：① QRS 波终末有明显的挫折波（J 波），同时多伴有 ST 段缩短和抬高，Q-T 间期缩短，T 波无异常，心前区导联最为明显。② J 波以心前 V_3、V_4 导联最为明显，可影响到 V_2 和 V_5、V_6 导联。③可有反复发作而原因不明的室速、室颤史（特发性 J 波）。④ J 波呈多样性，易受心率、运动、温度及自主神经的影响。

五、J 波异常的病因

（一）意外机体低温

从动物实验及临床上来看，某些低体温患者（体温低于 34℃）的心电图可表现窦性心动过缓、P-R 间期延长、室上性心律失常、Q-T 间期延长及 J 波，但以 J 波最具特征性且常见。如 Okada 等报道 50 例意外低温患者中的 40 例（80%）有 J 波，许多患者为酗酒和（或）营养不良的流浪者，由于酒精中毒或疾病虚弱而暴露于寒冷环境中。有学者认为，J 波亦可见于健康年轻人，而心电图表现窦性心动过缓，Q-T 间期延长及驼峰状 J 波综合征患者才具有病理性诊断意义。

（二）高钙血症

心电图表现 P-R 间期 M 长，QRS 时间增宽、ST 段缩短、T 波低平及 J 波、高血钙 J 波变化不呈圆钝顶峰状，且 Q-T 间期缩短，这与低温性 J 波不同。

（三）神经系统病变

J 波异常除机体低温、高钙血症引起外，尚可由中枢及周围神经系统病变引起，诸如脑部外伤、蛛网膜下腔出血、安眠药过量致心肺骤停的复苏过程、在颈根部清扫手术后交感神经伤、动物实验刺激左颈胸交感神经节等，有些学者提出下丘脑病变亦参与 J 波形成。神经系统病变发生异常 J 波机制不清，但已有报道脑坏死患者经静脉注射异丙肾上腺素或间羟胺后 J 波明显变小。近年来，克劳泽（Krause）等报道 1 例 Q-T 间期延长、明显 J 波并发多形性室性心动过速（VT）患者静注肾上腺素后 J 波变小，提示神经系统病变出现 J 波异常可能与交感神经功能减退有关。

（四）原因未明

体温、血钙正常又无神经系统病变者出现 J 波异常，称为特发性 J 波。可能与自主神经系统功能失调有关，有些学者提出心脏交感神经末梢网状组织先天性发育缺陷是其诱发因素。

六、临床意义

关于 J 波与心律失常之间的关系目前所知甚少，看法也不太一致。但近年来有一些报道致命性心律失常的 QRS 波终末部分明显改变。如布鲁加达（Brugada）等报道 8 例右束支阻滞伴持续性 ST 段抬高患者反复发生室性心动过速和室颤，而无任何器质性心脏病变。相泽（Aizawa）等报道 8 例特发性室颤中 4 例 QRS 终末部分有切迹，且于前心动周期延长时切迹更为明显，称为"慢频率依赖性室内传导阻滞"，而实为异常 J 波。最近，比耶雷格拉德（Bjerregrad）等报道 1 例多形性室性心动过速及反复昏厥患者存在异常 J 波，经 24 小时心率变异（HRV）监测发现，患者白天副交感神经张力增高而交感神经张力较低；夜间副交感神经张力较低，而交感神经张力反而增高，推测该例恶性心律失常与自主神经系统紊乱有关。机体低温并发房颤的发生率较高，深低温时还可发生室颤。如 Okada 等报道，50 例意外低温患者中有 23 例并发房颤，另有 3 例心律缓慢而规则。患者由于低温 P 波振幅缩小或寒冷致使 P 波不易辨认，推测为房颤伴完全性房室传导阻滞，或为窦性心动过缓伴窦室传导及交界性心律。

机体低温时希氏束影响较小，但深度低温可使 P-R 间期延长。如高尔（Goul）等实验研究，以冰冻液注入患者房室交界组织处出现 P-R 间期延长，提示低温对房室交界处的传导有直接抑制作用。佐蒂（Zotti）等在犬实验中，记录体温降至 15℃后又恢复到 35℃的希氏束图，显示 A-H 间期随着体温下降而逐渐延长，表现为双束支或房室结水平传导阻滞，还观察到低温时出现类似高钾血症时的窦一室传导。最近 Brugada 等指出，右束支传阻滞合并持续性 ST 段抬高与猝死有关，其中 50% 病例有 H-V 间期延长，预示可能发生致命性心律失常。雅各布（Jacobs）等报道 1 例肛温 32℃患者并发房性心律 2：1 及文氏型房室传导阻滞。巴舒尔（Bachour）等报道 1 例肛温 26℃者心电图表现窦缓、房颤及显著 J 波，窦性心律伴 2：1 及文氏型房室传导阻滞。

关于低温性 J 波诱发室性心律失常的机制可能为触发活动所致，低体温时细胞内钙超负荷所产生瞬间外向振荡电流，引起早期和（或）延迟后除极，从而促发室性心律失常。特发性 J 波诱发致命心律失常可能与自主神经紊乱有关。当机体受到暴冷刺激时，中枢神经系统和心脏最先受到影响，致使心脏自主神经功能失调。此外，低温还可间接通过皮肤温度感受器的反射机制影响心脏代谢和电活动，引起自主神经系统和体液紊乱，从而导致心肌电生理不均匀而诱发心律失常。

综上所述，J 波异常诱发心律失常有以下几点值得强调。①机体低温并发心律失常的发生率差异很大，各家报道发生率从 0 ～ 100%。②机体低温常并发室上性心律失常，如窦缓、房颤、房室交界性心律及房室传导阻滞；反之，体温增高则易发生室性心律失常。③高钙血症及神经系统病变时的 J 波异常少有并发心律失常。④特发性 J 波与致命性室性心律失常密切相关。

第二节 U 波

一、定义

U 波是紧接 T 波后的一个低频、低振幅波，是心室复极的一部分。在正常情况下，部分受检者的心电图可以出现 U 波，并与 T 波方向相同，在 T 波直立的导联，U 波振幅通常不高于同导联 T 波的 25%，QTU 间期通常不超过 0.44 秒。U 波的大小常与心率有关，心率缓慢时 U 波较高，心率较快时 U 波变小或消失。多年来认为，U 波的增高见于低钾血症，U 波倒置见于冠心病。近年来，不少学者重视 U 波发生机制与临床联系的研究。本节对 U 波的现状进行介绍。

二、发生机制

U 波的发生机制目前尚不十分清楚，但是有以下两种假说。

（一）U 波是浦肯野纤维的复极波

该假说认为浦肯野纤维动作电位持续时间较长，在普通心室肌复极后浦肯野纤维复极形成了 U 波。有学者不同意此假说，提出以下看法：①U 波的形态降支缓慢，升支较陡，与浦肯野纤维复极模式不符；②浦肯野纤维数量太少，其复极电位不易形成有一幅度的 U 波；③U 波的时限与心脏周期性机械运动呈明显的依赖性；④U 波正常时限为 160 ～ 230 毫秒，与浦肯野纤维动作电位持续时间不同；⑤心室肌纤维与浦肯野纤维动作电位依心率的变化，二者的差异发生变化，心率慢时差异增大，心率快时差异减少，而 T 波终点与 aU 点的间期无差异；⑥左束支或右束支传导阻滞时，U 波的方向与无束支传导阻滞无一致性差别。

（二）U 波是部分心肌复极延迟的复极波

该假说认为，T 波是大部分心室肌的复极波，而 U 波为少部分心肌延迟复极所形成。这种延迟复极的心室肌主要有乳头肌或心室肌的 M 细胞。其根据如下：①M 细胞的动作电位时（APD）长，具有较强的慢频率依赖性，与 U 波特性相同；②M 细胞含量大，是心室肌细胞的 30%～40%，计算机程序控制模拟研究也提示 U 波源于 M 细胞区。反对该假说的理由如下：①心室肌复极过程不符合 U 波升支陡、降支缓慢的特点；②M 细胞复极延迟可引起 T 波增重，不应产生独立的、完全不同的 U 波。

（三）电－机械偶联引起的后电位

该假说认为，心室肌在舒张早期机械活动时的伸展动作可以作用于动作电位的终末，使单侧心室肌纤维的终末复极延长，而产生 U 波。其根据如下：①心脏在周期活动中，电活动在前，机械活动在后，二者相差 40～70 毫秒，形成了兴奋—收缩偶联。T 波发生在心室收缩期，而 U 波发生在第 2 心音之后的心室舒张期。在第 2 心音之后，心室进入等容舒张期，即半月瓣已关闭，房室瓣尚未开放，此时心室肌伸展。心室肌伸展可以激活心肌细胞膜上机械敏感的离子通道，这种离子通道随心肌牵张及伸展力的变化，形成离子的跨膜扩散，引起内向电流，心电图上表现为 U 波。②U 波的时限与心室舒张前期与等容舒张期的时限一致。③U 波的幅度随舒张容积的增加而增加。该假说引起学术界极大的关注，需进一步研究证实。

三、心电图特征

（一）正常 U 波

心率较慢时可以出现 U 波，U 波多与 T 波紧密相连形成 TU 融合波，并与 T 波方向一致，直立的 U 波振幅不超过同导联 T 波的 25%，QTU 间期通常不超过 0.44 秒，患者没有任何临床病史和心脏病家族史。

（二）异常 U 波

U 波振幅超过 T 波的 25%，或者 U 波绝对值大于 2 mV，或者 U 波倒置均被认为是异常 U 波。常见的异常 U 波多为继发改变，如低温、低钾、脑卒中、三度房室阻滞等。少数病例源于先天性离子通道异常，如各种类型的长 Q-T 间期综合征（LQTS），有时这类患者的心电图 U 波并不十分明显（T 波增宽或 TU 融合），而以 Q-T 间期延长为主。

四、U 波与临床

U 波异常表现为 U 波增高、U 波降低、U 波倒置。

（一）U 波增高

当 U 波幅度大于 2 mm 时，可认为 U 波增高，大于 5 mm 为明显增高，多见于低钾血症、脑血管意外、完全性房室传导阻滞、心动过速、高血钙及期前收缩。应用钙剂、洋地黄、儿茶酚胺类药物后，训练有素的运动员有时 U 波亦可增高。

（二）U 波降低

U 波降低无重要意义，需结合临床进行考虑。

（三）U 波倒置

除 aVR、aVF、Ⅲ导联外，其余导联 U 波倒置均有病理意义，多见于心肌缺血、心肌梗死、心室肥大、高血压、心脏瓣膜病等，并常伴有其他心电图异常。U 波倒置分为两型：①初始型，倒置的 U 波先负后正，多见于原发性高血压；②终末型，倒置的 U 波先正后负，多见于冠心病。

（四）TU 融合时 U 波的辨认

部分患者可发生 TU 融合；尤其是 Q-T 间期延长（大于 100 毫秒）的患者，T 波可侵入 U 波的范围，掩盖 U 波或与 U 波发生融合。鉴别方法：可同步记录心电图和心音图，T 波终点和 U 波起点与第 2 心音的发生相一致。

（五）与临床的联系

引起低钾血症的原因很多，在此不赘述。低钾血症引起的 U 波增大同时会伴有相关的临床病症和电解质化验检查异常的证据，当血清钾浓度小于 3.0 mmol/L 时，心电图即可出现 U 波（见图 4-1）。LQTS 可以出现异常 U 波，该病常伴有家族史或其他隐性遗传疾病。另外，异常 U 波常发生于某些重症疾病，如低温冻伤、脑卒中、三度房室阻滞等，在诊断时应注意鉴别。

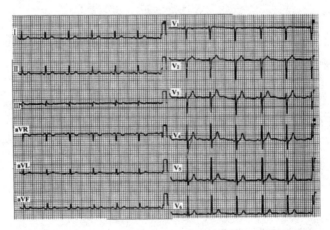

图 4-1　正常心电图，多数心前区导联可见低振幅 U 波

第三节 Epsilon 波

Epsilon 波是在 1977 年由方丹（Fontaine）正式报告和命名的。Epsilon 波是致心律失常型右心室心肌病（ARVC）的特征性心电图表现。该波位于 QRS 波之后，多表现为向上的小棘波，振幅较低，可持续几十毫秒，是右心室心肌细胞延迟除极的一部分。ARVC 是一种罕见的遗传性心肌病，在 ARVC 中典型的 Epsilon 波并不多见，但常常伴发室性心律失常。Epsilon 波是用 ε 命名的，心电图的 Delta 波位于 QRS 波之前，而希腊字母 δ（Delta）排序第四，这种异常波位于 QRS 波之后，因此用排序第五的字母 ε（Epsilon）命名。Epsilon 波在右侧心前区导联容易描记到，特别是 V_1、V_2 导联，这种心电图终末向量增加的原因是右心室心肌传导速（除极）度减缓，而非右束支阻滞，有人也称它为右心室晚电位。

一、发生机制

正常情况下，左、右心室除极几乎是同步进行，产生 0.06 ～ 0.10 秒的 QRS 波群。右心室发育不良或部分心肌细胞萎缩、退化，被纤维组织代替，产生脂肪组织包绕心肌细胞的岛样组织，使右心室部分心肌除极延迟。每种除极波在左、右心室大部分除极后发生，故出现在 QRS 波群之后，ST 段的起始部分。由于该波由左心室部分心肌除极产生，故 V_1、V_2 导联最清楚。ARVC 多发于年轻人，男性多于女性，发病有一定的家族倾向，与基因异常有关，属常染色体显性遗传性疾病。有学者认为，通过观察体表心电图 Epsilon 波的变化可以了解 ARVC 的进展。

二、心电图表现

采取 Fontaine 双极导联记录，更容易发现 Epsilon 波。Fontaine 双极导联记录方法为红色肢导电极放在胸骨柄作为阴极，黄色肢导电极放在剑突处作为阳极，绿色肢导联电极放在胸导联 V_4 处作为阳极，分别称为 F I、F II、F III 导联，用常规心电图记录 I、II、III 导联位置，即可记录出 F I、F II、F III 导联的心电图，亦可用提高增益的方法使 Epsilon 波变得更明显。其心电图特点：①心电图 QRS 波时限大于 0.11 秒。②V_1 ～ V_3 导联 QRS 波终末出现明显增宽的 "R" 波（Epsilon 波）。③非特异性 ST-T 改变，特别是心前区导联 T 波倒置。④心室晚电位异常，有报道认为阳性率可超过 85%。⑤由于心室除极时间延长，常可诱发室性心律失常，如室性期前收缩或室速。

三、与临床的联系

Epsilon 波是 ARVC 患者心电图中的一个特异表现。当患者有反复室性心动过速或心室颤动发生时，应认真寻找 Epsilon 波，以发现 ARVC 患者。同时，应注意与右束支阻滞和 Brugada 波鉴别。①右束支阻滞：右束支阻滞的 R 波以振幅增高为主，而且多数以 R 波为主导联，可见粗钝的 S 波；Epsilon 波的发生机制和形态学均有明显不同，稍加注意则不难诊断。② Brugada 波：QRS 波时限多不增加，J 波增大和 ST 段抬高是其特点。

第四节　Delta 波

Delta（δ）波又称为心室预激波，是预激综合征的特征性心电图表现，Delta 波的出现表明在房室间有附加传导通路（旁路）的存在，由于在心电图上心室预激波的形态类似希腊字母的 Δ（δ），故命名为 Delta 波。

一、发生机制

由于房室间存在解剖上的附加传导通路，室上性激动在向下传导时提前到达心室，部分心室肌提前除极（预激）使心电图产生异常除极波（δ 波）旁路不应期的个体变异较大（230～500 毫秒）。因此，不是所有预激患者都持续出现 δ 波，有些呈间歇性预激，部分旁路只有逆传功能，在普通心电图中看不到 δ 波。旁路不应期较短者，在某些特定条件下可诱发房室折返性室上性心动过速，如果心室率过快，特别是合并房颤时还可引发一系列的临床症状，如低血压、晕厥等，特殊情况下还可能诱发室速、室颤等恶性心律失常，称为预激综合征。

二、心电图表现

（1）心室提前、缓慢除极，QRS 波起始粗钝，形成预激波（δ 波）。

（2）QRS 波增宽，包括 δ 波在内 QRS 波总时间多数大于等于 0.12 秒。

（3）P-R 间期缩短，由于心室除极的后一部分经正常传导系统传导激动，心室除极时间不延长，所以 P-J 间期是正常的。

（4）预激的分型：永久存在 S 波称为显性预激（WPW），在体表心电图通常根据心前区导联 δ 波和 QRS 波的方向，将显性预激分为 A、B、C 三个亚型。A 型预激的心电图表现是心前区导联均以 R 波为主，δ 波多为正向，提示为左侧旁路；B 型预激的旁路多位于右侧，故 V_1、V_2 导联 QRS 主波向下（rS 型）、V_5、V_6 导联 QRS 主波向上，类似正常心室除极，δ 波的方向与 QRS 波主波方向一致；C 型预激的 QRS 波和 δ 波在心前导联均为负向波。

三、鉴别诊断

由于 δ 波的存在常常造成 QRS 波增宽，需要注意以下鉴别诊断。

（一）室性期前收缩

室性期前收缩是提前出现，增宽的 QRS 波前无 P 波，舒张晚期的室性期前收缩有时其前可见到无关的 P 波，应注意鉴别。另外，室性期前收缩的 QRS 波通常整体增宽，而心室预激的 QRS 波是起始粗钝。

（二）完全性左束支阻滞（LBBB）

LBBB 的 QRS 波是整体增宽，P-R 间期正常，无 δ 波，以 R 波为主的导联多不出现 Q 波和 δ 波，V_1、V_2 导联多呈 QS 波，心室预激则没有此特征。

（三）室性心动过速

室速的 QRS 波是增宽的，但是 R-R 间期较匀齐。当预激合并房颤时，室上性激动如果是延旁路下传，则 QRS 波也是增宽的且频率较快，从频率和形态上，看很难与室性心动过速区别，应当引起注意。鉴别如下：①预激合并房颤的 R-R 间期非常不规则，而室速的 R-R 间期相对规则；②连续观察心电图有时可见沿正常传导路径下传心室的窄 QRS 波，偶尔也能见到 δ 波，室速则没有。但是无论如何，预激合并房颤出现快速心室率时，与室性心动过速的临床症状和后果有非常相似的表现，临床应当引起高度重视。

（四）心肌梗死

B 型预激在 V_1、V_2 的负向 δ 波容易被误认为是病理性 Q 波，而误诊为陈旧前间壁心肌梗死，部分预激在下壁导联出现负向 δ 波也容易被误认为是下壁心肌梗死，应当注意鉴别（见图 4-2）。有一点是肯定的，即心肌梗死心电图的 P-R 间期不会缩短，当然心肌梗死合并预激应另当别论。在临床心电图诊断中对显性心室预激要注意临床资料，必要时要询问病史、了解病情及复习以往心电图。

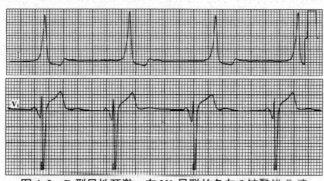

图 4-2 B 型显性预激，在 V1 导联的负向 δ 波酷似 Q 波

第五节　Brugada 波

Brugada 波是类似 J 波的一种除极波异常现象。1991 年，西班牙医生布鲁加达（Brugada）兄弟两人首先描述和报告，其心电图表现是心前 $V_1 \sim V_3$ 导联出现 ST 段抬高和类右束支阻滞图形，同时伴有猝死的临床表现，但是临床没有异常体征。这种在心电图可见 Brugada 波，并伴有猝死病症者，称为 Brugada 综合征，所以 Brugada 波是继 Brugada 综合征后发现的一种心电特殊波。

一、发生机制

Brugada 波的发生机制与 J 波没有本质区别。在正常情况下，心外膜层心肌与心内膜层心肌的动作电位存在一定的差异，二者动作位的 0 相上升速率无明显差别，静息电位水平也无明显差异。如果心外膜心肌动作电位 0 相幅度降低，1 相尖锋波明显，2 相圆顶波形态也相对明显，动作电位的时程（APD）在某些因素的影响下可明显缩短而产生 Brugada 波。心外膜与心内膜动作电位的差异主要是因 I_{to} 在心外膜心肌细胞的分部占优势所致，I_{to} 在心内膜心肌细胞的分布较少，这使心内膜动作电位曲线缺乏尖锋圆顶的特征，而且左右心室动作电位的形态也有差异。同时，在某些因素影响下，心外膜心肌细胞动作电位与心内膜的复极电压梯度增大，还可导致 ST 段的升高，T 波倒置。Brugada 波 ST 段的抬高及 T 波倒置就是心外膜心肌细胞动作电位在某些因素的作用下，2 相圆顶波压低或消失的结果，而 1 相的尖锋波仍存在，使 Brugada 波更为明显。心外膜心肌细胞动作电位的上述变化，在右心室心外膜比左心室心外膜更明显，因为右心室心外膜的 I_{to} 强度比左心室更大。因此，Brugada 波主要出现在右胸 $V_1 \sim V_3$ 导联。由于心肌细胞 2 相圆顶波是 I_{to}、I_{Ca}、I_{Na} 等离子流共同形成，所以凡能影响 I_{to}、I_{Ca}、I_{Na} 因素都能影响 Brugada 波。例如，Na^+ 通道阻滞剂阿义马林、氟卡尼等能够减少钠内流，使 L 电流相对更强，促使 2 相圆顶波压低或消失，使隐匿性 Brugada 波出现或原有的 ST 段抬高更为显著。

二、心电图表现

（一）Brugada 波

典型 Brugada 波的心电图特点是右侧心前区导联（$V_1 \sim V_3$ 导联）J 点上移、ST 段抬高。此现象源于右心室肌的期前复极和（或）传导延迟，ST 段改变呈穹窿型或马鞍型及下斜型两种表现，偶尔有电轴左偏，或伴有 T 波倒置。某些病例可在其他导联（V_4）上出现 ST 段的抬高，而且绝大多数 Brugada 波并无对应导联的 ST 段下移改变，Q-T 间期并不延长。ST 段抬高的诊断标准是 $V_1 \sim V_3$ 导联上 J 点至少抬高 0.1 mV。

（二）右束支阻滞

右束支阻滞心电图表现是 Brugada 波的另一个特点，但通常不典型，S 波不宽，而且多呈间歇性和多变性。有 40% 的病例可出现心电图的暂时正常化，阿义马林药物激发试验可使其显现。ST 段抬高的程度在不同时间也有不同表现。有研究表明，在被调查的22 027 例患者中只有 12 例存在典型的右束支阻滞图形（0.05%）。

（三）分型

根据 Brugada 波引起 ST 段变化在心电图心前区导联（$V_1 \sim V_3$）的表现，可分成 3个亚型。①I 型 Brugada 波（下斜型 ST 段抬高）：J 波和 ST 段抬高大于等于 2 mm，或峰值大于 2 mm，该波逐渐下降到负向 T 波，中间无等电位线。②II 型 Brugada 波（马鞍型 ST 段抬高）：J 波和 ST 段抬高为 2 mm，T 波呈正向或双向，形成马鞍形状。③III型 Brugada 波（混合型）：ST 段抬高在 1 mm，表现为低马鞍型 ST 段抬高。

三、影响因素

（一）心率的影响

在多数情况下，心率加快时 ST 段抬高的幅度降低，而心率减慢时 ST 段的抬高幅度增加，Brugada 波明显。

（二）运动的影响

运动可使交感神经兴奋性增强、心率加快而影响 ST 段，并使 Brugada 波幅度降低。

（三）抗心律失常药物

Na^+ 阻滞剂可使 Brugada 波更加明显，如阿义马林、普鲁卡因胺、氟卡尼和普罗帕酮，而异丙基肾上腺素可使心电图恢复正常。

（四）自主神经的影响

迷走神经兴奋时 Brugada 波明显，同时 ST 段抬高幅度加大，并增加发生室速和室颤的风险；交感神经兴奋时可降低 ST 段抬高的振幅，Brugada 波消失。

四、鉴别诊断

（一）右束支阻滞

QRS 波增宽，以终末向量延迟为主，时间大于 0.11 秒，以 R 波为主的导联可见粗钝的 δ 波，$V_1 \sim V_3$ 导联无 ST 段抬高（合并前间壁心肌梗死者除外）。

（二）急性前间壁心肌梗死

在 ST 段抬高的同时伴有心肌酶学改变和临床症状，一般不伴有右束支阻滞图形（合并右束支阻滞者除外）。

（三）晕厥、猝死或家族病史

临床上有晕厥、猝死或家族病史是 Brugada 综合征的有力证据（见图 4-3）。

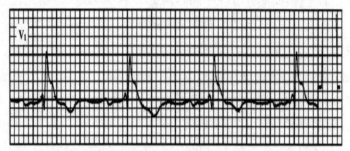

图 4-3　男性患者，查体发现 Brugada 样心电图表现，无病史和家族史

第六节　Niagara 瀑布样 T 波

一、定义

类似美洲尼亚加拉（Niagara）瀑布的轮廓并常出现在脑血管意外患者的心电图上，2001 年美国哈佛医学院赫斯特（Hurst）教授将心电图上出现巨大的倒置 T 波命名为 Niagara 瀑布样 T 波，有文献也称"交感神经介导性 T 波"。Niagara 瀑布样 T 波亦可出现在交感神经兴奋性过高的急腹症患者和 LQTS 患者的心电图上。

二、发生机制

Niagara 瀑布样 T 波的发生机制被认为与自主神经功能紊乱有关。当交感神经张力增高时，心电图可表现为频率加快、P 波增高、P-R 间期缩短、T 波振幅降低或倒置。脑血管意外、颅脑损伤疾病常常会伴有交感神经过度兴奋而形成巨大的倒置 T 波。当交感神经过度兴奋时，儿茶酚胺大量分泌，间接或直接引起心肌细胞的损伤；冠状动脉痉挛导致广泛的心肌缺血，而在心电图上形成这种特殊形态的巨大的倒置 T 波。

三、心电图特征

（一）T 波巨大倒置

体表心电图可见巨大的倒置 T 波，倒置的 T 波多数超过 1 mV，少数可达 2 mV，常出现在左侧心前区导联。同时伴 Q-T 间期延长。

（二）T 波畸形

T 波开口和顶部均异常增宽，最低点呈钝圆形，T 波前支与 ST 段融合、后支与 U 波融合是 T 波畸形的主要原因。

（三）倒置 T 波的演变

Niagara 瀑布样 T 波的变化较快，一般持续数日后自行消失。

四、临床意义

下列疾病可以出现 Niagara 瀑布样 T 波：①各种颅脑病变，包括脑血管意外（脑出血、蛛网膜下腔出血、脑血栓形成）、脑梗死、脑肿瘤、脑损伤等；②发生交感神经过度兴奋的其他疾病，包括各种急腹症、神经外科手术后、心动过速后、肺动脉栓塞等；③完全性房室传导阻滞或双束支阻滞的患者在发生恶性室性心律失常时，常引起急性脑出血及阿－斯综合征，发作后常出现 Niagara 瀑布样 T 波。

第五章　动态心电图

第一节　动态心电图的产生和发展

一、动态心电图（AECG）的产生

1933—1939 年，霍尔特（Holter）证实了生物的脉冲信号可以产生磁场，并可以发送和接收；1947—1954 年，Holter 进行无线电心电图的研究，开创了生物遥测学理论，证实了长时间动态的心电信号调制后可以经无线电远距离发射及接收；1954—1961 年，Holter 完成了动态心电图的研究，动态心电图问世。随着现代医学和科学技术，特别是电子计算机技术的发展，动态心电图检测技术已成为现代心脏学的重要临床心电诊断技术，在临床应用上开拓了更广泛的应用领域。

二、动态心电图记录器不断改进

Holter 于 1947 年研制的无线心电图发射器是双肩背负式的，重量为 38.5 kg，不久减轻至 0.9 kg，1961 年用于临床时是磁带式记录盒，由于磁带的低频响应较差，虽然加强了低频补偿式心电放大器的应用，但 ST 段波形仍易失真，而且控制马达和机械故障较多，近年来已基本淘汰。随着电子学、计算机技术的发展和集成电路储存器的问世，出现了数字化的固态记录器，使用数据压缩算法可连续记录 24 小时，回放分析时再将被压缩的数据恢复成 24 小时连续的心电图，在压缩和恢复的过程中，压缩算法和压缩比的大小可造成图形不同程度的失真。随着存储技术的不断发展，以电子硬盘闪存卡为存储介质的记录器（或固态记录器）可采用不压缩或无失真压缩记录动态心电图信息，也不需要电—磁和磁—电转换过程，而且耗电低，现已成为临床上普遍应用的记录器。其体积小而轻便，有的相当于扑克牌或火柴盒的大小，最小的仅相当于口香糖体积。

三、数据存储与下载不断更新

随着互联网技术的普及、应用，以及电子工程学和计算机技术的快速发展，数据下载速度和存储技术不断变革。动态心电图记录器中使用的存储介质最初是磁带记录，记录波形易失真，由于磁粉的因素不能长久保留资料，而且机械故障多，随之被固态记录器和闪存卡记录器取而代之。随着存储元件制造技术的不断发展，存储芯片的容量由小到大，动态心电图记录器从经数据压缩后存储（压缩至恢复的过程，数据可产生误差而

导致图形失真），发展到不压缩或无失真压缩，保证了动态心电图图形的质量及可靠性。目前磁带记录已被淘汰，固态记录器和闪存卡记录器成为当今的主流产品。下载技术从最初的磁带回放器存储，发展到固态记录器通过电缆连接的方式下载心电数据；从采用SCIS 接口使心电数据加快下载速度，到采用 ATA 接口的数据下载方式和 USB 数据接口下载心电数据，使得速度进一步加快，操作效率显著提高。

随着网络信息化的发展，远程监测和远程 Holter 已进入了"3A"时代，即任何时间（anytime）、任何地点（anywhere）、任何人（anybody）只要有网络通信的地方，就可以无地域差、时间差地对任何人群实现远程 Holter 的检测。远程 Holter 或远程监测这项检测手段可以实现协同医疗服务，实现资源整合、资源共享、资源配置、资源再利用，把网络平台建成一个诊断平台、信息平台、服务平台。只要有网络通信的地方就可实现心电远程监测或远程 Holter 检测，为心血管病防治工作增添了重要的新手段。

四、导联系统不断完善

动态心电图的导联从 2 通道、3 通道已发展到 12 导联、18 导联。12 导联、18 导联可有助于确定室性期前收缩、室性心动过速和旁路的定位，以及明确心肌缺血的部位。但通过美国心脏病协会数据库、麻省理工学院数据库及这些年的临床实践证明，12 导联系统 Holter 并没能取代 3 通道的系统，只是两种记录方式和系统各有侧重，在临床应用上可以互相补充。

通常认为，Mason-Likar 导联的误差在胸前导联中微小，无论是 2 通道还是 3 通道动态心电图，模拟 V_5 导联是观察心肌缺血的重要导联；目前推广中的 12 导联动态心电图，模拟 V_5 导联仍然是观察心肌缺血的重要导联。

目前，动态心电图记录器采用的导联系统分为以下几类。

（一）三通道双极导联

1.7 条电极组成

（1）Frank 导联系统采用 7 条电极构成心向量图的正交导联（X 导联、Y 导联和 Z 导联）。

X 导联：正极（A） 左腋中线第 5 肋间负极（I） 右腋中线第 5 肋间。

Y 导联：正极（F） 左下肢负极（H） 后颈近躯干处。

Z 导联：正极（E） 前正中线第 5 肋间负极（M）后脊柱第五肋间。

C 点：左前胸 A 和 E 之间的中点。

（2）目前，临床最常用的是 7 条电极构成的 MX 导联（胸骨柄垂直导联）：其选择的 3 个导联是 CM_5 导联（QRS 波群振幅最高，对 ST 段抬高及压低最敏感）、CM_1 导联（能较清楚地显示 P 波）、CMaVF 导联（能显示右冠或左回旋支血管病变引起的 ST 段抬高、压低）。因此，左心室面＋右心室面＋下壁模拟导联已成为目前动态心电图常用 3 通道双极导联的最佳组合。其电极片粘贴位置如下。

第一通道 CM_5（相当于 V_5 导联）：红色"＋"位于左腋前线第 5 肋，白色"－"位于胸骨柄左侧。

第二通道 CMaVF（相当于 aVF 导联）：棕色"＋"位于左锁骨中线第 7 肋，黑色"－"位于胸骨柄处白色和蓝色中间（有的厂家是黑色"＋"，棕色"－"可根据图形而定）。

第三通道 CM_1（相当于 V_1 导联）：橙色"＋"位于胸骨右缘第 4 肋，蓝色"－"位于胸骨柄右侧；地线：绿色位于右锁骨中线第 6 肋。

2.5 条电极（或 4 条）组成

EASI 导联系统由 5 个电极构成，沿用了 Frank 导联的 E、A、I 三个电极，另加了 S 电极，S 电极的位置是胸骨体中央上端，无关电极的位置是右肋弓处或其他任何位置。

3.2 通道双极导联＋起搏通道

在 3 通道双极导联基础上，将其中 1 个通道用于起搏脉冲专用通道。

（二）动态心电图 7 导联系统（改良 12 导联）

动态心电图应用的 12 导联系统为衍生导联。衍生导联是运用数学推导方法，从少数几个导联所记录的心电数据合成 12 导联，由此形成衍生的 12 导联心电图。衍生的心电图可以近似于但不完全等同于标准 12 导联心电图。

EASI 正交导联系统是最常用于衍生 12 导联心电图的导联系统，EASI 正交导联是在 Frank 导联基础上改良的导联系统。[1966 年 R. E. 梅森（R. E. Mason）和 I. 利卡尔（I. Likar）提出了改良 12 导联]

1.12 导联动态心电图电极片粘贴位置

RA：位于右锁骨中线第 2 肋。

LA：位于左锁骨中线第 2 肋。

LL：位于左锁骨中线第 7 肋缘。

RL：位于右锁骨中线第 7 肋缘。

CM_1：位于胸骨右缘第 4 肋。

CM_2：位于胸骨左缘第 4 肋。

CM_3：位于 CM_2 和 CM_4 连线的交叉点。

CM_4：位于左锁骨中线第 5 肋。

CM_5：位于左腋前线第 5 肋。

CM_6：位于左腋中线第 5 肋。

2. 改良 12 导联和常规 12 导联心电图的比较

①QRS 波电轴多为右偏（Ⅰ导联 R/S ≤ 1）；②Ⅱ、Ⅲ、aVF 导联中 R 波振幅增加；

③Ⅰ、aVL 导联 R 波振幅低，同时可有 ST 段和 T 波的改变。在临床医疗中应用和被验证，EASI 导联衍生的 12 导联心电图与标准 12 导联心电图之间，存在价值的相关性。用衍生导联心电图检出标准导联心电图中 ST 段压低或抬高，平均敏感性和特异性分别为 89% 和 99.5%。运用数学推导方法，可以从 12 导联所记录的心电数据合成 18 导联心电图，由此形成衍生的 18 导联心电图（后壁＋右胸导联）。

第二节　动态心电图检查的临床应用和适应证选择

一、动态心电图临床应用和适应证选择

（1）评定患者与症状时相关的心律失常。

（2）对发作性心律失常进行定性和定量分析，并对心律失常患者给予危险性评估。

（3）协助鉴别冠心病心绞痛的类型，如变异型心绞痛、劳力性心绞痛、卧位型心绞痛，尤其是无症状性缺血的诊断。

（4）对已确诊的冠心病患者进行心肌缺血的定性、定量及相对定位分析。

（5）对心肌梗死或其他心脏病患者的评估及生活能力的评定。

（6）评定窦房结功能，并可对窦房结的变时性做初步评估。

（7）评定抗心律失常和抗心肌缺血药物的疗效。

（8）评定 ICD 和起搏器的起搏与感知功能，以及起搏器的参数和特殊功能是否对该患者适宜。

（9）检测长 Q-T 间期综合征、心肌病等恶性心律失常。

（10）可进行心率变异、心室晚电位、Q-T 离散度、T 波电交替、窦性心律震荡及睡眠呼吸暂停综合征等检测分析。

二、1999 年 ACC/AHA 动态心电图应用工作指南

随着循证医学的发展，许多国家为了规范动态心电图的仪器参数、操作规程、适应证和禁忌证、结果解释和临床意义及操作技师和报告医师所应具备的知识等制定过相关的指南。其中最完善、最具影响的是美国心脏病学会（ACC）和美国心脏病协会（AHA）制定的动态心电图指南。

ACC/AHA 于 1980 年成立专门的分委会和工作组来评估各种心血管的诊断方法和治疗措施。分委会由 9 人组成，苏珊娜·B.克诺贝尔（Suzanne B. Knoebel）任主席。工作组由 5 人组成，查尔斯·菲什（Charles Fisch）任主席。工作组主要负责回顾文献，

衡量各个证据支持或反对某种诊断技术，包括评价已知资料的预期结果、患者的特殊因素、并发症、可能影响试验选择或患者选择的问题、随访频率及费用等。工作组于1988年起草了ACC/AHA的第一个动态心电图指南。该指南于1988年10月被ACC/AHA两个主要的学术组织接受和批准，于1989年1月同时在美国 *Circulation* 和 *Journal of the American College of Cardiology* 杂志上发表。指南试图通过制定普遍接受的诊断、处理、预防特定疾病或情况的方法，帮助临床医师决策。指南实际上只适用于大多数情况和大多数患者的需要，对于特殊患者，医师需要根据患者的具体情况而定。

1999年，由11人组成的新的委员会和由9人组成的工作组对该指南进行了大幅度的修订。美国心脏病学会/美国心脏病协会/美国内科医师学会-美国内科学会于1998年成立临床能力工作组。2001年，该工作组制定和发表了《心电图和动态心电图的临床能力声明》，对动态心电图监测的适应证、阅读动态心电图所必需的最基本医学知识、技术知识、培训和保持这种能力的要求做了更明确的阐述。

1999年修订的动态心电图指南引用了20世纪80年代以来设计合理、结果可靠的有价值的文献304篇，全文长达37页。所以，该指南更注重于证据、表述的客观性和新的医学进展。下面对1989年和1999的动态心电图指南做一个大概的比较，并对指南中非常重要而临床中很容易忽视的问题进行简述，希望对认识两个指南发表相隔十年间动态心电图的发展趋势有所帮助。

（一）概述

十年间固态数字技术的迅速发展实现了心电图数据经电话传送，并提高了软件分析系统的准确性。这些进步加上更好的信息质量和更强的计算机分析心律失常的能力，开拓了动态心电图应用的新领域。多导联及遥测信号的应用扩大了在心律失常检测上的应用。新的研究证实，监测心律失常可评估药物和医疗器具（起搏器和ICD）的作用。动态心电图对一过性ST段改变的解释仍有争议，但已积累了相当多的资料，特别是在评价无症状心肌缺血的预后价值方面有了更多的可用资料。心率变异性（HRV）分析在预测高危心脏病患者的死亡率方面显示了良好的前景。尽管有这么多的新进展，但真正的全自动分析系统仍未完善，技师和医师参与分析系统的分析仍是必需的。1999年的指南在动态心电图的适应证分类中均将1989年指南中的"一般同意"改为了"有证据和（或）一般同意"，把有证据放在了各类适应证的首位，说明1999年指南中的各项建议多数是建立在循证医学的基础上。另外，1999年的指南将原来的Ⅱ类适应证进一步细分为Ⅱa和Ⅱb，使指南的各项建议更加准确、客观。

动态心电图技术在特定的临床情况下的有用性和有效性按以下分类表示。

（1）Ⅰ类：有证据表明和（或）一般认为某种诊断方法或治疗措施是有用和有效的。

（2）Ⅱ类：对某种诊断方法或治疗措施的有用和有效性的证据有矛盾和专家观点有

分歧。

（3）Ⅱa类：证据或观点支持有用或有效。

（4）Ⅱb类：证据或观点不能充分证明有用或有效。

（5）Ⅲ类：有证据表明和（或）一般认为某种诊断方法或治疗措施无效，而且在某些病例中可能有害。

（二）动态心电图设备

1999年的指南对动态心电图的记录和回放设备的研究进展、性能参数及操作要求做了更详细的阐述，对心律失常和缺血分析提出了更具体的技术要求。循环记录仪，特别是可植入皮下的循环记录仪及固态记录技术在十年中发展迅速。动态心电图设备可以检测和分析心律失常和 ST 段改变，也可以对更为复杂的 R-R 间期和包括晚电位、QT 离散度和 T 波改变的 QRS-T 形态进行分析。

动态心电图记录仪有两种：一种为持续监测仪，通常应用 24 ～ 48 小时，用于监测发生在这一时间段内的症状或心电图改变；另一种为间断记录仪，可长期监测（数周到数月），提供短暂的、简短的数据来发现发生频率较低的事件。间断记录仪有两种类型：一种是循环记录仪，适合于症状十分短暂或症状仅为短暂乏力，可以马上触发记录仪并记录储存心电图的患者，新型循环记录仪能够植入皮下而进行长期记录，对很少出现症状的患者特别有用；另一种是事件记录仪，佩戴在患者身上，并在事件发生时由患者触发，它不适用于意识丧失或意识几乎丧失的心律失常患者，而适用于症状发生频率低、不严重但持续存在的心律失常患者。

持续记录仪：常用的动态心电图记录仪小而轻便，有 2 ～ 3 条双极导线。记录和回放系统的频率响应为 0.67 ～ 40 Hz。常用的记录方法是采用盒式磁带记录。磁带转动速度为 1 mm/s。这种记录方法允许重放和问询整个记录期，故称为全息显示。因此，它适用于检测心律失常及传导异常，但它可能在记录低频信号如 ST 段上有一定局限性。不恰当的低频反应或从高频 QRS 信号明显的时段转换可能导致 ST 段的干扰变形，发生缺血判断的错误，特别是在应用某些振幅调节（AM）系统的情况下。较新的 AM 系统设计具有改进的低频记录和回放的特点，并已证明能够准确记录 ST 段偏移，甚至 T 波的改变。频率调节系统（FM）避免了这一缺点，因为设计采用理想的低频反应而没有低频"推动"作用。另一种记录方法是应用固态记录装置直接以数字模式记录心电图信号。直接数字化记录避免了磁带机械记录在分析前需进行模拟 — 数字转化的缺点。心电图信号记录可达每秒 1 000 个。这些固态记录可以迅速得到分析，并且目前一些记录仪装备了微处理器，可以在获得 QRS-T 波群的同时对其进行"在线分析"。存储方法包括闪存卡或便携式硬盘。记录完成后可将闪存卡从记录仪中取出，并插入另一台仪器中进行回放和数据分析，或者将数据通过电子传送到其他地点进行分析。与闪存卡不同，硬盘不能从记录仪中取出，但数据可以下载到其他存储装置上或进行电子传送。

电极准备和导线系统应用的方法：放置电极区域的皮肤应备皮，必要时应该用纱布轻轻擦拭，并用酒精棉签彻底清洁。为了更好地记录低频的 ST 段，应在电极放置前用电阻计测量皮肤电阻。电极间的阻抗应小于等于 5 kΩ，最好小于等于 2 kΩ。一般在胸壁贴 5 ～ 7 个电极，通过 2 或 3 个双极导线记录信号到 2 或 3 个通道，第三条通道专门用于记录起搏器信号。双极导联最常用的是 CM_5、CM_3 和改良下壁导联。如果进行 AECG 监测的患者的运动试验存在缺血性改变，AECG 导联结构应模拟运动试验中 ST 段改变最大的导联。当患者佩戴好记录仪后，可用一条检验导线连接记录仪和标准心电图机来校验振幅、心率和记录的波形。一旦放置好导线，在患者离开实验室之前，应记录患者站位、坐位、左右侧卧位和仰卧位的图形，以除外干扰所致的 ST 段改变。

CM_5 是检出心肌缺血敏感度最高（89%）的单一导联。加上 CM_3 可使敏感度增加到 91%，加下壁导联可使敏感性增加到 94%，特别是可提高单纯下壁缺血的检出率。AECG 所有 3 个导联联合应用的敏感性为 1%，比联合应用 2 个导联（CM_5 和下壁导联）敏感性高 2%。因此，按规鉴别缺血可能只需要 2 个导联。

心律失常和心肌缺血的日间变异及最佳纪录时间：心律失常发作的频率或 ST 段压低的程度每日存在变异。要确定心律失常频率大幅度减少与治疗有关，那么在治疗后心律失常的发生频率需减少 65% ～ 95%。缺血性 ST 段压低的频率、时程和程度的变异同样显著。因此，鼓励患者在 AECG 记录期间进行相似的日常活动是必要的。检出缺血并对缺血发作进行量化的最理想和最可行的记录时间是 48 小时。AECG 变异对判断治疗效果的影响很大，如患者治疗前后监测 48 小时，缺血事件需减少 75%，才能达到统计学意义。

间断记录仪也称为"事件记录仪"，包括以下两种。

（1）患者有症状后触发、记录并存储短期心电图的记录仪。

（2）可持续记录心电图，但仅存储患者感受到症状并触发仪器后的短期心电图（5 ～ 300 秒）。这两种记录仪常应用固态存储器，并能通过常规电话线传输数据。

回放系统和分析方法：绝大多数回放系统用计算机软件进行数据分析并打印出报告。应由有经验的技术员或医师对心律失常的分类和每次缺血进行回顾，以确保诊断的准确性。尽管单独应用计算机可能有助于鉴别缺血，但有经验的观测者评估后发现，计算机得出的结论常常是错误的。通读全部记录是最基本的要求。

1. 心律失常分析

每次搏动均应分为正常、室性期前收缩、室上性期前收缩、起搏心律、其他或未知，并且每种异常均应创建一个模板。计算机将每一个模板的异常心律数量制成表格，描述房性心律失常和室性心律失常频率的总结数据，通过图表形式加以显示。系统自动存储有意义的心律失常事件的心电图条图，并记录每日发作次数。

2. 缺血分析

必须仔细检查 QRS-T 形态，以确保适用于鉴别缺血性改变。心律应为正常窦性心律，基线 ST 段偏移应小于等于 0.1 mV，形态为上斜型，T 波直立。尽管 ST 段平坦或伴随 T 波倒置仍可判断，但应避开下斜型或铲挖状 ST 段。监控导联的 R 波高度应用 12 导联心电图提示，左心室肥厚、预激综合征、左束支传导阻滞或非特异性室内传导延迟大于等于 0.10 秒的患者，不适用于 AECG 检测缺血。AECG 检测缺血时，选择的导联不应有大于等于 0.04 秒的 Q 波或明显的基线 ST 段改变。右束支传导阻滞时 ST 段偏移是可以判断的，特别是在左胸导联。药物如地高辛和一些抗抑郁药可以干扰 ST 段，并妨碍对 ST 段压低做出正确解释。通常用标尺在 PR 段确定等电位点，在 J 点和（或）J 点后 60～80 毫秒来鉴别是否有 ST 段偏移。缺血的诊断依赖于一系列的心电图改变，包括 ST 段水平或下斜性压低大于等于 0.1 mV，逐渐出现并消失，持续时间最少 1 分钟。每次短暂缺血发作的间隔时间至少为 1 分钟，在此期间 ST 段回到基线（1×1×1 标准），指南推荐的发作间隔时间为 5 分钟。

（三）心率变异性

在 1989 年的指南中只对心脏移植、重度糖尿病的神经病变及睡眠呼吸暂停综合征、冠心病患者的 R-R 间期变异特点做了简短介绍，将重度糖尿病的神经病变、睡眠呼吸暂停综合征作为 AECG 评估 R-R 间期特征的 Ⅰ 类适应证，将预测冠心病的预后作为 Ⅱ 类适应证。但 1999 年的指南将重度糖尿病神经病变和睡眠呼吸暂停综合征均改为了 Ⅲ 类适应证。而对冠心病预后的判断主要是观察有无心肌缺血。1999 年的指南对心率变异性产生的机制、分析方法、记录和分析的技术要求做了详细的阐述。

心脏交感和迷走神经的平衡明显反映在心脏周期每搏的变化中，通常可用频谱分析和时域分析两种方法对每一个 R-R 间期进行分析。频谱分析可以评价 R-R 间期的迷走调节。频谱分析通常通过快速傅里叶转化完成，将 R-R 间期分为高频（0.15～0.40 Hz）、低频（0.04～0.15 Hz）、极低频（0.0033～0.0400 Hz）和超低频（≤ 0.0033 Hz）。频谱测定收集自不同时间间隔（2.5～15.0 分钟）。副交感调节主要影响高频（HF）组成部分。低频（LF）部分受到交感和副交感神经系统的共同影响。LF/HF 被认为是交感—迷走平衡和交感调节的量度标准。时域分析提供了一种简单的方法来确定那些平均 R-R 间期和 R-R 间期标准差变异降低的患者。时域分析包括所有正常搏动的平均 R-R 间期；SDANN 是指整个记录中每 5 分钟时段内平均正常窦性 R-R 间期的标准差；SDNN 是指所有正常窦性 R-R 间期的标准差；SDNN 指数是指整个记录中所有 5 分钟时段内平均正常 R-R 间期标准差的平均值；PNN50 指 R-R 间期变异超过 50 毫秒所占的百分比；RMSSD 是指全程 R-R 间期差的均方根。HRV 的另一种时域测定是三角指数，即把运用离散标度 7.8 毫秒测得的所有 R-R 间期制成直方图，其高度代表所有 R-R 间期的总数而得到的几何数据，直方图的高度等于模式框内间期的总数。

记录和分析的技术要求如下。

1. 记录时间

由于 HRV 具有特殊适应证，长期（24 小时）或短期（5 分钟）记录均需进行。HRV 随监测时间延长而增加。欧洲心脏学会（ESC）和美国起搏与电生理学会（NASPE）特别工作组提供了长、短期记录获得的各个 HRV 参数的频率范围。频域方法在短期记录中更有优势。在频率最低的波段，记录时间至少 10 分钟。如短期评估，HF 记录应接近 1 分钟，而评估 LF 时应接近 2 分钟。ESC/NASPE 特别工作组成员建议，HRV 短期分析的标准化记录时间为 5 分钟。

2. 伪差和心律失常

无论是短期监测还是长期监测，HRV 分析取决于输入数据的完整性。心电图信号中的伪差或噪声可能导致 R 波时程的分析错误。HRV 检测的另一个问题是存在与运动有关的伪差。R 波的漏检或错检可以导致 R-R 间期的较大偏差。导致 HRV 分析困难的其他因素是存在心律失常，持续房颤时不能进行 HRV 分析，间断异常的心跳能够扰乱正常的 R-R 间期。处理异常心跳有两种方法，包括剔除偶发的异常波动和对无异常搏动的时段限制分析。

（四）对与心律失常相关症状的评估

1999 年的指南对应用 AECG 评估可能与心律失常有关的症状的适应证提出了更详细的建议。在 I 类适应证中强调晕厥和心悸等症状应是"原因不明"或"无法解释"，原来的 II 类适应证被改为 II b 类，附加了另外 2 条适应证，而且对晕厥和心悸等常见症状被 AECG 检出的可能性和临床意义做了较详细的介绍。

AECG 广泛的应用之一是确定患者的短暂症状与心律失常的关系。一些症状通常是由一过性心律失常造成的，包括晕厥、先兆晕厥、头晕眼花及心悸。然而，其他的一过性症状并不与心律失常相关，如呼吸困难、胸部不适、乏力、出虚汗，或神经系统症状。ACEG 记录可能有 4 种结果：①患者出现典型症状的同时存在导致此种症状的心律失常。这一发现最为有用，并对治疗有指导意义。②有症状但 AECG 没有发现心律失常。这一发现同样有用，因为它证明症状与心律失常无关。③ AECG 有心律失常存在，但患者一直没有症状。这种结果仅有不可靠的价值。④在 AECG 监测过程中无症状，同时也未记录心律失常。这种结果没有价值。

患者的症状通常决定选择何种记录方法。持续 AECG 监测适用于意识完全丧失，以及不能佩戴或打开事件记录仪的患者，尤其适用于每天或几乎每天都出现症状的患者。许多患者数周或数月才出现 1 次症状，对这种患者可选用间断或事件记录仪（通常可以经电话传输）。

AECG 对一些特殊症状的检查作用不一。晕厥的诊断评估来自许多临床因素，晕厥患者无症状期的心率可能有一定价值。AECG 监测到的间断、无症状心动过缓可能提示诊断。一项研究评估了重复 3 次 24 小时动态心电图监测的结果，第一个 24 小时记录有 15% 的患者出异常，第二个和第三个记录时间段的阳性率分别为 11% 和 4.2%。心悸患者发作时，AECG 监测的收获比晕厥患者大，因为心悸发作的频率高于晕厥。门诊 AECG 监测的患者中，31%～43% 的人有心悸发生。而且，在以前有心悸症状的患者中，发生无症状的室上性心律失常比有症状的更为常见。

应用 AECG 评估可能与心律失常有关的适应证。① I 类：发生无法解释的晕厥、先兆晕厥和原因不明的头晕患者；无法解释的反复心悸患者。② II b 类：发生不能用其他原因解释的气短、胸痛或乏力的患者；疑一过性心房颤动或心房扑动时发生神经系统事件的患者；患者出现晕厥、先兆晕厥、头晕或心悸等症状，已鉴别出其原因并非心律失常，但治疗这种病因后症状仍持续存在者。③ III 类：患者有晕厥、先兆晕厥、头晕或心悸等症状，通过病史、体格检查或实验室检查已经确定病因；患者发生脑血管意外，无心律失常发生的其他证据。

（五）对无症状心律失常患者风险评估

在 1989 年的指南中，特发性肥厚型心肌病和心肌梗死后左心室功能不全的患者都是 I 类适应证，但在 1999 年的指南中均改为了 II b 类适应证；1989 年指南中 II 类适应证，如已知的稳定冠心病或已行 CABG 或经皮冠状动脉腔内成形术（PTCA）的患者伴有心功能不全或心律失常、预激综合征、长 Q-T 间期综合征、已证实的明显主动脉瓣并伴有心律失常的症状及扩张型心肌病伴有心律失常症状的患者等，在 1999 年的指南中均被取消，而且在 1999 年的指南中没有 I 类适应证，而是比较详细地介绍了心肌梗死后、充血性心力衰竭和肥厚型心肌病的研究进展。

心肌梗死后存活者发生猝死的风险增加，在心肌梗死后头一年内发生率最高。造成猝死的主要原因是室性心动过速和心室颤动。目前，已出院的心肌梗死后生存者 1 年内发生恶性心律失常的风险为 5% 或更低。24 小时以上的 AECG 监测通常在出院前完成。心肌梗死后生存者在梗死后出现频繁室性期前收缩（每小时 PVC ≤ 10 次）和严重室性心律失常（如频发室性期前收缩、多形性室性期前收缩、室性心动过速）者死亡率较高。在大多数研究中，室性心律失常的阳性预测价值（PPV）较低，范围为 5%～10%。如果同时伴左心室功能降低，能够使其敏感性增加。HRV（如 RMSSD 或 PNN50）及压力反射敏感性（BRS）等高频测定的值降低，提示迷走神经对 R-R 间期的调节作用降低。心肌梗死后 HRV 和 BRS 降低的特殊机制尚不清楚。HRV 和 BRS 的降低是心肌梗死患者死亡率增加的预报因子。上述指标尽管有明显的统计学意义，但心肌梗死后单独应用 HRV 和 BRS 评价预后的价值较低。风险分析的最理想时域参数是 SDNN 和 HRV 的三角指数。高危患者的 SDNN ＜ 70 毫秒，HRV 的三角指数＜ 15，或者 BRS ＜ 3 ms/mmHg。将 AECG、左心室功能和普通心电图联合应用，可提高危险分层的阳性预测准确性（敏感性为 80%，特异性为 89%）。法尔·H.（Farre H.）等认为，HRV 降低和晚电位阳性是心肌梗死后发生心律失常事件的较强预兆。射血分数大于 40% 的无症状的心肌梗死患者不需要进行 AECG 监测，因为这类心肌梗死极少发生恶性室性心律失常。心肌梗死后左心室功能降低的生存者死于心血管事件的风险增加。

充血性心力衰竭，无论是缺血性心肌病还是扩张型心肌病的患者，通常存在复杂的室性心律失常，死亡率较高。近期，几项大样本的研究发现，室性心律失常（如室性心动过速、非持续性室性心动过速）是患者死亡和猝死的敏感指标，但不是特异性的。没有证据表明，严重 CHF 的患者应用药物治疗减少心律失常发生频率或增加 HRV，能够明显地降低总死亡率或猝死的发生率。因此，在 CHF 或扩张型心肌病患者中，常规应用 AECG 或 HRV 评估风险尚无充分的证据。

肥厚型心肌病患者中猝死和晕厥十分常见。室性心律失常或 HRV 与肥厚型心肌病患者预后之间的确切关系仍有待讨论。AECG 在这些患者日常治疗中的特殊意义尚不清楚。

目前，不伴其他症状的二尖瓣脱垂、慢性二尖瓣反流及主动脉瓣狭窄患者是否需要进行 AECG 监测或 HRV 评估尚未定论。糖尿病与交感神经和副交感神经细小纤维的弥漫性病变有关。一半以上有症状的糖尿病神经病变患者将在 5 年内死亡。常规进行 HRV 检查是不必要的。通过心电图或超声心动图证实有左心室肥厚的高血压患者，其复杂室性心律失常的发生率增加。左心室肥厚患者发生室性心律失常、心肌梗死和猝死的风险均增加。对没有症状的左心室肥厚患者进行 AECG 监测的意义并不确定。AECG 监测已经用于各种心脏手术的术前及术后评估。没有心肌缺血和严重左心室功能不全的非心脏手术的高危患者术前进行 AECG 监测，发现术前存在室性心律失常与术后事件的发生无相互关系。AECG 监测对持续心肌挫伤或睡眠呼吸暂停诊断的价值不大。一些治疗心脏疾病的药物能直接或间接地影响自主神经系统。分析 RR 变异可能为判断药物的药理作用提供帮助。在药物开发中，分析 RR 变异可能有助于明确药物的作用机制。

总之，尽管心律失常检测和 HRV 分析提供的信息可能对判断无症状心律失常患者远期发生心脏事件的风险增加有益，但由于它们的敏感性及 PPV 相对较低，因此应用价值受限。将 AECG、HRV、信号平均心电图和左心室功能等检查结合起来分析，有可能提高信息的质量，但将这些不同检查的数据最佳地结合起来仍很困难。特发性心肌病、慢性心力衰竭及心肌梗死后射血分数低的患者可能从 AECG 或 HRV 监测中受益。然而，目前这些检查不能推荐作为其他患者的常规检查。

在无心律失常症状患者中用 AECG 检出心律失常评估远期心脏事件发生风险的适应证如下。

（1）Ⅰ类：无。

（2）Ⅱb类：心肌梗死后左心室功能不全的患者（EF＜40%），CHF患者，特发性肥厚型心肌病患者。

（3）Ⅲ类：持续心肌挫伤的患者，高血压伴左心室肥厚患者，心肌梗死后左心室功能正常的患者，非心脏手术患者进行术前心律失常评估，睡眠呼吸暂停的患者，瓣膜性心脏病患者。

无心律失常症状患者测定HRV评估远期心脏事件发生风险的适应证如下。

（1）Ⅰ类：无。

（2）Ⅱb类：心肌梗死后左心室功能不全的患者，CHF患者，特发性肥厚型心肌病患者。

（3）Ⅲ类：心肌梗死后左心室功能正常的患者，糖尿病患者评估糖尿病神经病变，存在可能干扰HRV分析的心律失常（如房颤）的患者。

（六）评估抗心律失常治疗的效果

AECG广泛应用于评估抗心律失常治疗的效果。其中用AECG监测所行的心律失常抑制试验（CAST）的结果，使无症状心律失常患者抗心律失常治疗的概念发生了彻底的改变。控制无自发症状或症状轻微的室性心律失常的治疗不仅无效，而且是有害的。因此，目前不推荐此类患者使用Ⅰ类抗心律失常药物治疗。

AECG指导其他抗心律失常药物治疗影响死亡率的对照研究数据尚不充分。但许多研究评估了Ⅰa、Ⅰb和Ⅲ类抗心律失常药物的应用。这些研究已经证明，抗心律失常药物治疗既无获益也无不良反应。对于胺碘酮的研究，得到的结论是相互矛盾的，一些研究显示有所收益，而另外一些则显示死亡率没有明显的变化。已经证明，在AECG监测期间，根据药物反应指导胺碘酮治疗能够改善这些症状。ICD为危及生命的室性心律失常患者提供了治疗。目前使用的ICD许多都可以存储事件发生时的心电图，因此不需要应用AECG监测ICD的治疗效果。

致心律失常的概念包括心律失常药物治疗导致新的心律失常出现或使原有的心律失常恶化。致心律失常可能发生在药物治疗的早期或晚期。以前无症状的室性心律失常患者，致心律失常通常被定义为室性心律失常或室性心动过速发作频率的增加。这种增加需要区分是致心律失常，还是心律失常频率的变异。无症状的临床致心律失常还包括Q-T间期延长、窦房结功能障碍及新出现的房室传导异常或使原有异常加重，这些可以在接受抗心律失常药物治疗的患者中通过AECG监测而发现。

AECG评估抗心律失常治疗的适应证如下。

（1）Ⅰ类：评估个体对抗心律失常药物的反应，其心律失常的基线特点是可重复，并且频发的程度应足以进行分析。

（2）Ⅱa类：高危患者中检测抗心律失常治疗的致心律失常作用。

（3）Ⅱb类：评价心房颤动心室率控制，门诊判定治疗期间反复发生的有症状或无症状的非持续性心律失常。

（4）Ⅲ类：无。

（七）评估起搏器和ICD功能

在1989年的指南中，仅有评估起搏器功能的内容，对植入除颤器患者指南只在Ⅱ类适应证中建议用于评估室上性心律失常。1999年的指南将评估ICD和起搏器功能并列在指南中，将1989年指南中有关评估抗心动过速起搏器功能和评估频率反应性生理起搏器功能的Ⅰ类适应证删除，而将评估频繁接受ICD治疗患者对辅助药物治疗的反应加入Ⅰ类适应证中。应用AECG可监测心脏节律异常与频繁发生的症状之间的关系，从而对评估有症状患者是否需要安置起搏器起到一定的辅助作用。AECG对证实是否存在显著的缓慢性心律失常，以及评估患者症状与心律失常之间是否相关两方面均有作用。起搏器植入后，AECG可评估起搏器功能，并且可指导设定频率反应和自动模式转换等参数。有时，AECG可以作为起搏器术后持续遥测评估起搏器功能的辅助手段，从而辅助决定是否需要重新设定程序或进行手术干预。目前应用的起搏器具有有限的AECG监测功能，尚不能完全替代传统的AECG。现在仍需通过各种复杂的步骤来完成这项工作，无论分类的依据是心房感知还是起搏。在随访问询时，可以通过起搏器内存获得表格数据，定量分析心房心室感知及起搏所占的百分比，包括无心房活动的心室感知的定量分析。尽管这些步骤主要是为了了解起搏器的功能，使包括房室延迟、频率适应、心率的上限和下限在内的参数设定最佳，但这些数据还能够确定室性心律失常发生的频率。与起搏器相比，目前应用的ICD具有事件发生时详细记录心电图的能力。然而，这些记录在十分有限的时间内完成（通常设定为每次事件5～30秒，总的记录时间最长不超过10分钟）。尽管这些记录为临床医师提供了更加完整和详尽的数据，但记录时间有限和缺乏体表心电图QRS波群形态成为其主要的局限。

在对植入ICD的患者进行门诊随访时，AECG可对与ICD有关的症状进行间断监测。电极植入后，心房和心室的起搏阈值有所改变，长期随访中能够发现异常的感知和收获。适当设定输出参数能使ICD的使用寿命延长，在重新设定程序后可应用AECG对ICD的功能进行评估。AECG是评估ICD放电治疗是否恰当的有效辅助工具，并能评估药物辅助治疗的效果，药物治疗的目的是使ICD放电的频率减到最小。尽管目前应用的ICD可存储触发ICD的心电图，但是单纯通过此记录区分是室性心动过速还是室上性心动速较为困难。目前，AECG仍是调整仪器功能的有效辅助工具，包括确保设定的心动过速检出心率与日常活动所能达到的最大心率没有重叠。

AECG 评估起搏器和 ICD 功能的适应证如下。

（1）Ⅰ类：通过评价频繁发生的心悸、晕厥或先兆晕厥等症状来评估设备的功能，以除外肌电抑制和起搏器诱导的心动过速，并且帮助设定改进参数，如频率适应和自动模式转换等；在设备问询未能确定诊断时，评估可疑的部件失灵或功能障碍；评估频繁接受 ICD 治疗的患者对辅助药物治疗的反应。

（2）Ⅱb类：作为对连续遥测的替代或辅助方法，评估起搏器或 ICD 植入后即刻的术后起搏器功能；评估植入除颤器患者室上性心动过速发作时的心率。

（3）Ⅲ类：通过设备问询、ECG 或其他有用数据（如胸片等）足以确定潜在的原因；诊断时，评估 ICD 或起搏器功能障碍；对无症状患者进行常规随访。

（八）对心肌缺血的监测

1989 年的指南认为，如果整个 AECG 设备从记录、分析和回放都进行适当的控制，AECG 就可以可靠地检测到心肌缺血的 ST 段改变。1989 年的指南将检测心肌缺血的适应证按有胸痛患者检测心肌缺血、无症状患者检测心肌缺血和已知冠心病患者检测无症状心肌缺血三种情况分别提出建议。1999 年的指南只将心肌缺血检测作为单独一项而提出适应证的建议，但在该建议中没有Ⅰ类适应证。1999 年指南认为，随着技术的进步，AECG 监测可以提供冠心病患者的心肌缺血的准确而有临床意义的信息。没有证据表明，AECG 可以提供关于无症状的未诊断冠心病患者出现缺血的可靠信息。鉴于运动试验中没有缺血证据的患者进行 AECG 监测的相对较少，多数研究评估了运动试验阳性与 AECG 监测发现心肌缺血的关系。在运动试验阳性患者中，只有 25% ～ 30% 的患者在 AECG 监测时证实有缺血存在。运动负荷试验中缺血的程度和 AECG 监测中缺血发生的频率和持续时间有明显的相关性。

与运动试验不同，AECG 监测的优势为日常活动状态下对心肌缺血的监测。AECG 监测也可对因躯体残疾、周围血管病变或肺部疾病不能运动的患者进行危险分层。如果怀疑为变异型心绞痛而运动试验阴性的心绞痛患者，应用 AECG 监测有助于对其进行评估。然而，对于有症状的患者，诊断仍依靠运动试验。

AECG 监测可对缺血提供综合的评估。许多研究证明，如果不应用 AECG 进行评估，有 80% 发生在日常生活中的无症状缺血事件不能被诊断。一些研究的结果证实，在对接受抗心绞痛药物治疗并且能够充分控制症状的患者进行 AECG 监测中发现，无症状缺血事件的发生很频繁。然而，这些缺血的临床意义尚不清楚。

关于 AECG 对心肌缺血的预测价值，指南认为应用 AECG 监测心肌缺血可以识别高危患者。对于稳定型冠心病的患者，AECG 监测的心肌缺血事件与将来冠状动脉事件和心脏性猝死的高发相关。与一些临床情况和 ECG 相比，AECG 监测到的心肌缺血为一项独立的预测指标。与运动试验相比，AECG 监测检出的缺血能够提供更多的预后信息。

对冠心病患者进行危险分层或进行术前评估时，单独行运动试验检查或同时进行心肌显像仍然作为首选。对于不能完成运动试验的患者，AECG 可以用于进一步评估。

AECG 在冠心病治疗评估中起着重要的作用，随机临床研究结果提示，治疗后 AECG 提示心肌缺血改善可能与冠心病患者预后改善相关。

AECG 对心肌缺血的监测有一定的局限性，除心肌缺血外，其他许多原因也可引起 ST 段的改变，这些原因包括过度通气、高血压、左心室肥厚、左心室功能不全、传导异常、体位改变、快速心律失常、预激综合征、交感神经系统异常、精神药物、抗心律失常药物、洋地黄类药物、药物水平变化和电解质异常等。因此，AECG 监测心肌缺血时必须预先排除这些情况的影响。另外，ST 段压低和缺血事件的频率和持续时间存在每日间的差异，这使得 AECG 记录缺血并评价治疗疗效十分困难。因此，需要通过延长 AECG 监测时间（48 ～ 72 小时）和连续监测患者相似的情绪和体力活动。由于技术要求和诊断标准的复杂性，AECG 监测心肌缺血必须在专门的实验室内进行，并且技术人员要经特殊的培训。

ST 段压低是 AECG 监测缺血时常见的心电图改变，偶尔可以表现为一过性的 ST 段抬高（特别是变异型心绞痛患者和主干近端狭窄的患者），这种改变提示存在透壁心肌缺血。有时 AECG 监测也能发现 T 波方向和形态的变化，然而目前没有证据表明这种改变对心肌缺血有特殊的提示意义。

AECG 监测心肌缺血的适应证如下。

（1）Ⅰ类：无。

（2）Ⅱ a 类：怀疑变异型心绞痛的患者。

（3）Ⅱ b 类：评估无法运动的胸痛患者，无法运动的血管外科患者进行术前评估，已知 CAD 和不典型胸痛综合征的患者。

（4）Ⅲ类：不能运动的胸痛患者进行初次评估，有症状的患者进行常规筛查。

（九）儿科患者

1989 年的指南中没有儿科患者的内容。1999 年的指南认为，儿科患者应用 AECG 的目的是评估与心律失常相关的症状，对有或无心律失常症状的心血管疾病患者进行危险评估和对药物治疗或起搏器治疗进行评估。

AECG 监测普遍用于对有或无心律失常的小儿心脏病患者进行定期评估，进行此项检查的基本目的是评估疾病的进程（如长 Q-T 间期综合征或肥厚型心肌病）、患儿的生长发育、是否需要调整药物剂量及先天性心脏病患者外科手术后是否有迟发心律失常等。

应用 AECG 对以往进行过手术治疗的先天性心脏病患者进行定期评估，必须考虑到缺陷的类型、心室功能和术后迟发心律失常的风险。尽管心律失常对于这些患者的临床意义尚有争议，但与心室功能不全相关的频发室性期前收缩确实提示患者远期猝死的风险较高。甚至在没有明显症状的情况下，在这些患者中发现复杂心律失常也提示需要进一步完善检查。

对患有肥厚型或扩张型心肌病、长 Q-T 间期综合征的年轻患者应定期监测 AECG，因为这些疾病是进展性的，同时随着生长发育，需要对药物剂量进行调整。AECG 监测的主要作用是发现潜在的心律失常，对无症状患者的治疗进行再评估。

AECG 监测对 Q-T 间期临界延长的患者诊断长 Q-T 间期综合征的作用有限。AECG 可用于发现突发心律失常事件风险较高的无症状先天性完全房室传导阻滞患者，这些患者可以从预防性植入起搏器中获益。

儿科患者 AECG 监测的适应证如下。

（1）Ⅰ类：发生晕厥、先兆晕厥或头晕的已知心脏疾病患者，以前证实为心律失常或为起搏器依赖者；其他方法不能确诊的与劳力相关的晕厥或先兆晕厥；评估肥厚型心肌病或扩张型心肌病患者；评估可能的或已证实的长 Q-T 间期综合征；先天性心脏病术后遗留明显血流动力学异常并发生心悸的患者；评估快速躯体发育期抗心律失常药物的效果；无症状的先天性完全房室传导阻滞。

（2）Ⅱa类：无合理解释的和无明显的心脏病临床证据的晕厥、先兆晕厥或持续心悸；开始抗心律失常治疗后，特别是有显著致心律失常作用的药物治疗后评估心律；在与心脏手术或导管消融相关的一过性房室阻滞发生后评估心律；评估有症状患者的频率反应或生理起搏功能。

（3）Ⅱb类：评估先天性心脏病术后无症状的患者，特别是遗留明显血流动力学异常或术后迟发心律失常发生率较高的患者；评估以前发作过心动过速的小儿（低于 3 岁）以确定先前未知的心律失常是否复发；评估可疑持续房性心动过速患者；ECG 或运动试验可见复杂室性期前收缩的患者。

（4）Ⅲ类：非心源性原因所致的晕厥、先兆晕厥或头晕；无心脏病临床证据的胸痛，为无症状的运动员进行常规筛查；无心脏病患者发生短暂心悸；无症状的预激综合征。

（十）对动态心电图医师的能力要求

2001 年，ACC/AHA 发表了有关心电图和动态心电图的临床能力的声明，这是 ACC/AHA 对从事动态心电图工作的人员应具备的相关能力的一个指南。该指南再次确认连续动态心电图装置可提供包括心律失常、ST 段改变和心率变异性等多个心脏电活动参数分析。当应用监测评估间断性症状的原因时，症状的频率决定了记录仪的类型。连续记录可用于评价频发的与心律失常相关的症状（至少每日 1 次）、晕厥或先兆晕厥及不能解释的心悸。相反，对于发生频率低的症状，间歇事件记录的效价比更高。在某些情况下，连续监测后继以间歇事件监测更有临床价值。对于接受心律失常药物治疗的患者，可用连续监测评价药物反应，记录房颤节律和排除药物的致心律失常作用。连续性动态监测适于对植入心脏起搏器或除颤器（ICD）患者的频繁心悸、晕厥或先兆晕厥进行评价，适于评估植入装置对心肌电活动的抑制、起搏器介导的心动过速和帮助优化生理性起搏。连续监测还适于评价潜在的起搏器或 ICD 工作不良和评价伴随的药物治疗效果，有利于评估无症状心肌缺血，这可能包括发现缺血和评价抗缺血药物的疗效。对于可以接受运动试验的患者，首选动态心电图筛查有无潜在缺血或无症状心肌缺血是不理想的。

指南阐述了动态心电图诊断人员必备的知识。动态心电图是临床心电图学的一部分，因此对判断动态心电图能力的标准与心电图相同。然而，动态心电图在检测技术和认识方面有特殊之处，需要额外的知识。这些知识包括以下内容。

（1）动态心电图的适应证。

（2）心律失常知识，正常人和心脏病患者心律失常的诊断和意义。

（3）正确评价患者昼夜的心律变异性和自主神经对心律的影响。

（4）运动、过度通气、传导异常、电解质紊乱、药物、饮食、体温、瓦尔萨尔瓦动作、缺血和与多种心脏疾病相关的短暂复极现象等所致心电图变化的知识。

（5）关于心脏病药物和它们对心电图中传导和复极的影响，特别是致心律失常作用的知识。

（6）关于对各种年龄段患者的动态心电图诊断的敏感性、特异性和正确性的认识，特别是 ST 段动态改变和拜耳理论的应用知识。

（7）对缺血性 ST 段变化最大范围标准的认识。

（8）动态心电图中心脏起搏器和 ICD 的夺获、感知或起搏失败的表现。

（9）对动态心电图中 ICD 适当和不适当的抗心动过速起搏或除颤表现的认识。

（10）对动态心电图连续或间断记录的利与弊的认识，以及由于该装置固有的缺陷或信号处理的限制出现假阳性或假阴性结果认识。

（11）了解可以做全导心电图的动态心电图的装置特点。

（12）正确评价技术员编辑动态心电图计算机计算的结果，并需要确定技术员的能力。

由于在记录、分析和报告系统方面有所不同，该指南仅描述动态心电图共同的特征。重要的是做出判断的医生应理解用于动态心电图的设备和技术，熟悉本实验室应用的特定系统。然而，医生能通读动态心电图是至关重要的。不管系统处理的方法如何，医生应了解该系统在心律失常的识别、分类和诊断心肌缺血方面潜在的假阳性和假阴性。

在动态心电图判断的技术方面，由于记录和分析程序固有的问题，动态心电图可能会产生一些错误的信息。计算机错误识别和分析心律失常和 ST 段变化主要由于在长达 24 小时记录过程中来自多方面的噪声。计算机分析系统许多错误的潜在来源非常复杂，动态心电图技术方面的专家需要理解计算机识别 QRS 波群和分类的计算方法，而且问题还与计算机分析结果的编辑有关。解释动态心电图的医生应具备评价所有失败可能存在的技术方面的知识。因此，显示全导心电图的系统为临床医师的首选，因为这样可以像阅读 12 导联心电图一样。标准 12 导联心电图在动态心电图的判断方面有额外的作用。

指南规定，分析动态心电图的人员必须经过基本训练。分析动态心电图的能力取决于对标准 12 导联的理解程度。由于动态心电图装置的原因，多种因素会使评价心律失常或心肌缺血时出现假阳性或假阴性。除了上述要求的分析动态心电图的所需相关知识外，还要熟悉产生这些假阳性或假阴性的原因。

动态心电图识别心律失常和分类出现技术性假阳性或假阴性的原因如下。

（1）计算机对 QRS 识别和分类计算方法不恰当。

（2）噪声干扰或导联基线漂移或伪差。

（3）记录低电压。

（4）记录器使用不同的磁带驱动器或存储不当。

（5）QRS 图形和电压的生理性变异。

（6）对先前的磁带或记忆存储器消磁或记录清除不完全。

（7）分析时技师对动态心电图做了不适当或不正确的分析。

（8）动态心电图中不正确的时间标记。

动态心电图对心肌缺血的识别和解释出现假阳性或假阴性的原因如下。

（1）ST 段定位的变化。

（2）过度通气。

（3）突然的过渡运动诱发的 ST 段改变。

（4）血管调整性或瓦尔萨尔瓦诱导的 ST 段改变。

（5）心室内传导异常。

另外，分析动态心电图的医生还应具备关于伪差或短暂的生理性改变的知识。

重要的是，接受训练者应在有经验医生的指导下阅读足够多的动态心电图，这些动态心电图应包括干扰正确判断的大多数技术或生理现象。指南建议，学习动态心电图分析的医师必须在动态心电图高年资医师指导下分析 150 份动态心电图。直接与操作动态心电图装置的技师交流，能使初学者更好地理解在记录和分析中产生的伪差和错误。通过动态心电图专家周密设计的课程，并配合包括典型的记录和对这些记录分析的教学，可以使医生胜任对动态心电图的分析工作。

要想具有分析动态心电图的能力，指南建议每年至少阅读 25 份动态心电图。

第三节 动态心电图系统的设备与基本技术指标

一、动态心电图系统

动态心电图系统由记录系统、回放分析系统和打印机组成。

（一）记录系统

记录系统由记录器和导联线组成。记录器有磁带式和固态式两种，固态式又分为固态记录器和闪存卡记录器，（磁带的记录器现已淘汰）。目前，动态心电图的导联从 2 通道、3 通道已发展到 12 导联、18 导联。12 导联、18 导联有助于确定室性期前收缩和室性心动过速的好发部位、旁路定位及对心肌缺血的相对定位，但通过美国心脏病协会数据库、麻省理工学院数据库及这些年的临床实践证明，12 导联系统的 Holter 并没能取代 3 通道的系统，只是两种记录方式和系统各有侧重，在临床应用上可以互补。

（二）回放分析系统

记录器采集数据后首先把记录的心电数据传送到计算机中，主机采用性能良好的计算机或心电工作站，其硬件设施能支持动态心电图分析软件的运行，以 16～19 英寸高分辨率的彩色显示器显示出心电信号及有关分析、数据、图表（直方图、趋势图等），采用鼠标或键盘输入参数和指令，进行动态心电图分析和编辑，最后打印出一份完整的动态心电图报告。在计算机进行分析过程中，首先要进行 QRS 波群的检出，然后对逐个心搏的性质进行分析，目前已有公司开发出可进行 P 波、P-R 间期分析的软件。动态心电图的内容包括 24 小时或 48 小时的心律失常分析、ST 段偏移的检测和分析、起搏心电图的分析（有些机器还设有专门的起搏通道）、心室晚电位、T 波电交替、窦性心律震荡、睡眠呼吸暂停综合征等。随着电子学、计算机技术的飞速发展，动态心电图的硬件和软件也在日新月异地发展，但目前动态心电图的自动分析系统尚不能达到满意的准确度，而且不可避免地存在着干扰伪差，在分析的过程中进行人工干预是必不可少的。

二、记录器影响心电图波形质量的关键技术指标

动态心电图的专业人员应该了解记录器影响心电图波形质量的关键指标，即频率响应、采样频率和分辨率。

（一）频率响应

频率响应是电子学领域中用来衡量线性电子学系统性能的主要指标。目前多数记录器频率响应的范围是 0.5～60.0 Hz，低频下限频率过高时，可使动态心电图波形的 ST

段产生失真；如高频的上限不够高时，动态心电图波形的影响表现为 Q 波、R 波和 S 波的波幅变低，形状变得圆滑，K 波的切迹和 δ 波可能消失。

（二）采样频率

采样频率是指记录器每秒钟采集心电信号电压的点数。采样频率越高，心电图波形的失真就越小，所采集的数据就会更加精确地表示连续的心电图波形；当采集率过低时，Q 波、R 波、S 波的波幅都会减小，波形圆钝，心电图上会丢失部分有意义的信息，应用适当的采样频率是必要的。目前，多数记录器的采样频率为 128 Hz 或 256 Hz，但对于上限频率达 100 Hz 的系统来说，合适的采样频率应达到 250 Hz，对于起搏信号和 ICD 信号的记录器，其采样频率应达到 4 000 Hz，但目前有起搏通道的记录器，起搏通道采样频率仅为 1 000 Hz，基本上也能达到记录起搏脉冲信号并检测到起搏器的实际工作状况。

（三）分辨率

分辨率是指运算采样数据并进行模数转换采集信号的能力，用数码的二进制位数表示，最小分辨率为 8 bit，然后为 10 bit、12 bit、14 bit、16 bit 等，32 bit 时可达到计算机运算水平。分辨率可决定 QRS 复合波振幅测量的准确性。

记录器的频率响应、采样频率和分辨率应该是一个和谐的统一。如果采用较低的分辨率，则会使 QRS 复合波振幅精确性降低；如果追求过高的采样频率，会使记录的数据成倍增加，为数据的下载和存储带来较大的负担，并影响分析效率。

我国生产的记录器，如康泰医学系统、长春数码、世纪今科、杭州百惠、理邦、光电、群天、麦迪克斯、优加利等公司的产品均符合上述要求。

第四节　如何防止动态心电图的干扰与伪差

一、干扰与伪差对动态心电图的影响与危害

动态心电图心电信息采集记录的质量可直接影响分析结果，并关系到临床对患者的诊断与治疗。伪差过大可使计数大量丢失，更严重的是，部分伪差酷似房颤、室性心动过速、窦性停搏。尤其在起搏器心电图中的干扰伪差，有时真假难辨，给诊断带来较大的困扰。如鉴别不当，可导致误诊，给患者造成不必要的紧张和麻烦。而且因为干扰伪差大，在编辑分析中需花费大量的时间来处理伪差干扰，对软件识别错误的修正，费时费力，造成操作者用眼疲劳，并严重影响工作效率。

二、造成干扰偏差的因素

(一) 仪器设备抗干扰的指标是否达标

心电图机的仪器设备标准是按 2003 年制定的国际标准 "IEC60601-2-51" 版本，主要项目有抗基线漂移（输入 60 mV/s 的脉冲后位移不超过 20 μV）、最小位（bit）的分辨率小于 5 μV，采样率 500 samp/（sch），频率响应范围在 0.05 ～ 150 Hz，提供高质量的模数（A/D）转换技术，信噪比（分辨率、共模抑制比）大于等于 89 dB，低噪声电平小于 15 μVpp，抗肌电干扰（EGM25 ～ 45 Hz，-3 dB）时间常数大于等于 3.2 秒，抗交流电干扰（50/60 Hz，-20 dB），等等。

动态心电图仅用直流电池供电，检测中体位、活动量、情绪等均不稳定，所以与普通心电图机的标准有一定区别，但目前临床应用中产品的相应指标基本都高于心电图机的标准，仪器设备的抗干扰性能基本达到要求。

(二) 电极片质量是否达标

动态心电图使用的电极片必须是高质量的，通常使用的是一次性的纽扣式电极，其结构是将银 - 氯化银传感器固定在无纺布或泡沫背衬上，是一种较为理想的体表心电信号检测电极，因具有使用方便、不必消毒、可以避免交叉感染的优点而被特别重视。使用时，电极片和皮肤之间有一薄层粘贴固态胶配方的导电膏海绵，有利于传递心电信号，从而有效保证电极片与皮肤接触良好，也有利于极化电压的减小。

根据国家医药局发布的 YY/T 0196—94（已被 YY/T 0196—2005 代替）《一次性使用心电电极》标准，其主要技术性能指标为①交流阻抗为 96 ～ 164 Ω（国家标准 ≤ 2 000 Ω）；②直流失调电压为 0 ～ 1.6 mV（国家标准 ≤ 100 mV）；③内部噪声为 0 ～ 1 μV（国家标准 ≤ 150 μV）；④模拟除颤恢复性能为 5 秒时电压 5.4 ～ 14.3 mV（国家标准为 100 mV），每 10 秒电压平均变化率为 0.03 ～ 0.47 mV/s（国家标准 ≤ ±1 mV/s），除颤后交流阻抗 87 ～ 164 Ω（国家标准 ≤ 3 000 Ω），偏置电流耐受度为 3.5 ～ 5.8 mV（国家标准 ≤ 100 mV），急性经口毒性试验，皮肤变态反应试验符合 GB 7919—87。

(三) 电极导线

电极导线绝缘层老化、部分断裂都会导致接触不良，影响心电图图形。

(四) 皮肤处理

皮肤处理不当会造成干扰和基线漂移。处理皮肤时，要先用酒精纱条擦拭拟贴电极片的部位，再用砂纸轻微打磨两下，使砂纸表面在皮肤角化层的表面刻画出多条致密小槽，导电液能更快、更好地渗入角化层，使阻抗很快下降，使偏移电压趋向稳定（偏移电压的起伏与心电信号叠加可导致基线漂移和伪差）。

（五）电极片粘贴位置也是重要环节

根据具体标准部位选择要点：①在锁骨及胸骨处的部位选择突出或平坦的位置；②锁骨中线和腋前线的胸前导联的点位选择肋缘上，因为电极片如贴于凹陷处或肋间，动态心电图检测中因活动、过度换气等动作会造成电极片的氯化银与肌肤吻合不良，造成肌线漂移或图形失真。

（六）导线固定

导线纽扣扣在电极片上后需用胶布贴牢，以免脱扣。松乱的导线必须用绷带集中束缚，环腰系牢，以免做动作或体位变动时使导线随意牵动电极片的纽扣，造成干扰伪差。

（七）防止静电并远离磁场

要求患者穿着棉织品内衣，以免产生静电，避免接近强磁场。

总之，动态心电图记录仪在患者佩戴一昼夜，避免不了日常活动、体位变动、过度换气等因素的影响，只有重视并防止各种造成干扰伪差的环节，才能给临床提供一份高质量、准确无误的动态心电图诊断报告。

第五节　动态心电图的编辑

动态心电图心电活动在一昼夜的长时间连续采集中，难免存在干扰和伪差，计算机分析软件还达不到完全准确无误，这就需要操作人员对照图形认真核实、修改、补充和编辑数据，最后再打印出图文并茂的报告。

一、回放编辑中须注意的事项

（1）完成一份高质量的动态心电图报告，回放分析是关键，一定要细心、耐心地分析，认真鉴别、修改、确认和编辑。

（2）报告摘要和分页报告必须与其他各项表格（直方图、趋势图）内容、数据保持一致。

（3）心电图的采集留图要确保图形质量，采集的条图应尽可能避开干扰伪差，这直接关系到动态心电图的最后诊断与评估。

二、编辑和留图时的注意事项

（1）分析编辑时，对 P 波形态发生改变要留下变化过程，以鉴别是起搏点的改变还是自律性不稳定所致，注意排除呼吸与体位的影响。

（2）P-R 间期的变化，要尽可能捕捉到缩短和延长的过程，给临床提供诊断的信息。

例如，旁路、房室结双径路可能是迷走张力所致。

（3）监测中如有长间歇，可将"Pauses"的默认值调至长间歇中的最短值（通常默认值为2秒），这样就可以将监测中的长间歇数目较完整地筛出记录，并留出最长 R-R 间期的心电图条图。

（4）监测中如有房性或室性快速心律失常，要将发作前和终止时的心电图完整描记。例如，阵发房扑或房颤发作前心率的快慢，期前收缩是否增多，终止时的窦房结恢复时间，等等。

（5）阵发性或短阵的心动过速（包括心房扑动、心房颤动），要将其发生最长一阵起始和终止的心电图提供给临床医生。

（6）监测中 ST 段发生压低或抬高时，尽可能捕捉到改变的过程和程度最重的图形。

（7）在书写报告时要诊断的各类心律失常或不正常的现象，在留图中必须提供证据。

（8）监测中无论 ST-T 有无改变，均应留一份 ST 段趋势图。如监测中有期前收缩，应留一份直方图，以便使观察期前收缩的分布更直观。

（9）患者日记所述有症状时的心电图无论正常与否，均应提供实时条图。

（10）监测中的最快心率、最慢心率要留图。

第六节　动态心电图报告书写

根据编辑后打印的"报告摘要"和"分页报告"中提供的每小时数据，并结合采集的条图，给临床提供一份完整的动态心电图报告，报告的书写分为三部分。

一、概括监测中的各类明细数据

简述监测全程的总时间和一昼夜的总心跳数，以及最快心率、最慢心率和平均心率的每分钟次数及发生的具体时间。概括监测中检测到的各类心律失常的数据及发生时间。

二、动态心电图诊断及评估结果

动态心电图诊断需简明扼要，必须使用心电图诊断的名词术语，并按以下顺序规范书写。

（1）基本心律类别：窦性心律或异位心律、起搏心律或自身心律等。

（2）与窦房结和房室相关的阻滞及各类停搏：窦房传导阻滞、房室阻滞、窦性停搏。

（3）期前收缩类别：从心脏高位往下排列，如房性期前收缩、交界性期前收缩、室性期前收缩。

（4）逸搏类别：同期前收缩，由高位向下排列。

（5）其他：心室预激、束支阻滞、室内阻滞。

（6）ST-T 改变。

三、动态心电图报告的补充说明

报告的补充说明是动态心电图报告书写的重要组成部分，凡不属于心电图诊断名词术语，但又需要对临床进行提示及详细说明的内容，均可在补充说明中书写。尤其是诊断较困惑时，可不明确诊断但在补充说明中对心电现象给予描述，通常需要补充的具体内容如下：①患者有症状时的心电图表现需要详细描述。②监测中的心率最快每分钟小于 90 次，最慢每分钟小于 40 次，总平均心率每分钟小于 55 次或每分钟大于 90 次（有器质性心脏病患者平均心率每分钟大于 85 次），均应向临床提示。③ST 段压低、抬高的形态描述，以及与心率增快和症状有无相关性。尤其是一过性的 ST-T 改变需详细描述形态、程度和持续时间。④报告摘要中"Pauses"的性质、类别和最长 R-R 间期及发生的具体时间。例如，"Pauses"指大于 1.8 秒的长 R-R 间期，最长 2.8 秒，发生在 2:26，系阵发心房扑动终止时的窦房结恢复时间。⑤报告摘要中心动过缓的性质和最缓心率及发生的具体时间。例如，心动过缓系二度房室阻滞心室脱漏呈 2：1 下传所致，最缓心室率为每分钟 35 次，发生在次日 3:23。⑥起搏器心电图报告在补充说明中应写明起搏器的工作方式。

另外，报告书写的诊断名词和补充说明中，动态心电图检测比常规心电图容易捕捉到心律失常的演变过程，而且在一昼夜中常会出现多类心律失常，所以在结论评定时的一些诊断名词和附加说明的用语需加以规范。

在期前收缩性的心动过速时，以持续 30 秒为界，可分为"短阵"与"阵发性"。如是阵发性的，在报告结论的补充说明中需将最长一阵的起始与终止时间及持续时间进行描述。

逸搏心律（指异位自主心律）可根据其自主心律的特征、频率范围写出交界性（或室性)逸搏心律。如超出各自主心律的频率范围，可写为"加速性交界性心律或室性心律"。

与频率无相关性的传导阻滞和心室预激等，如不是持续性，而是不规律出现，可写为"间歇性"，如间歇性束支阻滞、间歇性心室预激、间歇性心房感知不良等。

第七节　正常动态心电图

12 导同步动态心电图的临床应用时间较短，积累的经验有限，对许多重大课题的研究处于起步阶段，制定正常动态心电图诊断标准为时过早，但并不是对 12 导同步动态心电图的诊断无章可循。笔者根据近年来 12 导同步动态心电图的工作经验，提出正常 12 导同步动态心电图的参考值，供临床参考应用。

一、心脏节律与心率

（一）心脏节律

健康人 24 小时动态心电图几乎都是窦性节律，偶见一过性窦房结内游走心律、窦房游走节律、房性心律或交界性心律等被动性心律失常。

（二）心率

1. 总心率

成年人 24 小时总心搏数为 8 万～ 12 万次，儿童可达 16 万次。总心率的高低主要取决于受检者窦性节律的基础频率、身体素质、运动量大小、所从事的工种等。基础心率慢、运动量小的受检者总心搏数常在 8 万～ 9 万次，有的低于 8 万次。基础心率较快、运动量较大、运动时间较长的受检者，总心搏数在 11 万～ 14 万次。

2. 最高心率

最高心率指 24 小时最高窦性心律，取决于运动量的大小。儿童剧烈运动状态下最高窦性心律可高达每分钟 200 次，而成年人最高窦性心律则为每分钟 170 次，老年人活动时最高窦性心律一般不超过每分钟 130 次。

3. 最低心率

最低心率指 24 小时最低窦性心律，主要出现在夜间 1 ～ 5 小时睡眠状态或午休时，儿童最低窦性心律不低于每分钟 50 次，成年人不低于每分钟 35 次。

4. 平均心率

平均心率指 24 小时平均心率。计算公式：

$$平均心率（次/min）\frac{总心搏数/次}{时间/min}$$

例如，24 小时总心搏数是 101 687 次，除以 1 440 分钟，平均心率约为每分钟 71 次。儿童平均心率为每分钟 80 ～ 90 次，成年人平均心率为每分钟 60 ～ 80 次。

二、各波段间期

（一）P 波

窦性 P 波方向：Ⅱ 导联、Ⅲ 导联、aVF 导联、V_3 导联直立（正向），aVR 导联倒置（负向），Ⅰ 导联 R 波高大时 P 波直立，电轴右偏者 P 波较小或平坦，aVL 导联可直立、双向或倒置，V_1 导联 P 波多双向，也可直立或倒置，V_2 导联 P 波多直立。

立位状态下，Ⅱ 导联、Ⅲ 导联、aVF 导联 R 波较高，一般不超过 0.25 mV，运动状态下，少数人 P 波振幅可达 0.30 mV。卧床休息或夜间睡眠状态下，窦性心律较慢，P 波幅度明显降低。

P 波可有轻度切迹，P 波时限小于 0.11 秒，双峰间距小于 0.04 秒。

（二）P-R 间期

P-R 间期变动范围在 0.12 ～ 0.20 秒，一般 P-R 间期变动范围不大。

（三）QRS 波群

生理性 Q 波、R 波或 δ 波的诊断标准与常规心电图的诊断标准相同。QRS 时限小于 0.11 秒。不应出现 QRS 低电压。

（四）ST 段

V_2 导联、V_3 导联 ST 段抬高不超过 0.30 mV，其余导联不超过 0.10 mV，ST 段下降不超过 0.10 mV，心率快时 ST 段缩短，心率慢时 ST 段相应延长。

（五）T 波

24 小时 T 波振幅变化较大，V_4 导联～ V_6 导联 T 波总是直立的，以 R 波为主的其他导联，T 波大部分时间是直立的，但也常出现低平，偶见倒置。

（六）Q-T 间期

Q-T 间期变动范围在 0.30 ～ 0.47 秒，心率快速时 Q-T 间期明显缩短，心率慢时 Q-T 间期明显延长。

（七）U 波

U 波在 V_2 导联～ V_5 导联较明显，U 波应是直立的，U 波振幅一般不超过 0.3 mV。

三、心律失常

正常人偶见下列心律失常。

（一）偶发期前收缩

24 小时发生的期前收缩次数为一次至数十次，偶有上百次。多为房性期前收缩，其次为室性期前收缩，交界性期前收缩少见。

在偶发房性期前收缩中，不包括 P-on-T 现象的房性期前收缩，因为 P-on-T 现象的房性期前收缩诱发房性心动过速、心房扑动或心房颤动的发生率较高。

在偶发室性期前收缩中，不包括 R-on-T 现象室性期前收缩、特宽型室性期前收缩和特矮型室性期前收缩。

（二）偶发逸搏与逸搏心律

偶发房性逸搏、交界性逸搏、室性逸搏常在老年心率慢时发生，形成的逸搏心律常为一过性。窦性心律加快以后，逸搏与逸搏心律消失，交界性逸搏可与窦性心动过缓，形成一过性干扰性房室脱节。

（三）短阵心动过速

20% 的健康人有短阵偶发房性心动过速，24 小时发生短阵房性心动过速一阵至几阵，每阵持续一秒至数秒钟，房性心动过速的频率为每分钟 100 ～ 220 次。交界性心动过速少见，罕有短阵室性心动过速。

（四）传导阻滞

少数正常人于卧床休息或睡眠状态下发生一过性一度房室传导阻滞或二度 I 型传导阻滞，清醒状态或活动心率加快以后房室传导正常，偶见二度 I 型窦房传导阻滞。

（五）窦性停搏

发生于休息或睡眠过程中的窦性停搏，一般不超过 2.5 秒，且为偶发。

第八节　动态心电图变化特点

动态心电图与常规心电图不同。常规心电图描记的是静息平卧位状态下的心电图，心率相对稳定，各波段间期的变化不明显。动态心电图记录的是不同体位（包括立位、坐位、平卧位、左右侧卧位）、不同状态（清醒、运动、工作、睡眠等情况）下的心电图变化，心率、各波段和间期等都有显著的变化。

一、心率

（一）窦性心律

清醒或运动状态下窦性心律达每分钟 150 次，睡眠状态下窦性心律慢至每分钟 35 次。心律变化之大，是生理现象。如果窦性心律变化不明显，反而是异常现象。

（二）心房扑动与心房颤动

心房扑动由 4∶1 变为 2∶1，或由 2∶1 变为 1∶1 时，心室率可突然增加。白天房室传导比例多为 4∶1 ～ 2∶1，夜间睡眠时变为 6∶1 ～ 4∶1，心室率明显下降。

未经治疗新近发生的心房颤动患者活动时，心室率可高达每分钟 180 次，而夜间睡眠时心室率下降为每分钟 70 ～ 80 次，伴发的心室长间歇是常见的心电现象。

（三）交界性心律

交界性心律患者活动时，心室率可达每分钟 100 次，休息或睡眠时可降为每分钟

$40\sim 60$ 次。

（四）起搏心电图

植入 AAIR、VVIR 或 DDDR 起搏器的患者，心室率变动在规定的上下限频率的范围内。

二、心电波形的变化

（一）P 波变化

窦性 P 波方向多无明显变化，P 波振幅和形态常有明显变化，立位状态、运动时窦性 P 波起源于窦房结头部，P 波振幅较大，P 波时限较宽。卧位休息或睡眠状态下，P 波振幅较小，P 波时限较短。

（二）QRS 波群变化

1. QRS 电轴变化

QRS 电轴取决于胸骨柄两端电极之间的距离和体位等因素。两上肢之间的电极距离不能太近，也不能太远。立位时，心尖下垂，QRS 电轴右移；平卧位时，QRS 电轴正常或偏移的程度减轻。

2. QRS 形态变化

不同体位对动态心电图波形的影响较大。如卧位时 II 导联、III 导联、aVF 导联呈 qR 型；立位时可能转变为 R 型或 qRs 型。左侧卧位时 V_5 导联、V_6 导联呈 qR 型；右侧卧位时，可能变为 qRS 型或 Rs 型。有些心肌梗死患者在不同体位下，异常 Q 波可时有时无。

3. QRS 振幅变化

立位时 I 导联、aVL 导联 R 波降低，II 导联、III 导联、aVF 导联 R 波增高；卧位时 I 导联、aVL 导联 R 波增高，II 导联、III 导联、aVF 导联 R 波降低。右侧卧位时 V_1 导联、V_2 导联 R 波增高；左侧卧位时 V_5 导联、V_6 导联 R 波增高。

（三）ST-T 变化

运动状态下心率快，P 波较高，ST 段可有轻度下降（小于 0.05 mV），T 波幅度降低。心率下降以后 ST 段回至基线上，T 波增高，有时运动可使 T 波由低平、平坦、倒置转为直立。改变体位也常引起轻度 ST 段下降及 T 波改变，由体位引起的 ST 段下降只出现于一个导联上，而由心肌缺血引起的 ST 段改变出现于相邻的 2 个或 2 个以上的导联上。

（四）Q-T 间期变化

Q-T 间期代表心室除极和复极的全过程，凡是能引起除极和复极过程的病理生理因素都可引起 Q-T 间期变化。心率快时 Q-T 间期缩短，心率慢时 Q-T 间期延长，成年人 Q-T 间期较儿童 Q-T 间期长。胺碘酮（乙胺碘呋酮）等药物可使 Q-T 间期延长。

二、心律失常

不同体位、不同状态单源性心律失常的 P' 波、QRS-T 波形可发生明显变化。如源于流出道的单源性室性早搏、室性心动过速的 QRS-T 波形经过 DeMix 分析时可以发现，虽然 II 导联、III 导联、aVF 导联都是高大的 R 波，室性 QRS 时限没有明显变化，但室性 QRS 振幅可能有明显差异。

在 N-V 间期直方图上可以发现期前收缩的联律间期常变动在 400 ～ 800 毫秒。

一般认为，心房扑动的 F 波振幅相等，其实动态心电图上 F 波振幅和频率都可发生变化。

心室起搏的 QRS 波群的振幅和形态也可发生变化。

熟知动态心电图变化特点，对于动态心电图上哪些是受生理因素影响，哪些是病理现象的区分有着十分重要的意义。

第九节　各波间期异常

一、P 波异常

P 波代表心房除极过程中的电活动。根据 P 波的方向、形态、时限和 P 波与 QRS 波群之间的关系，可以初步确定 P 波的起源部位，对心律失常的诊断和鉴别诊断具有特别重要的意义。

（一）P 波定位诊断

1. 窦性 P 波

（1）I 导联、II 导联、aVF 导联、V$_3$ 导联～ V$_6$ 导联直立，aVR 导联倒置。

（2）P 波时限大于 0.120 秒，见于左心房扩大、不完全性心房内阻滞。

（3）体导联 P 波振幅大于 0.25 mV，胸壁导联 P 波振幅大于 0.20 mV，为 P 波高电压，见于窦性心动过速、右心房扩大。

窦性 P 波频率为每分钟 35 次，为异常窦性节律。

P 波形态和振幅逐渐发生改变，仍为正向 P 波，提示窦房结内游走性心律。

2. 房性 P 波

房性 P 波，用 P' 表示。

（1）W 波形态与窦性 P 波不同。P' 波起源于右心房上部，其形态与窦性 P 波大同小异，即 I 导联、II 导联、aVF 导联、V$_3$ 导联～ V$_6$ 导联 P' 波直立，aVR 导联 P' 波倒置。

（2）P'波起自右心房下部，Ⅰ导联、Ⅱ导联、Ⅲ导联、aVL导联、aVF导联P'波倒置。

（3）P'波起源于左心房，Ⅰ导联、aVL导联P'波倒置。

（4）起源于房间隔的P'波时间比窦性P波窄。

过早发生的P'波为房性期前收缩。波频率为每分钟100～250次，为房性心动过速。

延迟发生的P'波为房性逸搏或过缓的房性逸搏。P'波频率低于每分钟50次，为房性心动过缓。P'波频率为每分钟50～60次，为房性心律；P'波频率为每分钟60～100次，为加速的房性心律。

3. 交界性P波

p波起源于房室交界区，具有如下特征。

（1）Ⅱ导联、Ⅲ导联、aVF导联P波倒置。

（2）P波在QRS波群之前，P-R间期小于120毫秒。

（3）交界性P波位于QRS波群之中。

（4）交界性P波出现于QRS波群之后。

4. 室性P波

室性激动逆行心房传导产生室性P波，Ⅱ导联、Ⅲ导联、aVF导联倒置。逆传方式有两种：①沿正常传导系统逆传心房，R-P间期较长，希氏束电图显示V-H-A顺序；②沿旁路逆传心房，R-P间期较短，希氏束电图显示V-A-H顺序。

（二）P波极性改变

1. Ⅰ导联、aVL导联P波倒置

P波电轴接近90°，Ⅰ导联P波低平或平坦，aVL导联P波倒置。P波电轴大于90°，Ⅰ导联、aVL导联P波倒置，见于以下情况。

（1）右位心：Ⅰ导联P波、QRS波群、T波倒置，为正常波形的倒像。Ⅱ导联与Ⅲ导联、aVR导联与aVL导联图形互换，aVF导联图形不变，记录V_1导联、V_2导联、V_3R导联、V_4R导联、V_5R导联、V_6R导联，P-QRS-T波形的变化特点与正常人V_1导联～V_6导联图形相似。

（2）左心房节律：Ⅰ导联、aVL导联、V_5导联、V_6导联的P'波倒置，P-R间期大于120毫秒。

（3）左右"上肢"电极反接：Ⅰ导联、Ⅱ导联、Ⅲ导联、aVR导联、aVL导联、aVF导联心电图如同右位心的特征，V_1导联～V_6导联图形正常。

2. Ⅰ导联、Ⅱ导联、aVF导联P'波倒置

（1）心房下部心律P'Ⅱ、Ⅲ、aVF倒置，P'Ⅱ、aVL直立，P'-R间期大于120毫秒。

（2）交界性心律PⅡ、Ⅲ、aVF倒置，P-R间期小于120毫秒。

（3）室性心律或心室起搏心律伴室房传导，P波出现在室性QRS波之后，R-P'间期

可长可短（120～720 毫秒）。

3. V$_4$ 导联～ V$_6$ 导联 P 波倒置

（1）左心房节律 P'-R 间期大于 120 毫秒。

（2）交界性节律 P-R 间期小于 120 毫秒。

（3）室性心律伴室房传导 R-P' 间期大于 120 毫秒。

（三）P 波振幅改变

1. P 波振幅增大

（1）右心房扩大：见于先心病、肺心病等。

（2）心房内差异：传导窦性心律时 P 波振幅正常，房性期前收缩、房性心动过速时 P' 波异常高尖。

（3）心房内压力增高：P 波高尖，心房内压力恢复正常以后，P 波振幅下降。

（4）心房肌梗死：P 波增高、增宽、切迹。P-R 段抬高或降低。出现房性快速心律失常，常有心室肌梗死。

（5）电解质紊乱：低钾血症，P 波增高，ST 段下降，T 波低平，U 波振幅增大，V$_3$ 导联 U 波增高最明显。

（6）甲状腺功能亢进：窦性心动过速，P 波振幅增高、ST 段下降、T 波低平。常有房性期前收缩、房性心动过速、心房颤动、室性期前收缩等。

（7）立位：心电图 P 波振幅可达 0.30 mV。

（8）运动状态：心电图运动时 P 波高尖，终止运动试验后 P 波振幅降至正常。

2. P 波低平

（1）起源于窦房结尾部 P 波振幅减小，窦性频率减慢。

（2）房间隔节律左、右心房向量相互综合抵消，P' 波低平或平坦。

（3）过度肥胖 P 波、QRS 波群、T 波振幅同时减小。

（4）甲状腺功能减退 P 波振幅减小，心律减慢，QRS 低电压，T 波低平。

（5）全身水肿 P、QRS、T 低电压。

（6）气胸和大量心包积液 P、QRS 低电压。

（7）高钾血症：随着血钾浓度逐渐增高，P 波振幅逐渐减小直至消失，T 波异常高耸，呈帐篷状。

（四）P 波时间改变

1. P 波时间延长

（1）左心房扩大或双侧心房扩大见于风心病、高血压、扩张型心肌病等。

（2）不全性心房内传导阻滞见于冠心病、糖尿病等。

2. P 波时间变窄

（1）高钾血症。

（2）房间隔性节律。

（3）甲状腺功能减退。

（4）房性融合波。

二、P-R 间期异常

正常 P-R 间期是房室顺序收缩的最佳时间差别。P-R 间期缩短，心房射入心室的血量减少。P-R 间期大于 0.21 秒，也可使心房排血量下降。

（一）P-R 间期缩短

正常 P-R 间期在 0.12～0.20 秒，儿童及婴幼儿可以短至 0.11 秒。P-R 间期小于 0.11 秒，见于以下情况。

1. 短 P-R 间期

P 与 R 有关系，P-R 间期在 0.09～0.10 秒，无房性快速心律失常者，多无重要临床意义，发生房性心动过速、心房扑动或心房颤动以后，心室率达每分钟 200 次，可引起心排血量降低，诱发或加重心肌缺血。

2. 心室预激

典型心室预激，P-R 间期小于 110 毫秒，QRS 时间延长，有预激波。

（二）P-R 间期延长

1. 一度房室传导阻滞

P-R 间期大于 0.21 秒，或 P-R 间期超过心率最高值，阻滞水平可以发生于房室传导系统的各个部位，以房室结最为多见。

2. 干扰性 P-R 间期延长

房性早搏，P' 波出现于 T 波上，P'-R 间期大于 0.21 秒。

窦性心动过速、房性心动过速或交界性心动过速。位于 T 波上的 P 波仍能下传心室，但 P-R 间期延长属于干扰现象。

3. 房室结慢径路传导

窦性激动沿房室结慢径路下传，P-R 间期延长。

4. 隐匿性交界性期前收缩

间歇性 P-R 间期延长的病例中，有可能是隐匿性交界性期前收缩造成的。

三、QRS 波群异常

（一）隔性 Q 波

心室除极先自室间隔左侧面开始，起始 QRS 向量向右向前，反映在 V_1 导联、V_2 导联形成小 R 波，间隔向量投影在 Ⅰ 导联、aVL 导联、V₅ 导联、V₆ 导联轴负侧，出现隔性 Q 波。室间隔除极异常可使 V₁ 导联～V₃ 导联 R 波及 Ⅰ 导联、aVL 导联、V₅ 导联、V₆ 导联 Q 波消失。引起室间隔除极异常的原因有心室肥厚、心脏钟向转位、束支传导阻滞及其分支阻滞、室间隔缺血、损伤或坏死等。

1. 隔性 Q 波与束支传导阻滞

左束支传导阻滞时，右束支先激动，起始 QRS 向量与正常时相反，指向左前或左后方。V₁ 导联、V₂ 导联或 V₃ 导联 R 波减小或消失，呈 QS 型。Ⅰ 导联、aVL 导联、V₅ 导联、V₆ 导联 Q 波消失，呈 R 型。QRS 时间延长，继发性 ST-T 改变。

右束支传导阻滞、左前分支阻滞以后，原来 V₅ 导联、V₆ 导联的 Q 波消失。

2. 隔性 Q 波与心室肥大

左心室肥大，特别是心室间隔部肥厚，心室除极向量向右向前，V₅ 导联、V₆ 导联隔性 Q 波增宽增深。右心室肥大，顺钟向转位，V₅ 导联、V₆ 导联无 Q 波。

3. 隔性 Q 波与预激综合征

心室预激可以掩盖原有的 V₅ 导联、V₆ 导联的 Q 波，表现为 R 波或 RS 波。

4. 隔性 Q 波与体位

有的受检者卧位动态心电图 V₁ 导联、V2 导联呈 RS 波，立位动态心电图 V₁ 导联～V₃ 导联呈 QS 波。

5. 隔性 Q 波与前间隔缺血

心室间隔缺血，除极能力暂时丧失，V₁ 导联～V₃ 导联 R 波消失，出现 Q 波或为 QS 波。

6. 隔性 Q 波与前间壁心肌梗死

间隔坏死，梗死向量背离，V₁ 导联～V₃ 导联出现坏死型 Q 波。V₅ 导联、V₆ 导联原有的隔性 Q 波减小或消失。

7. 隔性 Q 波与右冠状动脉病变

隔性 Q 波消失对右冠状动脉近端病变诊断敏感性为 50%，特异性为 91.7%，阳性预测值为 88.9%，急性下壁心肌梗死，隔性 Q 波消失，为右冠状动脉近端病变。

（二）异常 Q 波或 QS 波

异常 Q 波是指 Q 波时限大于 40 毫秒，Q 波深度大于 R 波的 1/4，Q 波出现粗钝与挫折，V₁ 导联～V₃ 导联出现 q 波及 QS 波。

梗死性 Q 波特征：原无 Q 波的导联上出现了 Q 波或 QS 波。ST 段抬高和 T 波演变规律。

非梗死型 Q 波见于心肌病、先心病、心肌肥厚、预激综合征、肺气肿等。心电图特征：①Q 波深而窄；②Q 波无顿挫或切迹；③无 ST 段急剧抬高或下降；④无 T 波的演变规律。结合超声、冠状动脉造影等检查，可明确 Q 波或 QS 波的病因诊断。

1. Ⅰ导联、aVL 导联出现 Q 波或 QS 波

（1）急性广泛前壁心肌梗死。

①Ⅰ导联、aVL 导联、V_1 导联～ V_6 导联出现坏死型 Q 波或 Q 波呈 QR 或 QS 型。

②出现特有的 ST-T 演变规律。

③冠状动脉显影相关血管回旋支闭塞或几乎闭塞。

（2）高侧壁心肌梗死。

①Ⅰ导联、aVL 导联出现坏死型 Q 波或 QS 波。

②出现急性心肌梗死的 ST-T 演变规律。

（3）心室预激。

①预激向量指向下方，Ⅰ导联、aVL 导联出现 QS 波或 QR 波。

② P-R 间期缩短。

③ QRS 时间延长。

④继发性 ST-T 改变。

（4）右心室肥大：右心室显著肥大，Ⅰ导联、aVL 导联可出现 QS 波，V_1 导联、V_2 导联 R 波增高，V_5 导联、V_6 导联 S 波加深。

（5）左前分支阻滞。

①Ⅰ导联、aVL 导联可呈 QR 型，Q 波时间一般小于 20 毫秒。

②显著电轴左偏 -90°～ -45°。

2. Ⅱ导联、Ⅲ导联、aVF 导联出现 Q 波或 QS 波

（1）急性下壁心肌梗死。

①Ⅱ导联、Ⅲ导联、aVF 导联出现 Q 波。QⅢ大于 40 毫秒，QaVF 大于 20 毫秒，Ⅱ导联有肯定的 Q 波。

②梗死性 ST-T 演变。

③合并一过性房室传导阻滞发生率较高。

④多为右冠状动脉病变。

（2）急性肺栓塞。

①出现 SⅠ、QⅢ、TⅢ综合征：Ⅰ导联出现 S 波，Ⅲ导联有深 Q 波及 T 波倒置。

②右胸壁导联 ST 段抬高及 T 波倒置。

③心电图变化较快，数日后可恢复正常。

（3）左束支传导阻滞合并显著电轴左偏。

① QRS 时间大于 120 毫秒。

②Ⅰ导联、aVL 导联、V_5 导联、V_6 导联出现单向 R 波。

③Ⅱ导联、Ⅲ导联、aVF 导联呈 RS 型或 QS 型，ST 段抬高，ST-T 无动态演变。

④显著电轴左偏。

（4）左后分支阻滞：Ⅲ导联呈 QR 型，未能达到异常 Q 波的标准。电轴右偏大于＋110°。

（5）心室预激。

①预激向量指向左上方，投影在Ⅱ导联、Ⅲ导联、aVF 导联轴负侧，呈 QS 波或 QR 波。

② P-R 间期缩短小于 120 毫秒。

③ QRS 时间延长。

3. 右胸壁导联出现 Q 波或 QS 波

（1）前间壁心肌梗死。

① V_1 导联、V_2 导联或 V_1 导联出现 QRS 波或 QS 波。

②出现急性前壁心肌梗死特有的 ST-T 演变。

③心肌标志物增高。

（2）左心室肥大。

① V_5 导联、V_6 导联 R 波增大。

② V_1 导联、V_2 导联可出现 QS 波。

③ V_1 导联～ V_3 导联 ST 段抬高，T 波直立，V_4 导联～ V_6 导联 ST 段下降，T 波低平、双向或倒置。

④有左心室肥大的病因。

（3）左束支传导阻滞。

① QRS 时间延长大于 0.12 秒。

②Ⅰ导联、aVL 导联、V_5 导联、V_6 导联呈 R 型，V_1 导联、V_2 导联呈 QS 型。

③ V_1 导联～ V_3 导联 ST 段抬高，T 波直立。V_5 导联、V_6 导联 ST 段下降，T 波倒置。

（4）左前分支阻滞：QRS 起始向量向后，V_1 导联、V_2 导联出现 QRS 波。

（5） B 型心室预激。

① P-R 间期小于 120 毫秒。

② V_1 导联、V_2 导联预激波向下，呈 QS 型或 QR 型。

③ QRS 时间增宽。

④继发性 ST-T 改变。

（6）慢性肺部疾病可有下列心电图改变：① V_1 导联～ V_3 导联出现 QS 波；② V_4 导联～ V_6 导联呈 RS 波；③ QRS 电压降低，电轴右偏。

（7）右心室肥大。

① V_1 导联、V_2 导联可呈 QR 型。

② V_5 导联、V_6 导联呈 RS 型。

③额面 QRS 电轴右偏。

（8）扩张型心肌病：右胸导联可出现异常 Q 波或 QS 波，左、右束支传导阻滞或室性心律失常。

4. 左胸导联出现 Q 波或 QS 波

（1）急性前侧壁心肌梗死。

① V_4 导联～ V_5 导联出现梗死型 Q 波或 QS 波。

② ST 段抬高，T 波由直立转为倒置。

（2）肥厚梗阻型心肌病。

① V_1 导联、V_2 导联 R 波增高。

② V_4 导联～ V_6 导联 Q 波增深。

③ V_4 导联～ V_6 导联 T 波直立。

（3）左心室肥大（舒张期负荷增重型）：V_4 导联～ V_6 导联出现深 Q 波，R 波增高，ST 段轻度抬高，T 波直立，见于主动脉瓣关闭不全等。

（4）C 型预激波。

①预激向量指向右前方，V_5 导联、V_6 导联出现负向预激波，呈 RS 型或 QS 型。

② P-R 间期缩短。

③ QRS 时间增宽。

④旁道位于左前。

（5）右心室肥大：V_1 导联～ V_6 导联均呈 QS 型，QRS 电轴右偏，QRS 振幅减小。

（三）QRS 振幅异常

1. QRS 低电压

Ⅰ导联、Ⅱ导联、Ⅲ导联、aVR 导联、aVL 导联和 aVF 导联中，R ＋ S 振幅的算术和小于 0.5 mV，或胸壁导联 R ＋ S 振幅的算术和大于 1.0 mV，称为 QRS 低电压。原因如下。

（1）肥胖心脏表面与胸壁之间的距离增大，出现 QRS 低电压。

（2）心肌梗死面积大，QRS 低电压，预示预后不良。病死率较 QRS 正常者高。

（3）心包积液及胸腔积液电流短路，QRS 振幅变小。

（4）肺气肿 QRS 振幅变小，顺钟向转位。

（5）甲状腺功能减退、窦性心动过缓，QRS 低电压，T 波低平。

（6）扩张型心肌病 QRS 时间延长，低电压。

（7）QRS 向量垂直于肢体导联 QRS 低电压。

2. QRS 振幅增大

（1）右心室肥大。

① aVR 导联、V_1 导联、V_2 导联、V_3R 导联 R 波增大。

② V_5 导联、V_6 导联 S 波增深。

③QRS 电轴右偏。

（2）右束支传导阻滞。

①V 导联出现终末 R' 波，呈 RSR' 型。

②QRS 终末部分宽钝。

③QRS 时间延长。

（3）中隔支阻滞。

①V_1 导联、V_2 导联 R 波增高。

②V_5 导联、V_6 导联无 Q 波。

③V_1 导联、V_2 导联 R 波 > V_5 导联、V_6 导联 R 波。

（4）后壁心肌梗死。

①V_1 导联、V_2 导联 R 波增高，呈 RS 型。

②V_7 导联～ V_9 导联出现梗死型 QR 波或 QS 波。

③V_1 导联～ V_3 导联的 ST 段下降，T 波直立。

④V_7 导联～ V_9 导联 ST 段抬高，T 波倒置。

（5）逆钟向转位。

①V_1 导联～ V_3 导联呈 RS 型。

②V_5 导联、V_6 导联呈 QR 型或 R 型。

（6）左心室肥大：Ⅰ导联、Ⅱ导联、Ⅲ导联、aVL 导联、V_4 导联～ V_5 导联出现增高 R 波，ST 段下降，T 波低平或倒置。

（7）不完全性左束支传导阻滞：QRS 时间为 0.09 ～ 0.11 秒。Ⅰ导联、aVL 导联、V_5 导联、V_6 导联为单向 R 波，ST-T 改变。

（8）消瘦：心脏与胸壁之间的距离缩短，QRS 电压增高。

（9）心室预激：V_1 导联～ V_6 导联出现高大 R 波。旁路在左后，V_4 导联～ V_6 导联出现高大 R 波。预激向量指向左上方，Ⅰ导联、aVL 导联 R 波增高。预激向量指向下方，Ⅱ导联、Ⅲ导联、aVF 导联 R 波增高。

（10）运动员心脏：生理性左心室肥大。

（四）QRS 电轴偏移

1. QRS 电轴左偏

（1）肥胖或孕妇：QRS 电轴轻度左偏，Ⅱ导联呈 RS 型，Ⅲ导联呈 RS 型。

（2）左心室肥大。

①QRS 电轴左偏不超过 -30°。

②V_5 导联、V_6 导联 R 波增大，继发性 ST-T 改变。

（3）左束支传导阻滞：部分患者可伴有显著 QRS 电轴左偏。

（4）左前分支阻滞。

① QRS 电轴左偏 −90° ～ −45°。

② II 导联、III 导联、aVF 导联呈 RS 型，aVL 导联呈 QR 型。

③ RaVL ＞ R I、aVR。

④ QRS 时间正常或轻度延长。

（5）下壁心肌梗死。

① QRS 电轴左偏。

② II 导联、III 导联、aVF 导联出现梗死型 Q 波或 QS 波，ST-T 演变规律。

（6）心室预激：预激向量指向左上方，QRS 电轴左偏。

2. QRS 电轴右偏

（1）立位：心尖向下，电轴右偏是常见的现象。

（2）垂位心：QRS 电轴指向下方或略偏右，见于瘦长体型者。

（3）左后分支阻滞。

① QRS 电轴大于 ＋ 110°。

② I 导联、aVL 导联呈 RS 型。

③ II 导联、III 导联、aVF 导联呈 QR 型。

④ QRS 时间为 0.09 ～ 0.11 秒。

（4）右心室肥大。

① QRS 电轴明显右偏。

② 右胸壁导联 R 波振幅增大。

③ V_5 导联、V_6 导联 S 波增深。

（5）S I、S II、S III综合征。

① 标准导联均有深的 S 波，I 导联呈 RS 型，S II ＞ S III。

② 胸壁导联顺钟向转位图形。

（6）右束支传导阻滞：部分右束支传导阻滞患者立位时，动态心电图上出现电轴右偏。

（7）心室预激：预激向量指向右下方，额面 QRS 电轴右偏。

（8）高侧壁心肌梗死：I 导联、aVL 导联呈 Qr 型或 QS 型，QRS 电轴右偏。

（9）膈肌下降：可使心脏位置发生改变，QRS 电轴右偏。

（五）QRS 时间延长

1. 左束支传导阻滞

（1）不完全性左束支传导阻滞：① QRS 时间轻度延长；② 表现为左束支传导阻滞。

（2）完全性左束支传导阻滞：① QRS 时间大于 120 毫秒；② 表现为左束支传导阻滞。

2. 右束支传导阻滞

（1）不完全性右束传导阻滞：① QRS 时间轻度延长；②表现为右束支传导阻滞。

（2）完全性右束支传导阻滞：① QRS 时间大于 120 毫秒；②表现为右束支传导阻滞。

3. 左心室肥大

QRS 时间轻度延长，V_5 导联、V_6 导联 R 波振幅增大，ST-T 改变。

4. 右心室肥大

QRS 时间轻度延长，QRS 电轴右偏，V_1 导联、V_2 导联 R 波增大。

5. 心室预激波

P-R 间期缩短，QRS 时间延长，出现预激波。

6. 梗死周围阻滞

有心肌梗死的 Q 波或增宽 R 波，QRS 时间延长。QRS 电轴偏移。

7. 高钾血症

QRS 时间延长，P 波减小或消失，T 波呈帐篷状。血钾恢复正常，T 波降低，QRS 时限变窄。

8. 心肌梗死超急性损伤期

① ST 段显著抬高，T 波高耸；② R 波振幅增高；③ QRS 时间延长。

9. 不定型室内传导阻滞

QRS 时间增宽，QRS 波形呈不定型心室内阻滞图形，见于扩张型心肌病、缺血性心肌病。

四、ST 段改变

QRS 波群结束至 T 波起点的一段线段，称为 ST 段。相当于动作电位 2 相平台期。ST 段改变包括 ST 段抬高、ST 段下降、ST 段缩短和 ST 段延长 4 种类型。ST 段改变可以独立存在，也可与 T 波及 QRS 波群改变并存。ST 段改变可为一过性、阵发性或持续性。ST 段异常见于心肌缺血、损伤、梗死、炎症、心室肥大、束支传导阻滞、心室预激、电解质紊乱、药物影响、自主（植物）神经功能紊乱等。判断 ST 段改变是原发性的还是继发性的，具重要意义。

（一）ST 段抬高

诊断标准：J 点后 80 毫秒处 ST 段抬高大于 0.10 mV，右胸导联大于 0.25 mV，左胸导联大于 0.10 mV 为异常。

对 ST 段抬高的患者应动态观察。注意 ST 段抬高的程度、形态、持续时间与症状关系。胸痛伴 ST 段急剧抬高是穿壁性心肌缺血的反应。患者往往有持续严重的胸痛及心肌缺血的其他临床表现和体征，如肌钙蛋白升高。

1. 急性冠状动脉综合征

（1）心肌梗死超急性损伤期：急性冠状动脉阻塞，可立即引起急性损伤期图形改变。①缺血区的导联上 T 波高耸；② ST 段斜形抬高 0.30 mV 以上；③急性损伤型阻滞，QRS 时间增宽，室壁激动时间延长；④伴有 ST-T 电交替；⑤出现冠状动脉闭塞性心律失常；⑥此期出现于梗死型 Q 波之前，持续时间不超过 30 分钟。

（2）急性心肌梗死：冠状动脉阻塞，心肌由缺血发展到梗死。①梗死区的导联上出现急性梗死性 Q 波；②损伤型显著 ST 段抬高；③ T 波振幅开始降低，一旦出现倒置 T 波，标志着心肌梗死进入充分发展期；④能定位诊断。

（3）变异型心绞痛：变异型心绞痛发作时，冠状动脉造影显示病变部位的血管处发生痉挛性重度狭窄或闭塞。相关的局部心肌供血显著减少或中断，导致急性心肌缺血 — 损伤。严重者发展成为急性心肌梗死。变异型心绞痛发作时，动态心电图上出现下列一种或几种改变，症状缓解以后，ST-T 迅速恢复正常或原状。①损伤区的导联上 ST 段立即抬高 0.20 mV 以上，高时可达 1.5 mV，约有半数患者对应导联 ST 段下降；② T 波高耸；③ QRS 时间延长为 90 ～ 120 毫秒；④出现缺血性 QRS、ST、T 或 Q-T 电交替；⑤出现一过性室性期前收缩、室性心动过速或心室颤动；⑥发展成为急性心肌梗死。

2. Brugada 波与 Brugada 综合征

Brugada 波特征：右胸导联类似右束支传导阻滞图形，R 波宽大，ST 段上斜型、马鞍型或混合型抬高，T 波倒置。有室性心动过速或发生心室颤动者，称为 Brugada 综合征。

3. 急性心包炎

心脏包膜发生炎症称为心包炎。病因较多，可为全身疾病的一部分，或由邻近组织病变蔓延而来。心包炎的预后取决于发病原因及心包腔积液量的多少。

心包炎及心包积液的动态心电图改变：①炎症波及窦房结，引起窦性心动过速，晚期可发生心房颤动或束支传导阻滞；②心外膜下心肌受损，除 aVR 导联、V_1 导联外，ST 段普遍抬高，抬高的程度不如急性心肌梗死严重，不出现坏死性 Q 波；③出现心包积液时，QRS 振幅减小或低电压；④ T 波普遍低平或倒置。

4. 早期复极综合征

心室除极尚未结束，部分心室肌开始复极化，心电图特征如下。① QRS 与 ST 段结合部出现 J 波，V_3 导联～ V_5 导联 T 波较明显，在 V_1 导联、V_2 导联呈 RSZ 型，类似轻度一度右束支传导阻滞。② ST 段自 J 点处抬高 0.20 mV 以上，可达 1.0 mV。持续多年形态不变。③ T 波高大。ST-T 改变在 Ⅱ 导联、aVF 导联、V_3 导联～ V_5 导联较明显。心率加快后 ST-T 恢复正常，心率减慢以后又恢复原状。

5. 左心室肥大

（1）左心室收缩期负荷过重，动态心电图特征：V_1 导联～V_3 导联 ST 段抬高，S 波越深，ST 段抬高的程度越显著，可达 0.50 mV，V_4 导联～V_6 导联 ST 段下降。

（2）左心室电压增高，超声心动图左心室肥大，有左心室肥大的病因。

6. 左束支传导阻滞

左束支传导阻滞，激动沿右束支下传心室，心室除极时间延长。动态心电图特征：① I 导联、aVL 导联、V_5 导联、V_6 导联呈 R 型，V_1 导联、V_2 导联呈 RS 型或 QS 型；② V_1 导联～V_3 导联 ST 段显著抬高，S 波或 QS 波越深，ST 段抬高的程度越显著；③ V_1 导联、V_2 导联 T 波高耸；④ QRS 时相延长大于 110 毫秒。

（二）ST 段下降

1. 典型心绞痛

心绞痛发作时出现一过性缺血性 ST-T 段下降。缺血缓解以后，ST 段立即恢复原状。

动态心电图特征：①出现缺血性型 ST 段下降，下降的 ST 段呈水平型、下斜型及低垂型；② T 波低平、双向或倒置；③ U 波改变；④出现一过性心律失常。

2. 无症状心肌缺血

缺血型 ST 段下降时无症状，ST 段下降持续 1 毫秒以上，ST 段下降超过 0.1 mV，两次缺血间隔 1 分钟以上。原有 ST 段者在原有基础上再下降超过 0.10 mV。

3. 心肌病

（1）肥厚型心肌病：①持续性 ST 段下降；② T 波负正双向或倒置；③ QRS 振幅增大。

（2）扩张型心肌病 ST 段下降，T 波低平，QRS 时间增宽，出现室性期前收缩、室性心动过速等心律失常症状。

4. 左心室肥大

左心室肥大患者动态心电图上 QRS 电压高大，ST 段下降，T 波负正双向或倒置。

5. 右心室肥大

右胸壁导联 QRS 振幅增大，V_1 导联～V_3 导联的 ST 段下降伴 T 波倒置，QRS 电轴右偏。

6. 右束支传导阻滞

QRS-T 呈右束支传导阻滞特征。V_1 导联、V_2 导联 ST 段下降，T 波倒置。

7. 左束支传导阻滞

QRS-T 波群呈左束支传导阻滞特征。继发性 ST 段下降见于 I 导联、aVL 导联、V_4 导联～V_6 导联。

8. 洋地黄类药物中毒

应用洋地黄类药物治疗的患者，动态心电图变化特点如下：① ST 段呈鱼钩状下降；

②T波负正双向或倒置；③Q-T间期缩短。

9. 心肌炎

急性心肌炎患者动态心电图改变有ST段下降、T波低平或倒置、窦性频率较快、P-R间期延长、期前收缩等。

10. X综合征

X综合征发作时动态心电图有心肌缺血的证据，冠脉造影正常。

11. 电张调整性ST-T改变

起搏器植入前ST-T正常。起搏心律持续一段时间，夺获心搏ST段下降，T波倒置。此种情况还可见于阵发性束支传导阻滞、心室预激波。

12. 自主神经功能紊乱

青年女性多见ST段下降 $0.05 \sim 0.10$ mV，T波低平或倒置。

（三）ST段延长

ST段显著延长见于以下情况。

（1）低钙血症见于慢性肾功能不全等，动态心电图表现：①ST段平坦延长；②Q-T间期延长；③血清钙浓度降低。

（2）长Q-T间期综合征。

（3）房室传导阻滞伴缓慢心律失常，ST段下降，Q-T间期延长，U波明显。

（4）冠心病急性心肌梗死演变期。

（5）心动过缓，复极时间延长，ST段延长。

（四）ST段缩短

ST段缩短或消失见于以下情况。

（1）高钙血症：①ST段缩短或消失；②Q-T间期缩短；③血清钙浓度升高。

（2）早期复极综合征。

（3）洋地黄类药物影响：应用洋地黄类药物治疗时，心电图出现ST段呈鱼钩状下降，Q-T间期缩短。

（4）心电机械分离：心脏已经停止机械性舒缩期活动。QRS时间增宽，ST段及Q-T间期缩短。

五、T波

T波是心室复极过程中产生电位变化，T波极性是有规律的，一般肢体导联以R波占优势者，T波直立。胸壁导联、V_2导联的T波可以直立、双向或倒置。V_3导联～V_6导联T波直立。正常T波升肢长，降支短，波峰圆钝。T波异常高耸或以R波为主的导联T波由直立转为低平、切迹、双向或倒置，称为T波异常。心肌缺血、炎症、心脏术后、心肌损害、心室肥厚、束支传导阻滞、心肌病、脑血管疾病、药物影响、电解质紊乱、心脏自主神经功能紊乱等可引发 T 波改变。应结合临床资料全面分析 T 波改变的意义。

（一）T 波高耸

T 波高耸是指 T 波异常高尖，T 波振幅常达 1.5 mV，见于急性冠状动脉疾病、高钾血症等。

1. 急性心内膜下心肌缺血

冠状动脉闭塞后的即刻至数十分钟，最早发生的是在缺血区导联上 T 波异常高耸变尖，即心肌梗死超急性损伤期。此期持续时间短暂，动态心电图可记录到这一变化过程。

2. 急性心肌梗死

T 波异常高大，持续一段时间之后，T 波振幅开始逐渐降低。

3. 早期复极

早期复极属于正常变异，心电图特征：① T 波高耸主要见于 V_2 导联～ V_5 导联；② ST 段呈上斜型抬高；③出现明显 J 波。

4. 二尖瓣型 T 波

部分风湿性心脏病二尖瓣狭窄及二尖瓣狭窄合并关闭不全的患者，V_2 导联～ V_5 导联 T 波异常高尖，酷似高钾血症心电图改变。T 波高耸持续数年，可随病情变化而发生改变。

5. 高钾血症

P 波低平或消失，QRS 时间增宽呈室内传导阻滞图形，T 波高尖呈帐篷状。血液透析以后，心电图迅速恢复原状。

6. 迷走神经张力增高

迷走神经活动占据优势时，心电图表现为心率缓慢，ST 段斜型抬高 0.10 ～ 0.30 mV，T 波宽大。

7. 主动脉瓣关闭不全

左心室面导联 R 波增大，ST 段抬高，T 波增高。

（二）T 波倒置

1. 冠心病

冠心病缺血性 T 波特征：① T 波呈箭头样（冠状 T 波），两肢对称，波峰变尖；②有显著的动态变化；③能定位诊断。

心肌缺血性 T 波的类型：①胸痛出现的 T 波改变，称为有症状心肌缺血；②无症状时发生的 T 波改变，称为无症状心肌缺血；③急性期心肌梗死的 T 波演变规律是开始 T

波高耸,梗死性 Q 波出现以后,T 波转为正负双向或倒置。T 波倒置由浅入深。持续 3 个月,T 波倒置的程度逐渐变浅,直至恢复直立。

2. 高血压

严重高血压常见 T 波低平、双向或倒置。左心室面导联 R 波增大。

3. 心肌病

各型肥厚型心肌病,特别是心尖部肥厚型心肌病,T 波倒置,酷似急性心内膜下心肌梗死图形,无动态变化,冠脉造影正常。

4. 心室肥大

右心室收缩期负荷增重,右心室面导联 T 波倒置。左心室收缩期负荷增重,左心室面导联 T 波倒置。

5. 左束支传导阻滞

不完全性左束支传导阻滞:Ⅰ 导联、aVL 导联、V_4 导联~V_6 导联 T 波低平、双向及倒置。完全性左束支传导阻滞:Ⅰ 导联、aVL 导联、V_4 导联~V_6 导联 T 波双向或倒置。

6. 心室预激

T 波方向与预激波相反。预激波向上的导联 T 波倒置,预激波振幅越大,QRS 时间越宽,T 波倒置越深。

7. 心脏术后

先天性心脏病、风湿性心脏病、冠心病手术,有心肌损害者,T 波倒置。

8. 慢性缩窄性心包炎

动态心电图改变有右心房扩大,QRS 振幅降低,T 波普遍低平或倒置。

9. 心肌炎

急性心肌炎的动态心电图改变有房室传导阻滞,ST 段抬高或下降,T 波倒置。窦性心动过速及各种类型的心律失常。超声心动图显示心脏扩大,收缩无力。

10. 脑血管意外

脑血管意外可引起巨大 T 波伴 Q-T 间期延长。

11. 完全性房室传导阻滞

先天性及后天性完全性房室传导阻滞,交界性心律,T 波宽大切迹,两肢不对称,Q-T 间期延长。

12. 电解质紊乱

严重低钾血症,P 波高尖,ST 段下降,T 波低平或倒置,U 波增高。

13. 电张调整性 T 波改变

心脏起搏器前,ST-T 正常或仅有 T 波低平,植入起搏器以后,夺获心律的 T 波由直立转为倒置。恢复窦性心律,T 波倒置持续一个阶段才转为直立。此种现象称为电张调整性 T 波改变。

14. 药物影响

洋地黄类药物有加速心室肌的复极作用，使 ST 段呈鱼钩样下降，T 波负正双向，Q-T 间期缩短。停用洋地黄类药物以后，ST-T 逐渐恢复原状。

15. 自主神经功能紊乱

动态心电图仅有 T 波低平、双向或倒置，无其他器质性心脏病证据。活动平板运动试验阴性，T 波倒置转为直耸、低平或双向，或运动后 T 波倒置变浅。多见于青年女性。口服普萘洛尔（心得安），可使 T 波转为直立图。

16. 其他原因

许多药物可使 T 波发生改变。如氨茶碱可使心率加快，T 波转为低平或倒置。应用多柔比星（阿霉素），可使 T 波出现倒置。冠状动脉内注射罂粟碱可出现一过性巨大倒置 T 波，伴一过性 Q-T 间期延长。

六、U 波

U 波是 T 波后低平的小波，在 V_2 导联最清晰，U 波改变见于多种疾病。

（一）产生机制

U 波产生机制尚不清楚，有以下几种解释：①U 波是浦肯野纤维复极波，证据是 U 波与浦肯野细胞动作电位 4 相对应；②U 波是乳头肌、基底部或其他部位心肌复极波；③舒张早期快速充盈期心室肌的伸张后电位所致，U 波异常与心室舒张功能异常有关；④U 波产生于动脉圆锥部，是动脉圆锥部的复极波。

（二）动态心电图特征

U 波于 T 波 2～4 毫秒后出现，方向与 T 波相同，时限为 10～30 毫秒，V_2 导联、V_3 导联 U 波可为 0.2～0.3 mV，肢体导联波幅低，一般在 0.10～0.15 mV。U 波上升支较快，下降支较缓慢。

U 波的辨认常与心率有关，心率低于每分钟 65 次时，90% 以上病例 U 波可以辨认，心率大于每分钟 95 次时，U 波不易被清楚地辨认。

在分析心肌梗死、甲状腺功能亢进、风湿性心脏病、低钾血症、心律失常、心包炎等疾病的心电图时，要认真辨认 U 波。

（三）临床意义

1. U 波增大

U 波波幅大于 0.20 mV，或同一导联 U 波大于 T 波，视为 U 波增大。应用奎尼丁、胺碘酮、罂粟碱等药物，低钾血症、低钙血症、低温等均可出现 U 波增大。U 波显著增大是低钾血症的特征性动态心电图改变。

2.U 波电交替

U 波电交替可能与心肌收缩强弱和脉压交替变化有关，或与心肌损害或极慢的心室率有关。

3.U 波倒置

U 波倒置可单独存在，更多的是和心电图其他异常并存。单独 U 波倒置，称为孤立性 U 波倒置，见于高血压、冠心病、心室肥大、瓣膜病、先天性心脏病、心肌病、充血性心力衰竭、甲状腺功能亢进及某些药物的影响。心绞痛发作时，U 波倒置，提示前降支病变。

七、Q-T 间期

Q-T 间期代表了心室肌细胞除极和复极的总过程。因为心室除极时间短暂，而复极化过程较为缓慢，Q-T 间期主要代表心室的复极化过程。凡是能影响心室除极和复极化过程的病理、生理因素，都能影响 Q-T 间期的变化。

Q-T 间期的变化取决于心动周期的长短。目前广泛通用校正 Q-T 间期。

（一）Q-T 间期缩短

任何原因引起的心室肌复极过程的加速缩短都可引起 Q-T 间期缩短。

1. 心动过速

Q-T 间期随心率加快而缩短，一般不短于 0.32 秒。

2. 心肌梗死超急性损伤期

心肌梗死超急性损伤期 Q-T 间期明显缩短，Q-T 间期缩短比 Q-T 间期正常组的死亡率高。

3. 洋地黄类药物影响

治疗剂量的洋地黄类药物有加速心肌复极的作用，ST-T 改变呈鱼钩状，Q-T 间期缩短。

4. 高耗血症

血钙升高，ST 段缩短或消失，Q-T 间期缩短。

5. 心电机械分离

QRS 时间正常或显著延长，ST 段缩短或消失，Q-T 间期明显缩短。无心脏的机械运动。

（二）Q-T 间期延长

Q-T 间期延长的患者常伴恶性室性心律失常甚至猝死，经治疗后，Q-T 间期缩短，心律失常消失。但也有 Q-T 间期延长患者不伴心律失常，如低钙血症、甲状腺功能减退。

1. 自主神经不平衡

动物实验证明，切断星状神经节的右侧，或电刺激左侧，可引起 T 波增大、Q-T 间期延长。

2. 急性心肌梗死

心肌梗死进入演变期，持续数日或数月，Q-T 间期逐渐恢复正常。

3. 心肌缺血

运动试验引起 Q-T 间期延长，预测心肌缺血敏感性为 100%，特异性为 90%，其机制可能是缺血部位的心肌氧和底物供应减少，细胞离子泵能源不足，导致复极时间延长。

4. 脑血管意外

脑血管意外患者，Q-T 间期延长发生率较高，脑血栓占 25%，颅内出血占 38%，蛛网膜下腔出血占 58%。

颅内肿瘤、颅脑外伤、脑外科手术等也可引起 Q-T 间期延长。

5. 心肌炎

心肌炎患者各种检查结果恢复正常，有 Q-T 间期延长，心肌炎仍处于活动期。

6. 电解质紊乱

严重腹泻、呕吐、长期应用利尿药等，可使血钾浓度降低，T 波低平，U 波增大，T-U 融合，Q-U 间期延长。

甲状腺功能减退、慢性肾功能衰竭可致血钙浓度降低，ST 段平坦延长及 Q-T 间期延长。

各种病因所致的镁离子下降，可使 ATP 酶活性下降，细胞内钾离子浓度降低，发生类似低钾血症的 Q-T 间期延长和 T 波改变。

7. 药物影响

Ⅰ类抗心律失常药物奎尼丁、普鲁卡因胺（普鲁卡因酰胺）等使心室肌复极速度减慢，Q-T 间期延长，诱发心律失常。Ⅲ类抗心律失常药物，如胺碘酮（乙胺碘呋酮）等可明显延长心室复极时间，T 波宽大切迹，Q-T 间期延长。

八、长 Q-T 间期综合征

长 Q-T 间期综合征（LQTS）是一相对较少见的电紊乱疾病，致命性心律失常、心源性猝死发生率高。LQTS 分为遗传性 LQTS 和获得性 LQTS 两类。

（一）遗传性 LQTS 的流行病学

遗传性 LQTS 分为罗马诺 - 沃德综合征与耶韦尔和朗格 - 尼尔森综合征两型，多发生在儿童和青年人中，是引起突发性晕厥的重要原因之一，常可导致猝死，并呈家族性。LQTS 患者首次出现晕厥或恶性心律失常未予治疗，一年内死亡率为 20%，十年内死亡率则高达 50%。

（二）临床表现

突发晕厥与猝死是最为常见的临床表现，患者常在游泳、跑步、抑郁或受到惊吓时发作，而在清醒状态下或休息时极少发生晕厥或猝死。也有部分患者表现为反复发作一过性意识障碍。LQTS 患者极易发生致命性心律失常，以尖端扭转性室速多见。

LQTS 可于出生后头几天或数周发病，也可晚至中年或老年后才发病。遗传性 LQTS 初次出现临床表现的年龄，男性平均为 8 岁，女性平均为 14 岁，男性早于女性。有时患者有明显的血缘关系或呈家族性，这均提示有遗传性 LQTS 的可能，应引起临床医生的高度警惕。

（三）临床诊断标准

遗传性 LQTS 通常根据患者情绪激动或体力劳动时发生晕厥、心搏骤停、Q-T 间期延长做出诊断。正常或在临界水平但又有晕厥、心搏骤停或曾有过猝死抢救成功的患者，在不同情形下应多次测量 Q-T 间期。60% ～ 70% 的患者有明确的 Q-T 间期延长；仅 30% ～ 40% 的患者，其 Q-T 间期正常或在临界水平。由于遗传性 LQTS 有家族遗传倾向，因此还应同时测量其父母或兄妹的 Q-T 间期。

（四）遗传学机制

遗传性 LQTS 是由至少 6 个基因突变引起的。基因突变的结果是其表达的心肌细胞上的通道蛋白，如钾离子通道蛋白、钠离子通道蛋白表达异常，影响钾离子、钠离子正常出入心肌细胞膜，从而导致细胞的电传导发生异常。

（五）治疗

根据遗传性 LQTS 的发病机制及临床表现，其治疗目标主要有以下几个方面：①针对分子缺陷进行治疗；②缩短复极时间；③消除和预防恶性心律失常；④降低交感神经兴奋；⑤基因治疗。

九、Q-T 离散度

Q-T 离散度（Q-Td）是指 12 导联同步记录的动态心电图最长 Q-T 间期与最短 Q-T 间期之差（$Q-T_{max} - Q-T_{min}$）。Q-T 间期延长表明心肌复极时程或动作电位时程（APD）延长，代表心室肌复极的不同步性和不稳定性的程度。

（一）Q-Td 的提出与发展

1983—1985 年，有专家连续发表了数篇关于室性心律失常与心肌动作电位时限离散度和心室复极离散度相关性的研究报道，确认了心室的复极差异是一个重要的致心律失常的电生理基础。

1988 年，有专家从体表 12 导联心电图上测得 Q-T 间期差异在正常人群中平均为

48 毫秒，而在心肌梗死后的患者为 70 毫秒，由此认定体表 12 导联心电图可以测定 Q-T 间期的差异。

1990 年，有专家正式提出体表 12 导联心电图中最长 Q-T 间期与最短 Q-T 间期的差值为 Q-T 离散度（Q-Td），并认为从体表心电图上所测得的 Q-Td 与心室肌复极不均一性和电不稳定性的程度相关。此观点随后得到有关学者的赞同，认定 Q-Td 是一个理想的揭示心律失常电生理基础的无创性实用指标。

（二）记录方法

应用 12 导同步动态心电图测量 Q-Td，记录纸速一般采用 25 mm/s 或 50 mm/s，记录增益 10 mm/mV 或 20 mm/mV。分析测量 3 个以上的心动周期。

（三）测量方法

测量方法有目测法和计算机自动测量法。目测法是测量者借助分规、刻度尺及放大镜等工具对各波的转折点及间期仔细辨认，精确度量。为减少测量误差，一般需测定连续 3 个或 3 个以上的 Q-T 间期，取其平均值，使测量尽可能提高精度，减少误差。计算机测量是通过计算机对记录到的图像进行识别和计算。

1. Q-T 间期的测置

Q-T 间期是 QRS 起点至 T 波终点的时程。

2. 离散度指标的测算

Q-Td 是 12 导同步动态心电图最大 Q-T 间期（$Q-T_{max}$）与最小 Q-T 间期（$Q-T_{min}$）之差。计算公式：

$$Q-Td = Q-T_{max} - Q-T_{min}$$

（四）Q-Td 正常值

1998 年，在全国三项无创心电技术学术研讨会上，与会专家提出 Q-Td 正常参考值：小于 50 毫秒为正常，50 ～ 65 毫秒为可疑，大于 65 毫秒为异常。

（五）临床意义

Q-Td 的研究已经广泛用于预测严重室性心律失常的发生，心脏性猝死的预测和随诊，评价缺血性心脏病的严重程度、疗效和预后，估计特发性长 Q-T 间期综合征的预后和疗效，判断心肌病、心室肥大、心功能不全严重程度和预后，评价抗心律失常药物的疗效和致心律失常作用，评价原发性高血压病情，糖尿病患者自主神经系统功能障碍，低钾血症患者发生室性心律失常、低氧血症、系统性硬化症，以及肥胖等各种疾病对 Q-Td 的影响。

1. Q-Td 与严重的心律失常

Q-Td 反映局部心肌复极状态，心律失常患者 Q-Td 较无心律失常者改变更为明显，复杂室性心律失常者 Q-Td 明显大于无室性心律失常者。

2. Q-Td 与急性心肌梗死

心肌梗死的急性期 Q-Td 延长明显。发生 VT 或猝死的机会明显增加，其敏感性为 62%，特异性为 90%。

3. Q-Td 与急性心肌梗死溶栓后再灌

溶栓后再通 Q-Td 的下降是明显的，对左心室功能恢复有显著影响。Q-Td 下降可成为溶栓后再灌注指标。

4. Q-Td 与心力衰竭

恶性心律失常的发生与 Q-Td 增大有关。Q-Td 可作为冠心病、心力衰竭患者恶性心律失常的发生及危险性预后的评估方法。巴尔（Barr）等随诊 443 例慢性充血性心力衰竭者 15 ～ 50 个月（平均 36 个月），其中 7 例猝死，12 例死于进行性心力衰竭，4 例死于非心脏性疾病。猝死者 Q-Td 明显高于存活者和进行性心力衰竭者（98.6 毫秒对 53.1 毫秒与 66.7 毫秒）。冠心病慢性心力衰竭 Q-Td 明显增大，可能是发生猝死的一项指标。

5. Q-Td 与先天性长 Q-T 间期综合征

长 Q-T 间期综合征患者 Q-Td 延长（178 毫秒），心室复极非同步性增加是长 Q-T 间期综合征患者心律失常的电生理基础。长 Q-T 间期综合征患者在使用 β 受体阻滞剂有效治疗后，Q-Td 显著下降。无效的患者在做左侧颈交感神经节切除后，Q-Td 显著下降。

6. Q-Td 与心肌病

肥厚型心肌病者常可发生心律失常及猝死，其病理生理基础是心室复极不均一。Q-Td 较正常人显著增大，而且伴有严重心律失常者均有 Q-Td 大于 90 毫秒，不伴严重心律失常者均有 Q-Td 小于 60 毫秒。

扩张型心肌病患者的 Q-Td 明显增加。

7. Q-Td 与原发性高血压左心室肥大

原发性高血压左心室肥大是一种独立的预测猝死的高危因子。左心室肥大可致心肌复极不均一，有利于折返性心律失常的发生，而与高血压相关的自主神经功能的异常则可引起自发的心律失常，二者共同作用可增加高血压患者心律失常事件的发生率。Q-Td 在检测原发性高血压、左心室肥厚及评价抗高血压治疗和预测心律失常事件的发生中均有一定的实用价值。

8. Q-Td 与抗心律失常药物

抗心律失常药可影响心肌复极化过程，改变 Q-Td，起到抗心律失常的作用。如使复极不均一性显著增大，则又可致 Q-Td 增大而产生心律失常。检测 Q-Td 可以评估药物对心律失常的疗效，也可预示抗心律失常药导致心律失常的发生。

9. Q-Td 与自主神经功能

糖尿病自主神经变性患者的 Q-Td 较正常人明显延长。基克雷拉（Kikrela）比较了肾衰肾移植术前糖尿病自主神经变性者和非糖尿病肾衰者及普通手术者 3 组的 Q-Td，它们分别为 100±37 毫秒、51±17 毫秒、29±10 毫秒，认为 Q-Td 的测定可给糖尿病患者术前评估术中及术后的危险性提供有价值的信息，特别是预测心律失常的发生。

（六）意见分歧

大多数学者对 Q-Td 预测心脏性猝死持肯定态度，但持否定意见的学者也不少。

1. 测定 Q-Td 忽视了 T 波振幅变化的重要性

代表心室复极的 T 波，其振幅的差异远远比时限的差异更能反映心肌复极异常，大量心室肌复极活动集中在 T 波顶峰附近，T 波终末部仅有很少一部分心肌的复极活动。忽视 T 波主峰的极向、振幅、形态等的变化，而把重点放在 Q-T 间期持续时间的长或短上，似欠妥当。Q-Td 的有效性值得质疑。

2. Q-Td 的产生原理 —— 向量学说

心电图是一个立体向量图在各个导联轴上的投影。从理论上来讲，同一心搏的 QRS-T 环只有一个 Q-T 间期，在同步记录时，相应各导联 Q-T 间期应该相等。但为何实际测量时却存在差异，其主要原因是向量环投影差异的结果，特别是 QRS 环初始向量和 T 环终末向量与各导联轴所成的角度起了重要作用。当角度在 0° 左右（$\theta = 0°$，$\cos\theta = 1$），则投影充分，Q-T 间期长；如角度在 90° 左右（$\theta = 90°$，$\cos\theta = 0$），投影在等电位上，Q-T 间期短。

3. Q-T 间期与导联的关系

Q-T 均最常见于 V_2 导联和 V_3 导联，Q-T_{min} 则最常见于 aVL 导联和 V_1 导联。Q-Td 代表 Q-T 间期长短离散情况的程度，它受到各种生理和（或）病理因素影响。Q-T 出现于 V_2 导联、V_3 导联，并不代表心室前壁心肌复极时间长，Q-T_{min} 出现于 I 导联、aVL 导联，也不能代表左心室高侧壁心肌复极时间短。Q-Td 不能代表某一局部心肌 Q-T 间期的长短及离散程度。

4. 对 Q-Td 预后价值的研究中的问题

莱奇·格里姆（Leitch Grimm）等的研究结果显示，Q-Td 对心肌梗死患者早期发生心室颤动和原发性扩张性心肌病患者发生心律失常事件并无预测价值。格兰西（Glancy）等认为，Q-Td 在经皮冠状动脉腔内成形术时和急性心肌梗死初期 3 天没有明显的动态改变。李（Lee）等研究证实 Q-Td 异常对引起折返性室性心动过速的预测价值远较心室晚电位和异常的左心室射血分数（LVEF）为低。12 导同步动态心电图测定 Q-Td 对冠心病患者的猝死并没有提供有用的临床价值。

综上所述，在 Q-Td 争论上存在两大观点：以局部学说为基础的支持派认为，12 个导联上的 Q-Td 反映各相应的局部的心肌复极时间，Q-Td 增大说明心肌有局限性不均一病变；以整体学说为基础的支持派认为，心肌活动中每一个心动周期构成一个整体的除极和复极向量环，所谓 Q-T 间期差异主要是一个相同 T 环在不同的心电导联上的投影方向不同所引起，并不代表局部的复极差异，根本不存在"Q-Td"。这一指标的应用是 20世纪 90 年代心电学上的一个最大错误。

（七）如何正确对待 Q-Td

以"局部学说"作为 Q-Td 的理论依据难以接受，但"Q-Td 根本不存在"的说法也未免过于武断和简单化。结合大量的临床研究证明，在有猝死危险的人群中，Q-Td 确实比正常人群明显增大。马利克（Malik）提出了一个较为客观的评价：Q-Td 不能反映心肌区域性不均一性，而是一个反映心肌复极异常的十分粗略的量化指标。

（1）迄今尚无标准的测定方法。

（2）尚无公认的正常值。

（3）其异常值的敏感性和特异性均太低。

（4）有关的基础学说仍有争论，故 Q-Td 尚不能应用于临床。

总之，Q-Td 用于心律失常评价的研究仍处于早期阶段，实际临床应用尚有很多工作要做。

第六章　心肌病

第一节　扩张型心肌病

2006 年，AHA 对心肌病给出了当代新的定义和分类，强调以基因和遗传为基础，将心肌病分为遗传性、混合性和继发性三大类。扩张型心肌病（DCM）是一类既有遗传，又有非遗传因素参与的混合型心肌病，以左心室或双心室扩张并伴收缩功能受损为特征。临床表现为进行性心力衰竭、心律失常、血栓栓塞和猝死，预后较差。DCM 治疗主要是改善症状、预防并发症和阻止病情进展，少数患者病情恶化时需要进行心脏移植。5 年生存率不及 50%，严重危害人类健康，尤其是青少年和儿童。

一、病因和发病机制

DCM 的病因至今不明，除特发性、家族遗传性外，近年来认为持续病毒感染和自身免疫反应是其发病的重要原因。

（一）特发性 DCM

特发性 DCM 的发病原因不明，需要排除全身疾病和有原发病的 DCM，有文献报道约占 DCM 的 50%。

（二）家族遗传性 DCM

DCM 中，30% ~ 40% 的患者有基因突变和家族遗传背景，部分原因不明，可能与下列因素有关。

（1）除家族史外，尚无临床或组织病理学标准来对家族性和非家族性的患者进行鉴别，一些被认为是散发的病例实际上是基因突变所致，能遗传给后代。

（2）由于疾病表型，与年龄相关的外显率，或没有进行认真、全面的家族史调查，易导致一些家族性病例被误诊为散发病例。

（3）DCM 在遗传上的高度异质性，即同一家族的不同基因突变可导致相同的临床表型，同一家族的相同基因突变也可能导致不同的临床表型，除了患者的生活方式和环境因素可导致该病的表型变异，修饰基因可能也起了重要的作用。常染色体显性致病基因是目前导致家族遗传性 DCM 的主要基因之一。

（三）继发性 DCM

继发性 DCM 由其他疾病、免疫或环境等因素引起，常见以下类型。

（1）缺血性心肌病：冠状动脉粥样硬化是最主要的原因，有些专家认为不应使用"缺血性心肌病"这一术语，心肌病的分类也不包括这一名称。

（2）感染／免疫性DCM：病毒性心肌炎最终转化为DCM，既有临床诊断，也有动物模型的证据，最常见的病原有柯萨奇病毒、流感病毒、腺病毒、巨细胞病毒、人类免疫缺陷病毒，以及细菌、真菌、立克次体和寄生虫（如美洲锥虫病由克氏锥虫感染引起）等，也有报道可引起DCM，在克山病患者心肌中检测出肠病毒。

（3）中毒性DCM：长时间暴露于有毒环境，如酒精性、化疗药物、放射性、微量元素缺乏致心肌病等。

（4）围生期心肌病：发生于妊娠最后1个月或产后5个月内，发生心脏扩大和心力衰竭，原因不明。

（5）部分遗传性疾病伴发DCM：见于多种神经肌肉疾病，如进行性假肥大性肌营养不良、贝克肌营养不良等均可累及心脏，出现DCM的临床表现。

（6）自身免疫性心肌病：系统性红斑狼疮、胶原血管病等。

（7）代谢内分泌性和营养性疾病：嗜铬细胞瘤、甲状腺疾病、卡尼汀代谢紊乱、硒缺乏、淀粉样变性、糖原贮积症等。

近十余年的研究证实，DCM的发生与持续性病毒感染、自身免疫反应及遗传因素有关。

1. 病毒感染

大量研究证明，DCM的发病与肠道病毒、肝炎病毒、疱疹病毒和人类免疫缺陷病毒等病毒感染有关。病毒持续感染对心肌组织的持续损害及其诱发的免疫介导的心肌组织损伤是病毒性心肌炎进展为DCM的一个重要机制。病毒持续感染的可能机制是发生了免疫逃避，病毒基因发生了突变，使病毒结构蛋白水平低下，降低了完整的感染性病毒颗粒的形成，不能激活集体的免疫反应而发生免疫逃避，持续感染导致心肌结构的破坏或干扰心肌兴奋－收缩偶联，降低心肌收缩功能，心肌的进行性破坏导致慢性病毒性心肌炎向DCM进展。

2. 自身免疫

大量研究证实，自身免疫反应在DCM的发生发展中起着重要作用，如清除实验性病毒性心肌炎小鼠中的病毒后，心肌炎仍持续存在，外周血中仍可检测出抗心肌自身抗体，并且最终演变成DCM。这一结果表明，病毒介导的自身免疫反应参与了心肌损伤，促进心肌病的发生发展。业已证明，在DCM患者血清中存在多种抗心肌自身抗体，如抗肌球蛋白重链自身抗体（MHC）、抗腺嘌呤核苷酸（ADP/ATP）、转运体自身抗体（ANT）、抗β1肾上腺素受体自身抗体、抗M2胆碱能受体抗体等，它们通过诱导能量代谢障碍、细胞毒性反应和心肌细胞的钙超负荷等作用促进心肌炎及心肌病的发生发展。

3. 遗传因素

20%～50% 的 DCM 患者有基因变异和家族遗传背景。提示遗传缺陷在特异性 DCM 的发病过程中具有重要作用。到目前为止，在扩张型心肌病家系中采用候选基因筛查和连锁分析策略已经定位了 362 个染色体位点与该病相关，并已经从中成功鉴定出了 322 个致病基因，其中 90% 的家族性扩张型心肌病（FDCM）的遗传方式为常染色体显性遗传，染色体连锁遗传占 5%～10%，其他遗传方式如常染色体隐性遗传和线粒体遗传的患者也有少量报道。在变异的基因中主要是心肌细胞肌小节结构和调节蛋白成分，其次为通道和调节蛋白新的变异基因。目前，我国基因筛选和诊断尚未应用于临床 DCM 领域。预计基因诊断方法和筛选将可能成为以后 DCM 评估的重要途径。

4. 细胞凋亡

细胞凋亡是基因控制下的细胞程序性死亡，DCM 的发生和发展中有细胞凋亡机制参与。启动细胞凋亡的因素可能有病毒感染，一氧化氮高水平表达可抑制细胞保护系统启动细胞凋亡，有些心脏的自身抗体可以通过激活凋亡信号通路，诱导心肌细胞的凋亡，从而介导 DCM 的发生。病毒性心肌炎（VMC）、DCM 中病毒导致的细胞凋亡可能是机体抗病毒的自然机制，也可能是免疫系统无效的机制之一。

二、临床表现

主要表现为各种心力衰竭的症状和体征。

（一）症状

起病缓慢，可表现为无症状的心脏扩大，或表现为各种类型的心律失常，可逐渐发展，并出现心力衰竭。可先出现左心衰竭、心慌、气短、不能平卧，然后出现右心衰竭、肝脏肿大、水肿、尿少，亦可起病即表现为全心衰竭。DCM 发展至终末期，较严重的症状通常表现为低输出状态和低灌注，可能合并淤血。Forrester 分级可用于描述心力衰竭患者脏器淤血和周围灌注情况。脏器淤血症状和体征包括气急、端坐呼吸、夜间阵发性呼吸困难、晨起咳嗽、外周水肿、肺部细湿啰音、腹水、肝淤血和颈静脉怒张等，低灌注可表现为恶心、呕吐、消化不良、精神改变、酸中毒、肝肾功能恶化、毛细血管再灌注减慢、皮肤湿冷、低血压、脉压减小等症状。美国心脏病学会和美国心脏病协会（ACC/AHA）提出了一种更合适的分级方法，见表 6-1。级别 A 的患者存在高血压、冠心病、瓣膜病、糖尿病、心肌毒性用药史、酗酒、风湿病或家族遗传性心肌病史。级别 B、C、D 的患者都存在心脏重构。

表 6-1　ACC/AHA 心力衰竭分级与 NYHA 心功能分级比较

ACC/AHA 分级	NYHA 心功能分级
A. 有进展至心力衰竭的高危因素，但无心脏重构或症状	无
B. 有心脏重构，但无症状或体征	Ⅰ. 无临床症状的
C. 有心脏重构，并有早期症状或趋势	Ⅱ. 中度体力劳动后出现临床症状
D. 有心脏重构和难治性心力衰竭的症状，需要专业干预	Ⅲ. 轻度体力劳动后出现临床症状
	Ⅳ. 静息状态下也可出现临床症状

（二）体征

心脏扩大最为多见，心尖部第一心音减弱，由于相对性二尖瓣关闭不全，心尖部常可闻及收缩期杂音，偶尔心尖部可闻及舒张期杂音，心力衰竭加重时杂音增强，心力衰竭减轻时杂音减弱或消失，大约 75% 的患者可闻及第三心音或第四心音。

（三）实验室及其他检查

1. X 线检查

心脏扩大为突出表现，以左心室扩大为主，可伴右心室扩大，也可有左心房及右心房扩大，肺血管影增粗。

2. 心电图

可见各种心律失常，以室性期前收缩最多见，心房纤维颤动次之。不同程度的房室传导阻滞、右束支传导阻滞常见。广泛 ST-T 改变、左心室肥厚、左心房肥大，由于心肌纤维化，可出现病理性 Q 波，各导联低电压。

3. 超声心动图

左心室明显扩大，左心室流出道扩张，室间隔及左心室后壁搏动幅度减弱，左心室射血分数和短轴缩短率明显下降。

4. 磁共振和 CT

磁共振表现为左心室或双侧心室腔扩张，左心室多呈球形。室壁厚度均一，多在正常范围，进展性 DCM 心肌可变薄。重症病例左心房或左心室内可见附壁血栓。MRI 电影显示左心室或双侧心室弥漫性室壁运动功能降低，EF 多在 50% 以下。左心室容积增大可引起二尖瓣瓣环扩张，从而发生二尖瓣关闭不全,磁共振电影上表现为血流无信号区。

5. 放射性核素检查

放射性核素心肌灌注显影表现为心脏扩大，心肌显影呈弥散性稀疏，心室壁搏动幅度减弱，射血分数降低。

6. 心内膜心肌活检

由于 DCM 的心肌组织病理缺乏特异性，心内膜心肌活检（EMB）对 DCM 的诊断价值有限。目前认为，心肌细胞直径（肥大）、细胞核形态参数、胞质疏松化、收缩带、心肌间质纤维化、心肌细胞排列、心内膜厚度及平滑肌细胞增生密度等指标对 DCM 具有重要的病理诊断价值。

三、诊断和鉴别诊断

（一）诊断

临床上有心脏增大、心律失常和充血性心力衰竭的患者，胸部 X 线检查心脏扩大，心胸比例大于 0.5，心电图上出现左束支传导阻滞图形或房颤等心律失常，超声心动图证实有心脏扩大和心脏弥漫性搏动减弱，应考虑本病的可能，但要除外各种病因明确的器质性心脏病。对扩张型心肌病的进一步诊断需有完善的病史、体格检查、心功能评估、左心室射血分数（LVEF）检测。有条件者可检测患者血清中抗心肌肽类抗体，如抗心肌线粒体 ADP/ATP 载体抗体、抗肌球蛋白抗体、抗肾上腺素受体自身抗体、抗 M2 胆碱能受体抗体，作为本病的辅助诊断。

BNP 和 NT-proBNP 可用于鉴别是否为心力衰竭，以及指导治疗和进行危险分层，因为二者为心室容量负荷和压力负荷过重的反应，与症状严重程度和 NYHA 级别相关，病情越重，充盈压越高，LVEF 越低，BNP 越高。

（二）鉴别诊断

DCM 的一些临床表现需要与其他脏器的终末期病变相鉴别，如肺部疾病（气短、呼吸困难）、肝硬化（腹水、外周水肿）、肾衰竭、甲状腺功能减退（疲劳）等。运动试验和实验室检查可鉴别出非心源性疾病。DCM 在临床上易误诊、漏诊。年轻患者的 DCM 容易漏诊或误诊，因为可以导致呼吸困难和疲劳的新发哮喘或慢性支气管炎比 DCM 更常见。恶心、呕吐常常更易联想到消化系统疾病。其他一些心脏病也有着与 DCM 相类似的表现，如心绞痛、肥厚型心肌病、限制型心肌病、心肌炎、高血压心脏病、心脏瓣膜病等。

四、治疗和预后

DCM 早期表现为心室扩大、心律失常，逐渐发展为心力衰竭。出现心力衰竭症状后，5 年生存率仅为 40%，目前治疗尚无特效药物及方法。治疗主要是改善症状，预防并发症和阻止病情进展，少数患者病情恶化，需要进行心脏移植。

心力衰竭的基本治疗包括行为和生活方式改变，如低盐饮食、液体管理、监测体重和降低冠状动脉危险因素，使用血管紧张素转换酶抑制剂（ACEI）、利尿剂和地高辛等药物治疗，电生理治疗，包括植入心律转复除颤器（ICD）和心脏再同步治疗，必要时还需行外科手术治疗，如血运重建、瓣膜手术、心脏机械支持及心脏移植手术。

（一）ACEI

ACEI 治疗 DCM 可以降低心脏的压力负荷，有效改善症状，长期应用可以阻止心脏扩大的进程，改善患者的生存率。

（二）洋地黄类药物

地高辛具有增强心脏收缩力的作用，用于治疗心力衰竭和控制心率，但剂量宜偏小。

（三）利尿剂

利尿剂通过增加尿量，排除机体内潴留的液体，减轻心脏前负荷，改善心功能。

（四）β受体阻滞剂

针对自身抗体治疗。避免自身抗体的产生、削弱或阻止抗体与自身抗原的结合、抑制过度的炎症反应是针对自身抗体治疗的三个主要措施。大多数自身抗体导致心肌损伤均能通过活化细胞膜 β 受体或其他途径激活细胞内信号传导通路，引起细胞内钙超载介导心肌损伤。因此，β 受体阻滞剂及钙拮抗药曾广泛应用于扩张型心肌病的治疗。心功能不全是扩张型心肌病的主要临床表现，慢性心功能不全导致心室重塑是应用 β 受体阻滞剂的指征。β 受体阻滞剂可防止心室重塑，改善长期预后。多中心临床研究表明，长期应用选择性 β 受体阻滞剂美托洛尔可有效改善扩张型心肌病患者的临床症状及心力衰竭进展。选用 β 受体阻滞剂从小剂量开始，视症状、体征调整用药，长期口服可使心肌内 β 受体密度上调，从而延缓病情进展。

（五）抗心律失常

室性心律失常和猝死是 DCM 常见症状，可用 β 受体阻滞剂、胺碘酮治疗，胺碘酮具有较好的抗心律失常作用。但由于胺碘酮具有严重的副作用，在使用时需要严密监测，通常使用小剂量（0.2 g/d）治疗。

（六）抗凝治疗

扩大的心房心室腔内易有附壁血栓形成。对有心房纤颤或深静脉血栓形成等发生栓塞性疾病风险高且没有禁忌证的患者可应用阿司匹林预防附壁血栓形成；对已形成附壁血栓和发生血栓栓塞的患者需长期抗凝治疗，可口服华法林。

（七）其他药物治疗

使用地尔硫卓治疗扩张型心肌病的多中心资料显示，在治疗心力衰竭的基础上加用地尔硫卓，患者心胸比例、左心室舒张末期内径、左心室射血分数均获不同程度的改善，且病死率也降低，说明地尔硫卓治疗扩张型心肌病是有效的。中药黄芪、生脉散和牛磺酸等有抗病毒、调节免疫、改善心功能等作用，长期使用对改善症状及预后有一定的辅助作用。

（八）电生理治疗

对于 DCM 患者，LVEF ≤ 35%、NYHA 心功能分级 Ⅱ～Ⅲ级是植入心脏电复律除颤器（ICD）的 Ⅰ 类适应证。心脏再同步治疗（CRT）能够有效地改善顽固性心力衰竭患者的心室传导和（或）室内传导，从而改善患者的心脏功能和症状。目前，我国心力衰竭治疗指南认为，对于缺血性或非缺血性心力衰竭患者在充分抗心力衰竭药物治疗下心功能分级仍为Ⅲ～Ⅳ级，LVEF ≤ 35%，LVEDD ≥ 55 mm，QRS 波时限大于等于 120 毫秒，且经正规综合治疗（除非有禁忌证），仍不能改善临床状况，反复以心力衰竭住院，符合 CRT 指征。

（九）手术治疗

DCM 患者在某些情况下需要行手术治疗，如冠状动脉病变需考虑行血运重建术。对于瓣膜病变症状明显患者可行瓣膜手术，如 DCM 导致二尖瓣的环形扩张，出现二尖瓣反流，可予以二尖瓣修补或置换术。心脏移植是 DCM 晚期的治疗选择，当患者心脏功能恶化、药物治疗无效时，同种异体心脏移植是适合的。

ACC/AHA 提出了以下 5 项核心措施。

（1）评估患者入院时、住院期间和计划的出院后的左心室功能。

（2）对于左心室收缩功能不全（LVSD）的患者，建议使用 ACEI 或血管紧张素Ⅱ受体阻滞剂（ARB）。

（3）给予患者出院指导，包括活动级别、饮食、出院后用药、随访观察、体重监测，以及症状恶化时的处理。

（4）成年人建议戒烟。

（5）对于有房颤的患者，予以合适的抗凝治疗。这些措施可进一步改善心力衰竭患者的生活质量和预后。

（十）避免治疗失误

DCM 患者需予以密切随访观察。患者需检测与药物有关的并发症，如高钾血症与 ACEI、ARB、醛固酮拮抗药，低钾血症与利尿剂，低血压与任何可降低血压的药物，或其他药物相关问题。β 受体阻滞剂及地尔硫卓治疗 DCM 的疗效是确切的，但在临床应用时应注意时机的选择，DCM 严重的心功能不全液体潴留未得到改善时使用上述药物显然是不合理的。使用地高辛时注意防止洋地黄中毒。对于出现病情进展或终末期心力衰竭的患者可予以频繁、可重复无创检查（如 6 分钟步行试验）客观评估功能储备，或者血流动力学的有创检查（如右心导管检查）。心力衰竭生存分数已用于危险分层，并包括缺血性病因、静息心率、左心室射血分数、平均血压、室内传导阻滞、高峰 VO_2 与血钠。

DCM 患者一旦发生心力衰竭，预后不良，5 年死亡率为 35%，10 年死亡率达 70%。

五、展望

随着科学技术的发展，越来越多的 DCM 诊断和治疗的方法将会出现。提高特异性自身抗体检测的准确性、特异性抑制自身抗体导致的心肌损伤可能是今后 DCM 病因学治疗的重要方法。遗传学研究的进展将更容易诊断原因不明的家族遗传性 DCM。虽然本病仍在研究阶段，但是新的药物、干细胞治疗和人工心脏治疗可能为终末期患者提供更多的希望。

第二节 肥厚型心肌病

肥厚型心肌病（HCM）是一种相对常见的遗传性疾病，属于常染色体显性遗传病，有家族史者约占 50%，发病率约为 0.2%，男女比例为 2：1，平均发病年龄为（38±15）岁，病死率为 1%～2%。临床表现复杂、多样，多数患者没有症状，部分患者出现流出道梗阻，仅有少数患者因药物治疗效果不佳或药物有效剂量内引起严重不良反应，需要介入治疗或外科治疗。

一、病因和发病机制

HCM 病因学方面，55% 以上的 HCM 患者有家族史，属常染色体显性和单基因遗传病。目前已证实 13 个基因 400 多个位点的突变与 HCM 的发病有关，其中有 11 种是编码肌小节结构蛋白的基因。中国汉族人中至少有 6 个基因变异与 HCM 发病相关。与基因突变有关的肥厚型心肌病在分子水平上是一种"肌小节疾病"，编码肌小节蛋白的基因突变是肥厚型心肌病形成的分子基础。表 6-2 显示目前已经发现的 HCM 相关致病基因。

表 6-2 HCM 相关致病基因特征

蛋白名称	基因标记	染色体定位	致 FHCM 的突变
β- 肌球蛋白重链	MYH7	14q	194
心肌肌球蛋白结合蛋白 c	MYBPC	11p11.2	149
心肌肌钙蛋白 T	TNNT2	1q3	31
心肌肌钙蛋白 I	TNNI3	19q13.2	27
α- 原肌球蛋白	TPM1	15q22	11
心肌 α- 肌动蛋白	ACTC	15q	7
心肌肌球蛋白调节轻链	MYL2	12q	10
心肌肌球蛋白必需轻链	MYL3	3p	5
肌联蛋白基因	TN	2q	2

基于欧美指南和文献，将 HCM 定义为遗传性疾病，在临床确诊 HCM 后，将其分为散发性和家族性两类。HCM 先证者的三代直系亲属中有 2 个或 2 个以上的 HCM 临床表型，或与先证者具有同一基因同一位点变异无心脏表型的家族成员诊断为家族性肥厚型心肌病（FHCM）。诊断 FHCM 后，应对患者直系三代成员进行基因筛选，阐明其基因背景并随访临床发病。

内分泌紊乱也可导致肥厚型心肌病，嗜酪细胞瘤患者并存肥厚型心肌病者较多，人类静脉滴注大量去甲肾上腺素可致心肌坏死。动物实验，静脉滴注儿茶酚胺可致心肌肥厚，因而有学者认为，肥厚型心肌病是内分泌紊乱所致。

二、临床表现

HCM 的临床表现十分多样，早期可无症状，晚期依据心肌肥厚程度、有无流出道梗阻及心律失常，症状轻重相差悬殊。常见症状及体征如下。

（一）症状

1. 呼吸困难

90% 以上有症状的 HCM 患者出现劳力性呼吸困难，阵发性呼吸困难、夜间发作性呼吸困难较少见。

2. 胸痛

1/3 的 HCM 患者有劳力性胸痛，但冠状动脉造影正常，胸痛可持续较长时间或间发，或由进食过程引起。HCM 患者胸痛与以下因素相关：心肌细胞肥大、排列紊乱、结缔组织增加，供血、供氧不足，舒张储备受限，心肌内血管肌桥压迫冠状动脉，小血管病变。

3. 心律失常

HCM 患者易发生多种形态室上性心律失常，如室性心动过速、心室颤动、心源性猝死。心房颤动、心房扑动等房性心律失常也多见。

4. 晕厥

15% ～ 25% 的 HCM 患者至少发生过 1 次晕厥。约 20% 的患者主诉黑矇或短瞬间头晕。左心室舒张末期容量降低、左心腔小、不可逆性梗阻和肥厚、非持续性室性心动过速等因素与晕厥发生相关。

5. 猝死

HCM 是青少年和运动员猝死的主要原因，占 50%。肥厚型心肌病猝死明确的危险因素包括心室颤动、猝死或持续性室性心动过速的个人史、猝死的家族史、晕厥、非持续性室性心动过速（NSVT）、最大左心室厚度（最大左心室厚度大于等于 30 mm 的左心室肥厚和猝死独立相关）、运动时异常血压反应。潜在的猝死危险标志物如下。

（1）LVOT 梗阻：静息压力阶差大于等于 30 mmHg，患者的猝死发生率明显升高。

（2）延迟钆增强成像的心血管磁共振：研究显示，延迟钆增强成像和非持续性室性心动过速、室性期前收缩相关。

（3）左心室心尖室壁瘤。

（4）基因突变。

（二）体征

1. 心尖部收缩期搏动

心肌肥厚可见搏动增强。由于左心室顺应性降低，心房收缩增强，血流撞击左心室壁，在心尖部可有收缩期前冲动。第一心音后又有第二次收缩期搏动，形成收缩期双重搏动。

2. 收缩期细震颤

收缩期细震颤多在心尖部。有收缩期细震颤者，左心室流出道梗阻大多较重。

3. 收缩期杂音

在胸骨左下缘或心尖内侧呈"粗糙吹风性"收缩中晚期杂音，系由左心室流出道梗阻所致。凡能增强心肌收缩力或降低动脉阻力的因素均可使左心室与主动脉之间压力差增大，杂音增强；凡能降低心肌收缩力或增加动脉阻力的因素均可使压力阶差减小，杂音减弱。回心血量增多时，杂音减弱；回心血量减少时，杂音增强。

4. 心尖部收缩期杂音

约 50% 的 HCM 患者伴有二尖瓣关闭不全，因而心尖部有收缩中晚期杂音，或全收缩期杂音。

5. 第三心音及第四心音

有第三心音及第四心音。

（三）实验室及其他检查

1. X 线检查

心脏大小正常或增大，心脏大小与心脏及左心室流出道之间的压力阶差成正比，压力阶差越大，心脏越大。心脏左心室肥厚为主，主动脉不增宽，肺动脉段多无明显突出，肺淤血大多较轻，常见二尖瓣钙化。

2. 心电图

心电图变化不具有特异性，主要为左心室肥厚及异常 Q 波、ST-T 改变，本病也常有各种类型心律失常。心电图改变远比超声要早，是青年人 HCM 早期诊断的敏感标志。

3. 超声心动图

超声心动图是确诊的重要手段。主要表现如下。

（1）室间隔增厚，舒张期末的厚度大于等于 15 mm。

（2）室间隔运动幅度明显降低，一般在小于等于 5 mm。

（3）室间隔/左心室后壁厚度比值可在 1.5 ∶ 1 ~ 2.5 ∶ 1，肥厚心肌回声呈"毛玻璃影"。

（4）左心室流出道狭窄，内径常小于 20 mm。

（5）彩色多普勒成像显示左心室流出道内出现收缩期五彩镶嵌的射流束。

（6）二尖瓣收缩期前向运动，SAM 征阳性。

（7）主动脉瓣收缩中期呈部分性关闭。

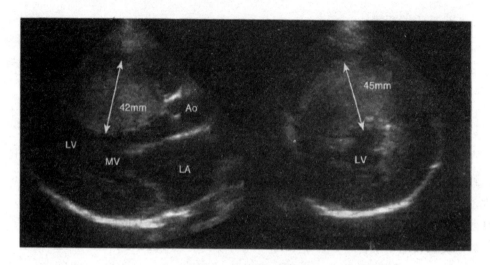

图 6-1　HCM 患者超声心动图示室间隔明显增厚

4. 心导管检查及心血管造影

心导管检查：左心室与左心室流出道之间出现压力阶差，左心室舒张末期压力增高，压力阶差与左心室流出道梗阻程度呈正相关。心血管造影：室间隔肌肉肥厚明显时，可见心室腔呈狭长裂缝样改变，对诊断有意义。

5. 磁共振心肌显像

磁共振心肌显像可以探查到超声所不能发现的解剖结构，特别是右心室和左心室心尖部的结构。应用不同切面可显示不同部位心肌肥厚的程度。左心室长轴位可明确显示心尖部心肌肥厚，对心尖部肥厚型心肌病做出诊断。应用左心室短轴位电影 MRI 测定舒张末期左心室壁厚度，当室间隔与左心室后壁厚度之比大于等于 1.3 时，可以对非对称性室间隔肥厚型 HCM 做出明确诊断。MRI 电影可区别梗阻性和非梗阻性 HCM。梗阻性 HCM 于左心室流出道或中部的闭塞部可观察到喷射血流，四腔心位对左心室流出道梗阻的显示较好，而左心室中部梗阻则以左心室长轴显示更佳。MRI 电影可明确显示 HCM 合并的二尖瓣关闭不全。通过 MRI 电影测算左心室重量、容积及左心室射血分数等的改变，可发现 HCM 的左心室重量和 LVEF 增加，收缩期心室内腔明显变小。增强扫描 HCM 可以出现心肌延迟强化，多位于在肥厚心肌的中央部位，这种表现可能与心肌纤维化有关；而缺血性心肌病的延迟强化多位于心内膜下，可依据部位对二者做出鉴别。

三、诊断和鉴别诊断

根据症状、心脏杂音特点，尤其是心电图和超声心动图，可以明确诊断梗阻性HCM；而对于非梗阻性 HCM，在上述检查基础上 MRI 更有诊断价值。有研究显示，我国 HCM 的发病年龄较国外偏大，临床表现无特异性；女性比男性发病年龄偏大，并更易发生心房颤动。

HCM 需要与下列多种疾病相鉴别。

（一）高血压心脏病

患者多有高血压史，年龄较大时出现心肌肥厚；超声心动图示室壁肥厚多为向心性对称性，也可呈轻度非对称性，但室间隔与左心室后壁厚度之比小于 1.3；增厚的心肌内部回声较均匀，没有左心室流出道狭窄，左心室流出道血流速度不增快。

（二）冠心病

常无特征性杂音，异常 Q 波多增宽大于 0.04 秒；超声心动图示室间隔不增厚；服用硝酸甘油等扩血管药物后胸痛症状消失或缓解。肥厚型心肌病与冠心病均有心绞痛、心电图 ST-T 改变、异常 Q 波及左心室肥厚，因而两病较易误诊，鉴别要点如下。

（1）杂音，冠心病常无特征性杂音，梗阻性肥厚型心肌病在胸骨左下缘或心尖内侧可闻及喷射性收缩期杂音。瓦氏动作使杂音增强，两腿上抬则杂音减弱，可伴有收缩期细震颤。

（2）冠心病心绞痛，含化硝酸甘油 3～5 分钟内缓解；肥厚型心肌病心绞痛，硝酸甘油无效，甚或加重。

（3）超声心动图，肥厚型心肌病者室间隔厚度大于等于 15，室间隔与左心室后壁比值大于 1.5。冠心病主要表现为室壁节段性运动异常。

（4）冠状动脉造影或多排螺旋 CT 等特殊检查有助于确诊冠心病。

（三）主动脉瓣狭窄

主动脉瓣狭窄的杂音多为全收缩期，杂音多在胸骨右缘第 2 肋间，可向颈部传导，大多伴有收缩期细震颤；超声心动图可清楚显示瓣膜的直接或间接受损征象；X 线检查升主动脉有狭窄后扩张，二者不难鉴别。

（四）室间隔缺损

杂音在胸骨左缘第 3～4 肋间，超声心动图和心导管检查可明确鉴别。

四、治疗和预后

（一）内科药物治疗

长期以来，药物治疗以 β 受体阻滞剂、钙拮抗药和丙吡胺等控制相应症状，并已积累了丰富的治疗经验。

1. β 受体阻滞剂

β 受体阻滞剂具有降低心肌收缩力、减轻左心室流出道梗阻、减少心肌氧耗量及减慢心率等作用，因此被列为治疗肥厚型心肌病的首选药物。临床上常用的中效 β 受体阻滞剂有美托洛尔，其用法是每次口服 25 mg，每日服 2 次。若患者在服用该药后无不良反应，可改为每次口服 50 mg，每日服 2 次。目前认为，β 受体阻滞剂仅能改善临床症状，不能减少心律失常与猝死，也不改变预后。

2. 非二氢吡啶类钙拮抗药

维拉帕米（异搏定）既有负性肌力作用，可减弱该病患者的心肌收缩力，又能改善心肌顺应性，可增强心室的舒张功能，可用于治疗肥厚型心肌病。维拉帕米的用法是每次口服 40 ～ 120 mg，每日服 3 ～ 4 次。另外，地尔硫卓对肥厚型心肌病也有一定的疗效。目前认为，肥厚型心肌病患者联合应用 β 受体阻滞剂与钙拮抗药比单一用药效果更佳。

3. 丙吡胺

丙吡胺是 I A 类抗心律失常药，有负性肌力作用，可用于有左心室流出道梗阻者。

（二）外科手术治疗

左心室流出道压力阶差静息时大于 50 mmHg 或应激后大于 100 mmHg，并且伴有明显症状，经内科治疗无效的患者，可进行室间隔部分心肌切除术和室间隔心肌剥离扩大术，切除最肥厚部分的心肌，解除机械梗阻，修复二尖瓣反流，能有效降低压力阶差，明显解除或缓解心力衰竭，延长寿命，是有效治疗的标准方案。由于手术难度大，死亡率高，四十年来全球只有 1 000 多例手术治疗者，故应严格控制适应证。

（三）双腔起搏器治疗

植入双腔永久起搏器后起搏点位于右心室心尖部，心室激动最早从右心室心尖部开始，使室间隔在整个心室收缩射血之前预先激动，已提前收缩而移开流出道，使左心室流出道压力差减少，同时减轻二尖瓣收缩期的前移，从而减小流出道梗阻，增加心排血量，改善临床症状。但永久起搏缓解梗阻的效果与安慰组相同。不建议植入双腔起搏器作为药物难治性 HCM 患者的首选方案。

（四）经皮室间隔心肌消融术

经皮室间隔心肌消融术（PTSMA）主要是应用经皮冠状动脉成形术技术，沿导丝将合适直径的 over-the-wire 球囊送入拟消融的间隔支内（通常为第一间隔支），经中心腔注射造影剂观察间隔支分布区域及有无造影剂通过侧支血管进入前降支或其他血管，球囊充盈封闭后确定左心室流出道压力阶差（LVOTG）是否下降。确定靶血管后经球囊中心腔向间隔支内缓慢注入 96% ～ 99% 的无水乙醇，使其产生化学性闭塞。PTSMA 治疗的主要机制是造成间隔支闭塞而使间隔心肌缺血坏死，心肌收缩力下降或丧失，降低LVOTG，缓解症状。其主要并发症为即刻发生三度房室传导阻滞、瘢痕引起的室性心律失常。PTSMA 的适应证与外科手术相同。但下列患者不建议做消融治疗：40 岁以下，室间隔在 30 mm 以下，左心室流出道压力阶差低于 50 mmHg，无心力衰竭的患者。

（五）ICD 植入

资料显示，对于 HCM 猝死高危患者，尤其是青少年和运动员，其恶性室性心律失常是猝死的主要原因。植入 ICD 能有效终止致命性室性心律失常，恢复窦性心律，使25% 的 HCM 高危患者生存；ICD 植入后能有效改善心功能，缓解流出道梗阻。但 ICD十分昂贵，青少年 HCM 植入后的长期监护和随访是另一个新问题。HCM 患者 ICD 植入前要经过专家会诊，严格界定。植入 ICD 的适应证：心搏骤停存活者、有家族成员猝死记录、恶性基因型患者、晕厥、多形反复发作持续性室性心动过速、运动时低血压。其他如终末阶段心脏酒精消融致恶性室性心律失常、冠状动脉疾病、弥散性肥厚，排序越靠前，适应证越明显。

（六）心脏移植

对于严重心力衰竭（终末期心力衰竭）、其他治疗干预无效、射血分数小于 50%、非梗阻性 HCM 患者，应考虑心脏移植。受供体不足、经费过高、排斥反应等因素的制约，心脏移植不能普遍开展。

（七）避免治疗失误

HCM 患者应避免使用一些药物，这些药物包括硝酸酯类药物和直接血管扩张剂。每年大约有 4% 的 HCM 患者死亡，死亡通常是突然发生。死于慢性心力衰竭的较少见。

五、展望

目前，HCM 的临床诊断主要依赖于心肌肥厚的发现，缺乏特异性和敏感性，测序技术的出现提供了基因诊断，尤其是在临床症状出现前的早期诊断。目前用于 HCM 治疗的药物均不能使心肌肥厚及纤维化消退，降低死亡率。有趣的是，在转基因兔子模型中发现，辛伐他汀可使心肌肥厚及纤维化消退，改善左心室充盈，因此有必要开展他汀类药物及其他药物对于人类 HCM 的治疗益处。对信号通路的研究，有助于从新的药理学及基因治疗学方面去治疗肥厚型心肌病。致病基因的发现，将使其治疗发生革命性改变。基因治疗可能成为今后一种有前景的干预手段。具有双腔起搏、抗心动过速超速起搏、除颤和事件记录功能的装置可能减轻 HCM 患者的症状、预防猝死并提供导致猝死原因的信息。

第三节　限制型心肌病

限制型心肌病（RCM）是一种以心肌僵硬度升高导致舒张功能严重受损为主要特征的心肌病，可不伴有心肌的肥厚。患者心脏的收缩功能大多正常或仅有轻度受损，而舒张功能多表现为限制性舒张功能障碍。本病在我国非常少见。

一、病因和发病机制

限制型心肌病的病因尚未清楚，可能与营养失调、食物中 5- 羟色胺中毒、感染过敏及自身免疫有关。在热带地区，心内膜心肌纤维化是最常见的病因，而在其他地区，心肌淀粉样变性则是常见的病因之一，此外还有结节病、嗜酸性粒细胞增多症、化疗或放疗的心肌损害及由肌节蛋白基因突变导致的特发性心肌病等。家族性限制型心肌病常以常染色体显性遗传为特征，部分家族与肌钙蛋白 I 基因突变有关，而另一些家族则与结蛋白基因突变有关。

（一）非浸润性原因

在非浸润性限制型心肌病中，有心肌心内膜纤维化与 Leffler 心内膜炎两种，前者见于热带地区，后者见于温带地区。心脏外观轻度或中度增大，心内膜显著纤维化与增厚，以心室流入道与心尖为主要部位，房室瓣也可被波及，纤维化可深入心肌内。附壁血栓易形成。心室腔缩小。心肌心内膜也可有钙化。

特发性限制型心肌病常与斑点状的心内膜心肌纤维化相关。常见于成年人，也可见于儿童，成年人 5 年生存率约为 64%，而儿童的死亡率较高。RCM 患者的心功能大多是 NYHA III～IV 级，与正常的心室相比，心房往往显得不成比例地增大，二维超声心动图上心室运动大多正常且室壁厚度正常。组织学检查大多无特异性发现，可能有一些退行性改变，如心肌细胞肥大、排列紊乱和间质纤维化。如果病理检查发现有心肌细胞排列紊乱，应注意除外肥厚型心肌病。

（二）渗出性原因

淀粉样变性是限制型心肌病最常见的病因。心肌淀粉样变性是由异常蛋白沉积于心肌间质，引起以限制型心肌病为主要表现形式的心脏疾病。淀粉样蛋白在 HE 染色时呈粉染物，刚果红染色偏光显微镜下显示苹果绿的双折射。在电镜下观察，淀粉样纤维呈不分支状，直径为 7.5 ～ 10.0 mm。光镜下观察，淀粉样蛋白在外观上与电镜下观察相同，但实际上淀粉样蛋白有多种不同来源，据此可将淀粉样变性分为 AL 型淀粉样变性、ATTR 型淀粉样变性、老年性淀粉样变性、继发性淀粉样变性等。早期确诊心肌淀粉样变性至关重要，因为一旦患者出现临床症状，则病情进展迅速且预后很差。出现心力衰竭的患者，生存期小于 6 个月，延误诊断、错误诊断均可能使患者错失最佳的治疗时机。

结节病是一种多系统的，以器官和组织肉芽肿样病变为特征的疾病。病因尚不完全清楚。结节病主要发生于肺组织和淋巴结，也可累及心、脾、肝、腮腺等。病变可累及心脏的任何部位，包括心包、心肌和心内膜，以心肌最为常见。左心室游离壁和室间隔最常被累及，右心室和右心房也较常被累及。临床上，部分患者表现为限制型心肌病或扩张型心肌病。

（三）心内膜心肌原因

心内膜心肌纤维化（EMF）是一种原因不明的地方性限制型心肌病，根据病变部位不同分为右心室型、左心室型、混合型三种。此病好发于热带地区，尤其多见于乌干达和尼日利亚，我国较少见。目前，EMF 的病因尚不明确，可能与营养不良、感染及免疫有关。

（四）其他原因限制型心肌病

不常见的病因包括某些遗传性疾病。其中最突出的为法布里病。法布里病是性连锁隐性遗传病，基因缺失位于 Xq22，可导致 α 半乳糖苷酶 A 不足，并致全身性细胞溶酶体内糖鞘脂积聚，常见于血管内皮和平滑肌细胞、心、肾、皮肤和中枢神经系统。其他的遗传性疾病，如戈谢病等是限制型心肌病的少见病因。

限制型心肌病的发病机制至今仍不清楚，可能与多种因素有关，如病毒感染心内膜、营养不良、自身免疫等。近年研究认为，嗜酸性粒细胞与此类心肌病关系密切。在心脏病变出现前常有嗜酸性粒细胞增多，这种嗜酸性粒细胞具有空泡和脱颗粒的形态学异常，嗜酸性粒细胞颗粒溶解、氧化代谢增高，并释放出具有细胞毒性的蛋白，主要是阳离子蛋白，可损伤心肌细胞，并作用于肌浆膜和线粒体呼吸链中的酶成分，心内膜心肌损伤程度取决于嗜酸性粒细胞向心内膜心肌浸润的严重程度和持续时间。此外，这种脱颗粒中释放的阳离子蛋白还可影响凝血系统，易形成附壁血栓，也可损伤内皮细胞，抑制内皮细胞生长。嗜酸性粒细胞浸润心肌引起心肌炎，炎症的分布主要局限于内层，可由心肌内微循环的重新排列来解释，因此相继进入坏死和血栓形成期，最终进入愈合和纤维化期。关于嗜酸性粒细胞向心肌内浸润及引起嗜酸粒细胞脱颗粒的原因尚不清楚，可能是某些特殊致病因子，如病毒、寄生虫等感染，而这些因子与心肌组织具有相同的抗原簇，可以诱发自身免疫反应，引起限制型心肌病。

病变可局限于左心室、右心室或双心室同时受累。因病变部位不同而有不同的临床表现。

1. 右心室病变所致症状和体征

（1）主要症状：起病缓慢，腹胀、腹水。因肝充血、肿大或腹水致腹壁紧张而腹痛。

劳力性呼吸困难及阵发性夜间呼吸困难，均可因放腹水而缓解，说明呼吸困难主要由腹水引起。心前区不适感，由于心排血量降低而感无力，劳动力下降，半数患者有轻度的咳嗽、咳痰。

（2）主要体征：心尖冲动减弱，心界轻度或中度扩大。第一心音减弱。胸骨左下缘吹风性收缩期杂音。可闻及第三心音。下肢水肿与腹水不相称，腹水量大而下肢水肿较轻。用利尿剂后下肢水肿减轻或消失，而腹水往往持续存在，颈静脉怒张明显。

2. 左心室病变所致症状和体征

（1）主要症状：心慌、气短。

（2）主要体征：心尖部吹风样收缩期杂音，少数患者心尖部有收缩期细震颤。当肺血管阻力增加时，出现肺动脉高压的表现。

3. 双侧心室病变所致症状和体征

双侧心室病变表现为右心室及左心室心内膜心肌纤维化的综合征象，但主要表现为右心室病变的症状及体征。少数患者突出表现为心律失常，多为房性心律失常，可导致右心房极度扩大，甚至虚脱、死亡；也有患者以慢性复发性大量心包积液为主要表现，常被误诊为单纯的心包疾病。

4. 实验室及其他检查

（1）心电图：P 波常高尖，QRS 波可呈低电压，ST 段和 T 波改变常见，可出现期前收缩和束支传导阻滞等心律失常，约 50% 的患者可发生心房颤动。

（2）X 线检查：心脏扩大，右心房或左心房扩大明显，伴有心包积液时心影明显增大，可见心内膜钙化。易侵及右心室，左心室受累时常可见肺淤血。

（3）超声心动图：诊断限制型心肌病最重要的检查手段。在二维超声心动图上，其特点是心房增大，而心室大小正常或者减小；淀粉样变性患者的超声心动图表现为室壁明显增厚，回声增强。部分患者可以表现为巨大心房，而患者可能并没有房颤等其他可能导致心房增大的原因。彩色多普勒成像和组织多普勒成像可以更为精细地评估限制性舒张功能障碍。限制型心肌病典型的多普勒征象如下。

①二尖瓣（M）和三尖瓣（T）血流：E 峰升高（M > 1 m/s，T > 0.7 m/s）；A 峰降低（M < 0.5 m/s，T < 0.3 m/s）；E/A ≥ 2.0；EDT < 160 毫秒；IVRT < 70 毫秒。

②肺静脉和肝静脉血流：收缩期速度低于舒张期速度；吸气时肝静脉舒张期逆向血流增加；肺静脉逆向血流速度和持续时间增加。

③二尖瓣环间隔部组织多普勒显像：收缩期速度下降；舒张早期速度下降。

（4）心导管检查：心室的舒张末压逐渐上升，造成下陷后平台波型，在左心室为主者肺动脉压可增高，在右心室为主者右心房压（RAP）高，右心房压力曲线中显著的 V 波取代 a 波。限制型心肌病患者左、右心室舒张压差值常超过 5 mmHg，右心室舒张末压（RVEDP）小于 1/3 右心室收缩压（RVSP），右心室收缩压常大于 50 mmHg。左心室造影可见心内膜肥厚及心室腔缩小，心尖部钝角化，并有附壁血栓及二尖瓣关闭不全。左心室外形光滑但僵硬，心室收缩功能基本正常。

（5）心内膜心肌活检：心内膜心肌活检在限制型心肌病的诊断中有重要作用，可显示浸润性或心内膜心肌疾病。根据心内膜心肌病变的不同阶段，可有坏死、血栓形成、纤维化三种病理改变。心内膜可附有血栓，血栓内偶有嗜酸性粒细胞；心内膜可有炎症、坏死、肉芽肿、纤维化等多种改变；心肌细胞可发生变性坏死，并可伴间质性纤维化改变。

（6）CT 和磁共振：鉴别限制型心肌病和缩窄性心包炎最准确的无创伤性检查手段。正常心包厚度通常小于 3 mm，超过 6 mm 表明心包增厚，结合临床评估可得到缩窄性心包炎的诊断。限制型心肌病患者心包不增厚，但是需注意约 18% 的缩窄性心包炎患者的心包厚度正常，此时心脏 MRI 可以通过观察室间隔是否存在随呼吸的运动异常来协助诊断。此外，心脏 MRI 结合钆显像显示的早期强化有助于诊断心肌淀粉样变性；心脏MRI 可以显示铁在心肌的浸润，有助于诊断血色病引起的限制型心肌病，还可显示心肌纤维化。

（7）放射性核素心室造影：右心型限制型心肌病造影的特点如下。

①右心房明显扩大伴核素滞留。

②右心室向左移位，其心尖部显示不清，左心室位于右心室的左后方，右心室流出道增宽，右心室位相延迟，功能降低。

③肺部显像较差，肺部核素通过时间延迟。

④左心室位相及功能一般在正常范围。

（8）血常规检查：血中嗜酸性粒细胞增多。

三、诊断和鉴别诊断

限制型心肌病目前还没有统一的诊断标准，欧洲心脏病学会（ESC）2008 年在心肌病的分类标准中，对于限制型心肌病有如下定义：患者心室表现为限制性舒张功能障碍，而一侧或两侧心室的舒张末期及收缩末期容积正常或减小，室壁厚度正常；并需除外缺血性心肌病、瓣膜性心脏病、心包疾病和先天性心脏病。

诊断要点如下。

（1）心室腔和收缩功能正常或接近正常。

（2）舒张功能障碍，心室压力曲线呈舒张早期快速下陷，而中晚期升高，呈平台状。

（3）特征性病理改变，如心内膜心肌纤维化、嗜酸性粒细胞增多性心内膜炎、心脏淀粉样变和硬皮病等。

本病应与以下疾病鉴别。

（一）缩窄性心包炎

缩窄性心包炎（CP）是指心脏被致密、厚实的纤维化或钙化心包所包围，使心室舒张期充盈受限而产生一系列循环障碍的病征。CP 与 RCM 二者为不同病因导致的心室扩张受限，心室充盈受限和舒张期容量下降引发几乎相同的临床表现，仅从临床表现上无法有效将二者区分开。然而二者的治疗又截然不同：CP 可以早期施行心包切除术，以避免疾病进一步发展；RCM 无特效防治手段，治疗主要是控制心功能衰竭，且预后不良，一旦误行手术，反而加重病情。表 6-3 显示了限制型心肌病与缩窄性心包炎的鉴别要点。

表 6-3　限制型心肌病与缩窄性心包炎的鉴别要点

鉴别要点	限制型心肌病	缩窄性心包炎
病史	多发生在热带或潮湿地区，有病毒或寄生虫感染	结核性或化脓性
心脏听诊	二尖瓣和三尖瓣关闭不全杂音，第三心音（S3）奔马律	心包叩击音
X 线胸片	心内膜钙化，心影普大，肺淤血常见，亦可见肺血少	心包钙化，心影正常或轻度增大，肺纹理减少
超声心动图	心内膜增厚，有房室瓣反	心包增厚，无房室瓣反流
CT	心内膜增厚、钙化	心包增厚
MRI	心房内血液滞留症	心包增厚
心导管检查		
PCWP	$>$ RAP	$=$ RAP
RVSP	$>$ 50 mmHg	$<$ 50 mmHg
RVEDP/RVSP	$<$ 0.33	0.33
RVEDP 与 LVEDP 差值	$>$ 5 mmHg	$<$ 5 mmHg
心肌活检	异常	正常或非特异性心肌肥大
核素扫描	心影增大，心尖显示不清，右心室流出道增宽，右心房扩大，放射性排空延迟	心影与心腔不大

（二）肥厚型心肌病

肥厚型心肌病患者的心室肌可呈对称性或非对称性增厚，心室舒张期顺应性降低，舒张压升高，患者常出现呼吸困难、胸痛、晕厥。梗阻性肥厚型心肌病者可闻及收缩中晚期喷射性杂音，常伴震颤。杂音的强弱与药物和体位有关。超声心动图示病变主要累及室间隔。本病无限制型心肌病特有的舒张早期快速充盈和舒张中晚期缓慢充盈的特点，有助于鉴别。

（三）缺血性心肌病

缺血性心肌病常无特征性杂音，多有异常 Q 波，超声心动图示室间隔不增厚，服用硝酸甘油等扩血管药物后胸痛等症状消失或缓解。冠状动脉造影或多排螺旋 CT 等特定检查有助于确诊。

（四）高血压性心肌肥厚

高血压性心肌肥厚患者多有高血压史，年龄偏大，超声心动图示室壁肥厚多为向心性、对称性，以左心受累和左心功能不全为特征，而限制型心肌病则常以慢性右心衰竭表现更为突出。

四、治疗和预后

对于有明确继发因素的限制型心肌病，首先应治疗其原发病。疾病早期有嗜酸性粒细胞增多症的患者应积极治疗，因嗜酸性粒细胞可能是本病的始动因素。推荐用糖皮质激素，如泼尼松和羟基脲。

针对限制型心肌病本身的治疗，目前尚缺乏非常有效的手段。本病常表现为心力衰竭，目前仍以对症治疗为主。值得注意的是，RCM 以心室舒张功能障碍为主，除快速房颤外，使用洋地黄类药物似无帮助。

利尿治疗是缓解患者心力衰竭症状的重要手段，适当地使用利尿剂可以改善患者的生活质量和活动耐量，但需要注意以下问题。

（1）限制型心肌病患者由于心肌僵硬度增加，左心前负荷的细小变化可能引起血压的较大变化。建议首先保证体循环血压，即使患者有心力衰竭的症状，也不要因为过度利尿而影响血压，过度利尿的后果除了影响血压和器官灌注，还可能会出现各种恶性心律失常，甚至引起猝死。

（2）利尿剂仅是一种对症治疗，不能改善患者的长期预后。

（3）由于限制型心肌病患者本身即可出现各种恶性心律失常，在使用利尿剂时，应密切监测电解质平衡。

β 受体阻滞剂尽管在其他心肌病中的使用越来越多，但是在限制型心肌病治疗中的作用并不肯定。使用 β 受体阻滞剂可能有助于减少这类患者出现恶性心律失常的风险。

控制后负荷的治疗在一些存在轻度射血分数下降或者中、重度二尖瓣反流的限制型心肌病患者中可能有用，但对于仅仅表现为限制性舒张功能障碍的患者，其作用并不肯定。

钙拮抗药可能改善心室顺应性，但尚缺乏有力证据。应强调使用抗凝剂，尤其是对已有附壁血栓和（或）已发生栓塞者。

外科手术切除附壁血栓、剥除纤维化的心内膜、置换二尖瓣和（或）三尖瓣已用于临床。手术死亡率约为 20%，5 年存活率为 60%。70% ～ 80% 存活者的心功能可望得以改善。

对于限制型心肌病有以下几点值得重视。

（1）明确限制型心肌病诊断，缩窄性心包炎患者可得益于心包切除术，肥厚型心肌病患者有其他治疗选择，终末期肝病患者可行肝移植。

（2）限制型心肌病的治疗选择主要依靠病因，故应明确其具体病因。

（3）密切观察，以防低血压及肾功能的恶化。

（4）对于终末期限制型心肌病患者，应充分与其家属沟通，做好治疗选择。

限制型心肌病患者预后较差。在儿童患者中，疾病常进行性加重，诊断后 2 年的生存率仅为 50%。即使患者心力衰竭症状并不严重，也会发生心律失常、卒中甚至猝死。既往胸痛或者晕厥症状是发生猝死的危险因素，而与是否存在心力衰竭症状无关。在另一项关于成年人限制型心肌病患者预后的研究中，在平均 68 个月的随访中，50% 的患者死亡，68% 的死亡患者死于心血管因素，男性、年龄、心功能和左心房前后径大于 60 mm 是死亡的独立危险因素。

五、展望

舒张功能障碍导致的心力衰竭的定义应进一步标准化。许多患者（尤其是心肌向心性肥厚患者）的舒张功能障碍先于收缩功能障碍。对于限制型心肌病患者，舒张功能的早期检查有助于预后的改善，故应研究发现舒张功能障碍的敏感指标。磁共振成像具有无创伤、无电离辐射、软组织对比度好、特征性地显示心腔和大血管的血液流动、成像不受骨骼和气体的影响等优点，是心肌疾病诊断和随访的重要影像学工具。磁共振成像有助于限制型心肌病与缩窄性心包炎的鉴别诊断，并可明确浸润性病变的病因。

第四节　遗传性心肌病

遗传性心肌病是累及所有年龄人群的一类心脏疾病，常常在青春期或成年早期发病，有家族性遗传倾向。自 1990 年和 1995 年分别发现心肌病和离子通道病的第一个致病基因以来，对疑有遗传性心脏疾病的基因检测经历了从基础研究到临床应用的发展过程。目前，离子通道病／心肌病基因检测在国外主要用于临床辅助诊断。WHO 及国际心脏病学会联合会工作组对心肌病的定义及分类已经从原发于心肌本身的疾病扩展到任何原因引起的心肌损伤性疾病。心肌病的五分类法是根据形态及血流动力学特征，将心肌病主要分为 5 类：扩张型心肌病（DCM）、肥厚型心肌病（HCM）、限制型心肌病（RCM）、致右心室心律失常型心肌病（ARVC）及不定型的心肌病（如非致密性心肌病及线粒体心肌病）。借助分子遗传学可以对该分类标准进行更细致的分类，可以鉴别出有临床意义的亚型，但是分子识别并没有取代临床分型，因为在相同基因上的不同突变会引起不同的疾病。如影响 β 肌球蛋白重链上毗邻氨基酸的突变，既可以引起肥厚型心肌病，也可以引起扩张型心肌病。所有遗传性心肌病遗传背景都不同，每种都有多个致病基因和许多不同的基因突变。心肌病有很大的遗传异质性，变异程度决定了每种疾病的发病机制和最后转归。大约 50% 的 HCM、35% 的 DCM、30% 的 ARVC 与家族性遗传相关。原发性心肌疾病最早的基因缺损证据出现在 1990 年，发现家族性 HCM 编码 β 肌球蛋白重链的基因发生突变，继而发现所有心肌病类型均有基因突变。

一、病因和发病机制

（一）家族性扩张型心肌病

DCM 的重要特征是左心室扩张、收缩功能障碍、心肌细胞坏死、心肌纤维化。对患者的无症状亲属分析表明，家族性疾病占总病例的 1/3 ～ 1/2。对 DCM 患者一级亲属进行临床筛查（病史、体征、ECG、超声心动图）发现，20% ～ 35% 的 DCM 具有家族性发病，若把左心室扩大作为 DCM 的早期指标，高达 48% 的 DCM 存在家族性发病。超过 40 个疾病基因已经得到确认，虽然常染色体隐性遗传和 X 连锁遗传方式也有描述，但最常见的方式是常染色体显性遗传。DCM 有时以其他表型遗传，包括心脏方面（如传导性疾病）和非心脏方面（如感觉神经性听觉异常）。DCM 是由编码多种细胞腔隙和通路组成成分，如核被膜、收缩器、力传导器、基因转录和剪切作用装置等的基因突变引起。

DCM 编码收缩蛋白类的基因突变造成心肌功能改变，β 肌球蛋白重链基因突变降低肌节运动功能，细肌丝调节蛋白基因突变减少收缩调节蛋白的钙敏感性及肌钙蛋白对钙的亲和力，这些突变造成负性肌力作用。数个疾病基因编码 Z 盘的构成部分，包括每个肌原纤维节分界线结构，以及将收缩器连接到肌膜和细胞外基质的结构复合体等。这些突变可能引起力传导缺陷。受磷蛋白（一种调节肌浆网 Ca^{2+}-ATP 酶的肌细胞膜蛋白）精氨酸 14 的丢失导致钙泵过度抑制，从而减少心脏舒张期钙的再摄取，其他突变（如编码核纤层蛋白 A 和 C 型核被膜蛋白）的致病效应尚未明确。心肌细胞结构和功能的种种改变导致自噬现象的发生，这也是蛋白和细胞器退化的一条途径，最终导致细胞凋亡。

家族性 DCM 的表型分三组，其中两组基于基因遗传，第三组为巴氏综合征（以前包括在 X 连锁遗传心肌病），有特有的线粒体受累的表现。

1. 常染色体显性遗传

常染色体显性遗传出现在人多数家族性 DCM，可以表现为心力衰竭或传导异常。目前已发现 30 多个与 DCM 有关的基因，主要包括细胞骨架蛋白基因、肌丝蛋白基因、核外膜蛋白基因及离子通道蛋白基因等。目前已经绘制出心肌病不伴有传导系统疾病的 7 个基因位点：肌动蛋白（15q14）、结蛋白（2q35）、δ-肌膜蛋白聚糖（5q33）、β-肌膜蛋白聚糖（4q12）、心脏肌钙蛋白 T（1q3）、β 肌球蛋白重链（14q11）和 α 原肌球蛋白（15q22）。β 肌球蛋白重链和心脏肌钙蛋白 T 的突变被认为是通过减轻肌原纤维节收缩力而引起 DCM。尤其 β 肌球蛋白重链突变破坏了肌动蛋白和肌球蛋白之间的相互作用或肌球蛋白内的传递运动的铰链区。心脏肌钙蛋白 T 的突变通过降低心肌钙蛋白 T 和 C 之间离子相互作用而导致心肌收缩力的降低。α-原肌球蛋白突变干扰了细肌丝的完整性。其他的突变或者累及肌原纤维节或肌膜的稳定性，或者累及信号的传导。心肌病伴有传导系统疾病与 5 个已描绘的位点和 1 个经过鉴定后的基因（核纤层蛋白 A/C，位于 1q22 染色体，编码中间丝蛋白核被膜）相关。该突变也导致埃默里－德赖弗斯肌营养不良。

2. X 连锁遗传

X 染色体遗传的致病基因导致心脏肌营养不良蛋白、细胞骨架蛋白严重缺乏或缺失，特征是血清肌酸激酶肌肉亚型含量增加，该基因也是导致进行性假肥大性肌营养不良和贝克肌肉营养不良的重要原因。肌营养蛋白不良的基因 5' 部分的突变群影响 N 末端肌动蛋白结合区。

3. 线粒体遗传

男性婴儿的线粒体遗传比较常见，遵循 X 染色体基因遗传，但是因为其特征性的线粒体功能异常、中性粒细胞减少、3-甲基戊二酸尿症，将其单独归于一类。基因突变结果造成许多临床病症，包括 DCM、心内膜弹性纤维组织增生症、左心室非致密性心肌病。研究表明，心肌病与线粒体 DNA 突变、能量产生异常有关。至少有两个家族的 HCM 发展成严重 DCM，与转运 RNA 赖氨酸缺失相关。

（二）肥厚型心肌病

HCM 是一种常染色体显性遗传疾病，以左心室和（或）右心室及室间隔非对称性肥厚（厚度为 13 mm）为特征，排除其他可能引起心肌肥厚的心血管疾病和全身疾病。HCM 的标志性病理特征是心肌细胞排列杂乱和纤维化。肥厚型心肌病被称为"肌原纤维节疾病"，家族性 HCM 大部分为常染色体显性遗传，单一责任等位基因突变即可致病，编码肌小节结构蛋白的基因突变与其有关。迄今利用微卫星基因标记全基因组扫描及连锁分析等技术，已将 HCM 的致病基因定位在 9 个不同的染色体上，至少有 15 种 HCM 致病相关基因及 450 种以上致病性基因突变。2/3 的 HCM 患者可以发现这些基因的任何一个致病性突变。其中编码 β 肌球蛋白重链的 MYH7 突变和编码肌球蛋白结合蛋白 C 的 MFBPC3 突变最为常见。该病约有 55% 的患者呈家族聚集性，称为家族性肥厚型心肌病。

基因突变一般引起合成肌原纤维节蛋白内单个氨基酸的改变，但约一半的 MFBPC3 突变是截短式突变，这种突变和一些 MFBPC3 歧义突变一起，可以造成半倍剂量不足，即野生型等位基因的产物不能补偿等位基因突变造成的产物减少。心肌病的体外研究及小鼠模型已经显示，肌丝突变造成收缩性的增加是通过改变肌球蛋白动力学，增加细肌丝钙敏感性，改变 cMYBP-C 介导的调节而形成的，这些紊乱触发心脏肥厚的信号通路，促成 HCM 舒张功能障碍。心肌细胞舒张期间肌浆内钙浓度增加，可能加速信号的发出、钙电流的改变，导致心律不齐。

至少有两个机制可以解释肌节的突变如何改变钙的平衡。首先，肌节的突变影响细肌丝调节蛋白，如原肌球蛋白、肌钙蛋白 T 及肌钙蛋白 I，以及通过增加肌钙蛋白 C 对钙的亲和性来增加钙的敏感性；肌钙蛋白是肌浆中首要的动态钙缓冲剂，亲和性的增加将提高舒张期钙的水平。其次，肌节的突变增加肌球蛋白 ATP 酶能量需求，因为横桥闭链产生的心肌收缩力消耗约 70% 心肌细胞的 ATP，收缩无效将危害心肌细胞的能量学。能量不足会减少其他 ATP 消耗过程，如离子泵（特别是肌浆内网状结构 Ca^{2+}-ATP 酶）的活动，从而减少舒张期钙的摄取。有证据显示，离体肌原纤维、能量学损伤小鼠模型、包括在心肌肥厚发生之前的突变携带者，都存在张力依赖性 ATP 消耗的增加。限制心肌能量产生的其他疾病，包括线粒体转移 RNA 突变，与 HCM 一样可以引起心肌肥厚。

（三）左心室心肌致密化不全

左心室致密化不全有两个可能的遗传途径：男性以 X 染色体遗传方式进行，突变位于 TAZ 基因，该基因编码为 tafazzin，如前面线粒体遗传（Barth 综合征）所描述。另一种遗传方式是肌营养不良相关蛋白基因突变，该基因编码 α- 变异短杆菌素，位于 18q12 染色体，已经分析出其结构特征及一氧化碳信号肽功能，缺失导致基因小鼠心肌病，是左心室功能障碍的原因之一。

（四）致心律失常性右心室发育不良

ARVC 的主要特征是纤维脂肪替代正常心肌，主要以右心室为主，也累及左心室，病变特点导致易发生右心室心律失常。ARVC 是家族性的，典型为常染色体显性遗传，占大约一半病例。在 ARVC 和两个相关的常染色体隐性遗传疾病 Naxos 病（ARVC 伴有羊毛状发和掌跖角化病）和 Carvajal 综合征（有相似的皮肤表型，但以左心室受累为主），已经发现编码桥粒蛋白的 5 个基因突变（桥粒斑蛋白、桥粒斑珠蛋白、亲斑蛋白 2、桥粒芯糖蛋白 2 和桥粒胶蛋白 2）。主要的致病突变是插入、缺失或无意义突变导致编码蛋白的截短。其他两个非桥粒基因也与 ARVC 相关，一个是转化生长因子 β3（TGF-β3），另一个是跨膜蛋白 43（TMEM43）。进一步描绘位点有待于发现 ARVC 额外的疾病基因。

桥粒的作用是调节细胞间的黏合并将膜蛋白固定于心肌细胞胞质区的中间结蛋白丝，因而桥粒的突变可能危害闰盘细胞与细胞之间的黏合力，细胞表面破坏可能导致细胞分离和死亡。实验数据提示，桥粒突变也造成了间隙连接的重构，这可以解释心电图改变和室性心律失常为什么会在心肌细胞丢失和右心室功能障碍之前就已出现。

但是这个机械性缺陷不能解释右心室为主的炎症和纤维脂肪改变。桥粒蛋白也修正Wnt/β连环蛋白信号传导，这对心肌生成至关重要。桥粒突变造成斑珠蛋白分离能力减弱，斑珠蛋白核转运增加，抑制心脏祖细胞Wnt信号发出。斑珠蛋白的重新分布是ARVC的核心特征，可以作为死后尸检组织及心内膜心肌活检标本的诊断验证。ARVC以右心室受累为主可能依赖右心室的胚胎原、第二心区的心脏祖细胞性质。这些原始的右心室前体细胞易于分化成脂肪细胞（因为T细胞因子/淋巴增强子转录介导的减少），表现出其更易受到Wnt信号减少的影响。脂肪形成转录因子，如过氧化物酶增殖因子活化的7感受器（驱动表达）也可能调节细胞内脂质干扰，促成纤维脂肪变。因此，虽然末期ARVC治疗主要包括心力衰竭传统治疗，但是遗传方面的认识预示Wnt/β连环蛋白心肌信号发出的恢复和脂代谢途径的修饰（如被增殖激活受体修饰基因）可能是更加定向的、疾病改善性疗法。

二、临床表现

遗传性心肌病患者有一系列临床表现，从患者家属筛查发现无症状患者，到恶性室性心律失常造成的突发心脏猝死、心力衰竭等。家族成员中相同的结构蛋白突变为何临床表现广泛而多样，尚有待阐明。典型的临床表现为心力衰竭症状，如气促、端坐呼吸、阵发性夜间呼吸困难、水肿，以及心绞痛、晕厥、疲劳、乏力等心排血量降低表现和心脏传导异常。症状依赖于心室功能障碍、瓣膜受累、心律不齐的程度。临床表现、过程及预后依照突变的基因和造成该疾病的突变而有不同。

HCM患者需要特别注意，因为即使是平时健康的年轻人，猝死也可能是其最初的临床表现，猝死的风险与基因突变类型和左心室流出道梗阻、肥厚的程度密切相关。对运动员的猝死发病率相关因素的研究显示，不同患者的发病地区不同，这可能是不同的基因表型影响猝死可能性的相对频率不同的结果。心房颤动被认为是疾病进展的病征之一，因其容易引起卒中及心力衰竭恶化而增加治疗的难度。HCM患者可能发展到心室扩张期，其症状与任何原因造成的DCM患者无法区分。

遗传性DCM患者症状出现的年龄为18～50岁，男性比女性更常见，黑色人种比白色人种更常见。不进行心脏移植，大约50%的患者于诊断5年内死亡。与获得性心肌病类似，患者死于进展性心力衰竭或室性快速性心律失常造成的猝死。DCM可能与遗传系统疾病，如糖原贮积症、黏多糖贮积症、神经肌肉性疾病和脂肪酸疾病相关。伴有任何一种这些疾病的患者，其与系统疾病相关的症状往往叠加在心肌病的临床表现之上。DCM患者往往表现出传导系统疾病，这些患者的死亡年龄通常在20～30岁。心肌病的病程与电生理异常可能不相称，一般开始可能存在轻度心脏传导异常，几年后发展到完全性心脏传导阻滞。

左心室心肌致密化不全患者左心室内膜下形成较深的小梁，患者可能发生心肌肥厚或心室扩张，也可能发生室间隔缺损、肺动脉瓣狭窄、左心室发育不全。

典型的 ARVC 患者右心室心肌进行性地被纤维脂肪组织替代，表现为明显的右心室起源的心律失常，表现从期前收缩、持续性心室颤动到猝死。

三、诊断和鉴别诊断

对具有明确家族史的心肌病患者诊断不难，基因评价应在症状出现后尽快进行。诊断初始应包括相应明确的病史、适当的体格检查、心电图及随后的超声心动图及左右心导管检查。当怀疑感染性或病毒性心肌病时，应进行心肌活检。即使是具有明确家族遗传史，也应该在排除继发性因素，如冠状动脉疾病或高血压的基础上，诊断遗传性心肌病。所有 DCM 患者都应该进行完整的神经肌肉方面的评价，以排除伴发的肌病。同样，任何类型的肌营养不良患者都应该进行心脏方面的评价来评定是否存在伴发的心肌病。

四、治疗

目前不存在家族性心肌病的特异性疗法，基本上是针对心力衰竭治疗。治疗的主要目的是阻止或逆转进行性心功能恶化和预防心脏性猝死。β 受体阻滞剂及血管紧张素转换酶抑制剂作为治疗遗传性 DCM 的基础，应该以最大耐受量用药，对血管紧张素转换酶抑制剂不能耐受的患者可以从血管紧张素受体阻断剂治疗中受益。一般来说，强心剂和利尿剂治疗 HCM 的注意事项同样适用于任何收缩功能保持而舒张功能有障碍的家族性心肌病，虽然正性肌力药物对急性失代偿心肌病患者非常有效，但是对 HCM 患者及正常收缩功能或运动功能亢进的患者是禁忌的。同样，利尿剂治疗 HCM 应该慎重，因为 HCM 患者是前负荷依赖性，相对血容量不足可能进一步损害舒张功能。对于中度到重度心力衰竭患者，醛固酮拮抗药可以降低发病率和死亡率。对于严重传导异常患者，特别是左束支传导阻滞，双心室起搏（也叫再同步治疗）可能有利于缓解症状。

植入性心脏除颤器（ICD）是抗心律失常的主要治疗方法。尽管人们研究了多种抗心律失常药物在心肌病患者中的应用，但是几乎没有研究数据表明这些药物能使患者获益。所有这些药物中，只有胺碘酮显示可以有限减少扩张型心肌病的心脏猝死，双心室起搏治疗可以明显降低任何病因造成的左心室射血分数低于 35% 患者的死亡率。诊断性电生理检查因其极低的预测值，对确定是否应该应用双心室起搏，特别是 DCM 患者，帮助较少。应该鼓励患者调整生活方式，如有计划的体育运动有益于健康及提高血管内皮功能。外科处置（心脏移植）可以提高生活质量及减少死亡率。高风险的外科手术，如二尖瓣修复术或置换术，尽管术后早期常常有并发症，但仍是可以考虑的处置方式。部分心室切除术、动脉瘤切除术、背阔肌心肌成形术及其他外科手术结果显示混合的或负性结果，这些手术不作为一般推荐。

最后，患者可能转变成难治性心力衰竭，此时需要有创手段，包括左心室辅助装置（作为恢复 / 移植过度桥梁）及最终的心脏移植，尤其对于遗传性 DCM。强烈鼓励定期筛查家族成员，DCM 患者的一级亲属，甚至在最初筛选时没有任何明显异常发现的，都应该在 3 ～ 5 年进行定期筛查。每个新发患者的病史应该包括详细的心脏家族史，至少包括 1 级亲属和 2 级亲属，所有亲属都应进行体格检查、心电图、超声心动图检查。特别应该注意那些有异常但没有达到心肌病诊断标准的亲属（如束支传导阻滞或左心室增大而左心室收缩功能正常）。这些有异常发现的亲属具有较高的发展成心肌病的风险。单独的左心室增大表现可能是关键的提示或处于疾病早期，一旦发现亲属有左心室增大，依据扩张程度，应每 1 ～ 3 年进行进一步筛查。由于表型表达的程度及结果的严重程度不同，建议家族成员向专科医师进行基因咨询。

已有一些关于改善心脏能量学的治疗研究，一项哌克昔林治疗非梗阻性肥厚型心肌病和活动受限综合征患者的随机对照临床试验中，在肥厚型心肌病微血管病变造成氧受限的背景下，部分抑制脂肪酸氧化能改善心脏 ATP 水平和舒张功能、减少缺血症状、增加运动能力。由非心肌细胞（如成纤维细胞）介导激活的转化生长因子 β 信号肽造成的进展性间质性心肌纤维化，是肥厚型心肌病的一个特征。在小鼠心肌病模型中预先使用血管紧张素 II 受体阻滞剂（AT1 型）可以阻止心肌纤维化。

尽管有关心力衰竭的发病机制方面的知识有显著进展，但是没有药物能"治愈"心肌病相关的病理改变。当药物治疗使症状明显减轻及接近正常的心室收缩功能时，在任何情况下都不能终止治疗。已有研究显示，中断治疗可能导致左心室功能恶化，甚至劣于治疗前的情况。

五、展望

尽管有一些新药治疗的观察性研究，如抗心肌抗体免疫吸附疗法、抗细胞因子治疗、内皮阻滞治疗法等，但没有确切的治疗心肌病心力衰竭的有效证据。一些基于分子治疗的新方法尚处于不同阶段的研究之中。

第七章　心脏瓣膜病

第一节　心脏瓣膜病概述

一、心脏瓣膜病的相关概念

(一)心脏瓣膜病

心脏瓣膜病是由各种原因，包括炎症、黏液样变性、纤维化、缺血坏死、钙质沉着或先天发育畸形引起的心脏瓣膜(瓣叶、瓣环、腱索及乳头肌)自身解剖结构或功能异常，导致单个瓣膜或多个瓣膜急性或慢性狭窄和(或)关闭不全，出现血流动力学显著变化的临床综合征。心脏瓣膜病主要包括二尖瓣、主动脉瓣、三尖瓣和肺动脉瓣狭窄和(或)关闭不全，以二尖瓣和主动脉瓣病变最为多见。心脏瓣膜功能性狭窄和相对性关闭不全不属于心脏瓣膜病的范畴。

(二)复合瓣膜病

复合瓣膜病是指单个瓣膜同时存在器质性狭窄和关闭不全，以二尖瓣狭窄伴有二尖瓣关闭不全最为常见，主动脉瓣狭窄伴关闭不全也较多见，少见其他瓣膜的复合病变。

(三)联合瓣膜病

联合瓣膜病是指不少于2个瓣膜病变同时存在。临床上并非少见，血流动力学变化更为显著，心脏病理变化也更为明显，预后不良，常需要联合瓣膜置换术。临床上以二尖瓣、主动脉瓣联合瓣膜病变多见，二尖瓣、三尖瓣的联合瓣膜病变并不少见，主要由风湿活动和结缔组织疾病引起。

二、心脏瓣膜病处理的一般原则

(一)超声心动图检查的强适应证

(1)舒张期心脏杂音、连续性心脏杂音、全收缩期心脏杂音、收缩晚期心脏杂音、与喷射性喀喇音有关的心脏杂音，或心脏杂音放射到颈部或背部的无症状患者。

(2)有心力衰竭、心肌缺血和(或)梗死、晕厥或近乎晕厥、血栓栓塞、感染性心内膜炎的症状或体征或器质性心脏病临床表现的心脏杂音患者。

(3)收缩中期心脏杂音，杂音分级大于等于3级的无症状患者。

（二）心内膜炎预防治疗的强适应证

（1）人工心脏瓣膜患者和有感染性心内膜炎病史的患者。

（2）复杂性发绀型先天性心脏病患者，即单心室、大动脉转位和法洛四联症。

（3）外科手术建立体肺循环分流的患者。

（4）先天性心脏瓣膜畸形，尤其是主动脉瓣、二尖瓣畸形患者，以及后天瓣膜功能不全的患者，如风湿性心脏病。

（5）实施过瓣膜修复术的患者。

（6）肥厚型心肌病有隐匿性或静息性梗阻的患者。

（7）二尖瓣脱垂患者听诊有瓣膜反流和（或）超声心动图检查显示瓣叶增厚。

（三）风湿热二级预防的强适应证

风湿热伴或不伴风湿性心肌炎的患者（包括二尖瓣狭窄患者），应当接受预防治疗，以预防风湿热复发。

第二节　二尖瓣狭窄

一、二尖瓣狭窄的病因与病理变化

（一）病因

二尖瓣狭窄绝大多数由风湿性心脏病所致，极少数为先天性二尖瓣狭窄、老年性二尖瓣环或环下钙化。女性多见。风湿性心脏病单纯性二尖瓣狭窄约占 25%，二尖瓣狭窄合并二尖瓣关闭不全约占 46%，其他为联合瓣膜病变，如二尖瓣合并主动脉瓣病变、二尖瓣合并三尖瓣病变等。

（二）病理变化

病变首先发生在瓣膜交界区和瓣膜基底部，出现水肿与赘生物形成，逐渐发生瓣膜纤维化和（或）钙质沉积，瓣叶广泛增厚粘连，腱索融合缩短，瓣叶变为僵硬，导致瓣口变形与狭窄，可伴发血栓形成和血栓栓塞。

1.狭窄分型

隔膜型为瓣膜主体无病变或病变较轻，腱索与乳头肌无明显改变，瓣膜活动尚好；漏斗型为瓣叶明显增厚和纤维化，腱索与乳头肌明显粘连和缩短，瓣膜变硬呈漏斗状，活动显著受限，常合并关闭不全。

2. 狭窄程度分度

正常二尖瓣的瓣口面积为 $4 \sim 6\ cm^2$。瓣口面积在 $1.5 \sim 2.0\ cm^2$ 为轻度狭窄；瓣口面积在 $1.0 \sim 1.5\ cm^2$ 为中度狭窄；瓣口面积小于 $1.0\ cm^2$ 为重度狭窄。

3. 病理生理

左心房流入左心室血流受限 — 左心房压升高＋房室压力阶差增大 — 肺静脉和毛细血管压升高 — 肺静脉扩张＋肺淤血 — 长期肺循环血容量超负荷 — 肺动脉压升高 — 致肺小动脉痉挛及硬化 — 右心室超负荷致右心室肥厚 — 进一步发展右心室扩张 — 右心衰竭 — 肺淤血相对缓解。

4. 左心室功能

单纯二尖瓣狭窄时，左心室舒张末压和容积正常；多数患者运动时 LVEF 升高，收缩末容积降低；约有 1/4 狭窄严重者出现左心室功能障碍。

5. 左心室排血量变化

多数患者静息心排血量在正常范围，运动时心排血量的增加低于正常，少数狭窄严重者静息心排血量也降低，运动时心排血量不增反降，主要为左、右心室功能受损所致。

6. 房性心律失常

左心房压升高与左心房扩大，常合并房性心律失常尤其是心房颤动，进一步加重肺淤血。

二、二尖瓣狭窄的临床表现与相关检查

(一) 症状

1. 呼吸困难

长期无症状（大于 10 年），最早出现劳力性呼吸困难，逐渐发展为夜间阵发性呼吸困难（端坐呼吸），甚至引起急性肺水肿。

2. 咳嗽与咯血

咳嗽多为干咳，劳力性或夜间睡眠时发生，可伴有血丝痰或少量血痰，与肺淤血、毛细血管破裂有关。大量咯血由左心房压急剧升高引起支气管静脉破裂所致。

3. 胸痛

胸痛见于 15% 的患者，可能由右心室张力增高及心排血量降低引起右心室缺血所致。

4. 压迫症状

左心房扩大压迫左喉返神经或食管致声音嘶哑或吞咽困难。

5. 右心衰竭症状

二尖瓣狭窄患者病情发展的严重阶段。

（二）体征

1. 二尖瓣面容

两颧呈紫红色，口唇轻度发绀，见于二尖瓣严重狭窄的患者。

2. 心浊音界扩大

胸骨左缘第3肋间就可向左扩大，与肺动脉扩张和右心室扩大有关。

3. 二尖瓣狭窄杂音

心尖区闻及舒张中晚期低调、递增型的隆隆样杂音，左侧卧位明显，可伴有舒张期震颤。合并心房颤动时，杂音也随心率发生变化，即增快时减轻或消失，减慢时又出现或明显增强。

4. 心音异常

心尖区第一心音（S1）亢进，呈拍击样，肺动脉瓣区第二心音（S2）亢进和分裂。

5. 二尖瓣开瓣音

紧随S2后，短促而高调，胸骨左缘第3～4肋间或心尖内侧闻及，呼气时明显，表明瓣膜弹性和活动尚好，是隔膜型瓣膜前瓣叶开放震颤所致。

6. 格雷厄姆·斯蒂尔杂音

胸骨左缘第2～4肋间闻及舒张早中期的高调、吹风样、递减型杂音，沿胸骨左缘向三尖瓣传导，吸气时明显。

7. 肺动脉瓣区杂音

可闻及呼气时明显、吸气时减弱的收缩早期喀喇音。

8. 三尖瓣区杂音

严重肺动脉高压引起右心室扩大致相对性三尖瓣关闭不全的杂音，特点为收缩期吹风样杂音，吸气时明显。

9. 颈静脉搏动

右心室扩大致三尖瓣关闭不全时出现。

（三）心电图检查

特征性改变为P波增宽且呈双峰形，为左心房扩大所致。肺动脉高压合并右心扩大时电轴右偏。可出现各种房性心律失常，而心房颤动属于晚期表现。

（四）X线检查

早期左心缘变直，肺动脉主干突出，肺静脉增宽，右前斜位钡剂透视可见扩张的左心房压迫食管。病变加重时，左心房和右心室明显扩大，后前位片示心影右缘呈双重影，肺门阴影加深，主动脉弓较小。当左心房压大于等于20 mmHg时，中下肺可见克利B线。长期肺淤血后，含铁血黄素沉着，双下肺野出现散在的点状阴影。二尖瓣常有钙化。

（五）超声心动图检查

超声心动图检查为明确诊断和评估是否行介入治疗和外科手术提供直接依据。M 型超声显示舒张期充盈速率下降，正常双峰消失，E 峰后曲线下降缓慢，二尖瓣前、后叶舒张期呈同向运动（城垛样改变）。二维超声显示二尖瓣前、后叶反射增强、变厚、活动幅度减小，舒张期前叶体部向前膨出呈球状，瓣尖处前后叶距离明显缩短，开口面积减小。左心房扩大，右心室肥大，右心室流出道变宽。多普勒超声显示瓣膜血流状态包括有无反流，测定瓣口面积、跨瓣压力阶差、肺动脉压等。经食管超声心动图可以更客观地显示二尖瓣狭窄的临床数据，并测定左心房有无血栓形成。运动负荷超声心动图可以更准确地评价平均压力阶差和肺动脉压等。

（六）心导管检查

心导管检查是非常规性检查项目，仅适用于无创检查结果未得出结论或无创检查结果与临床表现不相符合时，以进一步评估血流动力学异常和二尖瓣狭窄的严重程度。

三、二尖瓣狭窄的临床评估

对二尖瓣狭窄患者要进行细致的临床评估。评估要点如下。

（1）诊断为二尖瓣狭窄的患者，评估其血流动力学异常的严重程度（压力阶差、二尖瓣面积和肺动脉压力），评估伴发的瓣膜损害和瓣膜形态，以决定是否适合经皮二尖瓣球囊成形术。

（2）已知二尖瓣狭窄，有症状和体征患者的再评估。

（3）当静息多普勒超声数据与临床症状和体征不一致时，应进行运动负荷超声心动图检查，评估平均压力阶差和肺动脉压力。

（4）当经胸超声心动图检查不能为二尖瓣狭窄患者提供充分的临床数据时，应做经食管超声心动图检查，评估二尖瓣的形态和血流动力学情况。

（5）无创检查结果，未得出结论或无创检查结果与临床表现不相符时，应当实施心导管检查，进一步评估血流动力学，以及二尖瓣狭窄的严重程度，包括左心室造影评估二尖瓣的反流程度。

四、二尖瓣狭窄的诊断与鉴别诊断

发现心尖区典型的舒张期杂音合并左心房扩大，即可诊断二尖瓣狭窄。超声心动图检查具有明确诊断和鉴别诊断的重要价值。主要与出现心尖区舒张期杂音的下列疾病相鉴别。

（一）二尖瓣功能性狭窄

左向右大量分流的先天性心脏病，如室间隔缺损、动脉导管未闭等，可引起二尖瓣相对狭窄；当主动脉瓣关闭不全时，反流血液冲击二尖瓣可引起舒张期杂音。功能性杂音比较短促，性质柔和，无开瓣音，吸入亚硝酸异戊酯后减轻，应用升压药后增强。

（二）急性风湿性心肌炎

杂音系心室扩大引起二尖瓣相对狭窄所致（凯里－库姆斯杂音）。此杂音出现在舒张早期，杂音柔和，音调相对固定，在风湿活动控制后可消失。

（三）左心房黏液瘤

由瘤体阻塞二尖瓣瓣口所致。杂音呈间歇性，随体位变化，有瘤体扑落音而无开瓣音，可反复发生体循环栓塞现象。超声心动图显示二尖瓣后有云雾状回声，左心房造影显示左心房内充盈缺损。

（四）三尖瓣狭窄

出现舒张期隆隆样杂音，但杂音位于胸骨左下缘，低调，吸气时增强，呼气时减弱，窦性节律时颈静脉 a 波增大。二尖瓣狭窄杂音位于心尖区，高调而粗糙，吸气时无变化或减弱。

五、二尖瓣狭窄的并发症

（一）心律失常

房性期前收缩最早出现，房性心动过速、心房扑动和阵发性心房颤动均可见到，直至出现永久性心房颤动。心房颤动降低心排血量，诱发和加重心力衰竭，引起室性心律失常。

（二）心力衰竭

心力衰竭发生率高，是二尖瓣狭窄患者的主要死亡原因。常因呼吸道感染、劳累、剧烈运动、情绪激动、心动过速、妊娠与分娩等原因而诱发急性心力衰竭，甚至发生急性肺水肿。急性左心衰竭是重度二尖瓣狭窄的严重并发症。

（三）动脉栓塞

动脉栓塞多数继发于心房颤动，主要为左心耳血栓，少数由炎症引起的瓣膜血栓和赘生物脱落所致。以脑栓塞为多见，少数为四肢、肠系膜、肾和脾等动脉栓塞。右心房栓子可引起肺栓塞或肺梗死，临床上相对少见。

（四）肺部感染

因肺静脉压升高及肺淤血，容易并发肺部感染，并加重或诱发心力衰竭。

（五）肺动脉高压

二尖瓣狭窄常引起肺静脉压的增高，病情继续进展可引发肺动脉高压。

（六）感染性心内膜炎

二尖瓣狭窄合并急性、亚急性感染性心内膜炎的情况较少见。

六、二尖瓣狭窄的治疗

（一）一般治疗

二尖瓣轻度狭窄患者应避免过度劳累和剧烈运动，中度狭窄患者应限制体力活动，重度狭窄患者应严格限制体力活动，延缓心功能的下降，并防止发生急剧恶化。有症状的慢性心力衰竭患者应限制钠盐摄入，水钠潴留明显的患者要严格限制水分的摄入。

（二）风湿活动

对有风湿活动者积极预防链球菌感染、治疗风湿活动及预防感染性心内膜炎。非固醇类抗炎药可改善风湿活动的症状，但不能降低心脏瓣膜病的发生率。糖皮质激素能够明显改善风湿症状，也能减轻瓣膜的损害，但不良反应大，必须使用时也应短期使用。

（三）并发症治疗

（1）房性期前收缩如无频发、无明显症状，一般不予处理。出现房性心动过速、心房扑动和阵发性心房颤动时，主要是控制心室率。对于持续性心房颤动，应当考虑药物或电复律，但因二尖瓣病变未去除，故复发率较高。难以转复时应当有效控制心室率，同时长期接受抗凝治疗。

（2）慢性心力衰竭有症状时，使用利尿剂。右心衰竭症状明显或伴有心房颤动时，使用洋地黄类药物治疗。发生急性心力衰竭时，应注重消除或缓解可逆性诱发因素，如感染、心动过速等。心房颤动伴快心室率常为诱发急性心力衰竭的重要原因，如果心室率得不到有效控制，病情将会持续加重。

（3）并发肺部感染和感染性心内膜炎时，要积极进行抗感染治疗。

（四）抗凝治疗

抗凝治疗适用于二尖瓣狭窄合并心房颤动（阵发性、持续性或永久性），既往有过血栓栓塞事件，二尖瓣狭窄伴有左心房血栓形成的患者。

（五）介入治疗与外科手术

1.经皮球囊成形术

优点为不开胸、创伤小、不损害瓣下结构、康复快，但术后仍可发生瓣膜再狭窄，尤其是风湿活动未得到控制时。此术式适用于以二尖瓣狭窄为主、瓣膜活动良好，二尖瓣开口面积为 $0.5 \sim 1.5~cm^2$，窦性心律或有心房颤动而无左心房血栓，左心室内径正常者。球囊扩张后二尖瓣瓣口面积大于 $2.0~cm^2$，能明显降低二尖瓣跨瓣压和左心房压，提高心脏指数和降低肺动脉压，有效改善临床症状。下列情况优先选择：有症状、NYHA 心功能大于等于Ⅲ级、瓣口面积小于 1.5 cm^2，且瓣膜形态适合经皮球囊成形术，同时无左心房血栓和中重度二尖瓣反流者；无症状、瓣口面积小于 1.5 cm^2，且形态适合经皮球囊成形术，无显著肺动脉高压（静息时大于 50 mmHg，或运动时大于 60 mmHg），同时无左心房血栓和中重度二尖瓣反流者。

2. 二尖瓣分离术

闭式二尖瓣分离术多采用经左心室进入使用扩张器的方法，对隔膜型疗效较好。适用于年龄不超过 55 岁，NYHA 心功能为Ⅱ～Ⅲ级，6 个月内无风湿活动或感染性心内膜炎，无心房内血栓，无中重度二尖瓣关闭不全或主动脉瓣病变，左心室舒张末内径正常者。直视二尖瓣分离术适用于心房内疑有血栓形成、瓣膜钙化或腱索明显融合缩短，伴中重度二尖瓣关闭不全的患者。瓣膜分离、瓣膜修复、瓣膜钙质清除与粘连腱索分离一并实施，瓣口面积增大较闭式分离术显著，并可适度纠正二尖瓣关闭不全。

3. 人工瓣膜置换术

此术式适用于二尖瓣狭窄合并中重度关闭不全，或有瓣膜严重钙化、纤维化及瓣下融合，既往实施过瓣膜分离术，NYHA 心功能Ⅱ级，瓣口面积小于 1.5 cm^2 者，包括机械瓣和生物瓣置换。生物瓣有猪主动脉瓣、牛主动脉瓣和同种硬脑膜瓣，无须长期抗凝治疗，血栓栓塞率低，但常因退行性变、钙化、机械损伤或感染而需重新换瓣。生物瓣膜经 3～5 年后可发生退行性变，10 年后约 50% 的患者需要再次置换。机械瓣包括球瓣、浮动碟瓣和倾斜碟瓣，经久耐用，避免了退行性变、钙化和感染。但因血流为偏心性，阻力较大，跨瓣压差高，尤其是血栓栓塞发生率高，需要终身抗凝治疗。采用何种瓣膜要综合分析，权衡利弊后决定，年轻或出血风险低者宜选用机械瓣，有出血倾向或抗凝禁忌者宜采用生物瓣。

第三节　二尖瓣关闭不全

一、二尖瓣关闭不全的病因与病理变化

（一）病因

二尖瓣关闭不全由二尖瓣瓣叶、瓣环、腱索和（或）乳头肌结构异常或功能失调所致。按病因可将其分为器质性和功能性。器质性由二尖瓣及其辅助结构的病变直接引起，如二尖瓣黏液变性、缺血性、风湿性和感染性；功能性由缺血和非缺血疾病引起左心室

扩大所致，属于继发性。有研究显示，在 NYHA 心功能Ⅲ～Ⅳ级的患者中，中度以上的二尖瓣关闭不全检出率高达 75%。根据病程又将其分为急性二尖瓣关闭不全和慢性二尖瓣关闭不全。急性二尖瓣关闭不全患者多因腱索断裂、瓣膜急性损坏或破裂、乳头肌坏死或断裂，以及人工瓣膜术后裂开等原因引起。见于感染性心内膜炎、AMI、胸外伤及自发性腱索断裂等。慢性二尖瓣关闭不全见于如下疾病。

1. 风湿活动

由风湿热和风湿活动导致瓣膜炎症和纤维化，使瓣叶变硬、缩短、变形、粘连及腱索融合、缩短，半数患者合并二尖瓣狭窄。

2. 冠心病

心肌缺血、心肌梗死累及乳头肌及邻近的室壁心肌，引起乳头肌缺血、坏死与纤维化，以及功能障碍。

3. 先天性畸形

先天性畸形见于二尖瓣缺损（心内膜垫缺损或纠正型心脏转位多见）、心内膜弹性纤维增生症和降落伞形二尖瓣变形等。

4. 二尖瓣钙化

二尖瓣钙化常为特发性退行性变，以老年女性多见，高血压、糖尿病、马方综合征、慢性肾衰竭和继发性甲状腺功能亢进症患者也易引起。

5. 左心室扩大

瓣环扩大和乳头肌侧移导致瓣叶相对关闭不全。

6. 二尖瓣脱垂综合征

原发或多种继发原因导致的二尖瓣收缩期向左心房突出，引起二尖瓣关闭不全。

7. 其他少见原因

结缔组织疾病（系统性红斑狼疮、类风湿关节炎、马方综合征等）、肥厚型梗阻性心肌病、强直性脊柱炎等。

（二）病理变化

二尖瓣关闭不全 — 左心室血流流入左心房 — 左心房与左心室容量负荷加重 — 左心房与左心室内径扩大 — 左心室功能代偿与失代偿 — 左心房压升高＋左心房扩大 — 肺毛细血管压和肺静脉压升高 — 肺动脉压升高 — 右心室功能不全。急性二尖瓣关闭不全者，左心房压和肺静脉压急剧升高导致急性肺水肿，而左心房、左心室扩大不明显。慢性二尖瓣关闭不全者，在心功能代偿期左心房和左心室逐渐扩大，心排血量增多；失代偿期左心房和左心室逐渐扩大，心排血量逐渐降低，左心衰竭加重。病情晚期，因发生与左心相关的肺动脉高压而导致右心衰竭。

二、二尖瓣关闭不全的临床表现与相关检查

（一）症状

急性二尖瓣关闭不全可能很快发展为急性左心衰竭或急性肺水肿。慢性二尖瓣关闭不全无症状期漫长（超过 20 年），一旦发生心力衰竭，则心功能持续下降。轻度二尖瓣关闭不全患者无明显症状或仅有轻度不适感；严重二尖瓣关闭不全患者临床症状顺序出现，表现为易疲乏，运动耐量下降，劳力性呼吸困难、夜间阵发性呼吸困难或端坐呼吸，并最终由左心衰竭发展为右心衰竭，出现体静脉淤血的症状和体征。

（二）体征

1. 心脏扩大

由左心扩大逐渐发展为全心扩大，单纯左心肥大时，心尖区常见抬举样搏动。

2. 收缩期杂音

心前区可闻及 3 级以上全收缩期吹风样杂音，吸气时减弱，反流量小者音调高，瓣膜增厚时音粗糙，向左腋下或左肩胛下（前叶损害为主）或心底部（后叶损害为主）传导。

3. 心音变化

肺动脉瓣第二音（P2）亢进提示肺动脉高压，心尖区 S1 减弱或被掩盖，并常有 S2 分裂，严重二尖瓣关闭不全时出现 S3。

4. 舒张期杂音

舒张期过多血流通过二尖瓣引起功能性狭窄，出现低调、短促的舒张期杂音。

5. 脉搏与血压

脉搏细弱，血压正常。

6. 晚期表现

出现显著肺动脉高压和右心衰竭的表现。

（三）心电图检查

轻者无异常。左心房增大时 P 波增宽呈双峰形，常合并左心室肥大心电图表现及 ST-T 改变。心电图检查显示右心室肥大时提示肺动脉高压，多伴有房性心律失常，尤其是心房颤动。

（四）X 线检查

轻者无明显异常，重者左心房、左心室、右心室扩大顺序出现。因左心房扩大可压迫食管而引起吞咽困难，瓣叶和瓣环钙化时有钙化影。肺野可见肺静脉淤血、肺间质水肿和克利 B 线。

（五）超声心动图检查

M型超声见二尖瓣前叶EF斜率及瓣叶活动幅度增大，左心房扩大及收缩期过度扩张，左心室扩大及室间隔活动过度；二维超声检查显示二尖瓣前叶反射增强、变厚，瓣口关闭不良，腱索断裂时二尖瓣呈连枷样改变；多普勒超声显示，收缩期二尖瓣反流。超声心动图检查适用于如下情况。

（1）疑有二尖瓣反流的患者，应确定反流及反流程度。

（2）确诊二尖瓣反流的患者，应每6～12个月检查一次超声心动图，监测反流程度、房室内径、左心室功能及肺动脉压的变化等，以观察病情和指导治疗。

（3）二尖瓣置换术或修复术后，主要监测瓣膜与血流情况，测定房室内径，评估左心室功能与肺动脉压变化，以评估术后疗效。

（六）心导管检查

（1）无创检查不能确定二尖瓣反流的严重程度与左心室具体的功能指标，或评估是否需要外科手术时。

（2）无创检查显示肺动脉高压与严重二尖瓣反流程度明显不成比例时。

（3）对于判定二尖瓣反流程度，临床表现与无创检查结果不相符时。

（4）高度怀疑冠心病或冠心病高危患者，应当在二尖瓣置换术或修复术前确定冠状动脉病变或严重程度。根据不同情况可选择左心室造影、右心导管检查和冠状动脉造影。

三、二尖瓣关闭不全的诊断与鉴别诊断

心尖区典型杂音和左心房或左心室扩大提示二尖瓣关闭不全，超声心动图检查具有确诊价值，主要与以下疾病引起的心尖区收缩期杂音鉴别。

（一）相对性二尖瓣关闭不全

相对性二尖瓣关闭不全见于高血压心脏病、各种原因的主动脉瓣关闭不全、心肌炎、扩张型心肌病、贫血性心脏病、甲状腺功能亢进症等。临床表现及影像学检查与二尖瓣病变致关闭不全甚为相似，可以通过既往基础疾病、是否合并狭窄及超声心动图异常进行鉴别。

（二）功能性二尖瓣关闭不全

正常儿童和青少年可出现心前区收缩期杂音，强度小于等于3级，短促且柔和，不掩盖S1，无左心扩大。发热、贫血、甲状腺功能亢进症等高动力循环状态，也可出现心尖区收缩期杂音。但杂音一般较轻，病因消除后杂音消失。

（三）室间隔缺损

心尖区闻及全收缩期杂音，以胸骨左缘第3～4肋间最响，伴有收缩期震颤，心尖

冲动呈抬举样。超声心动图显示室间隔中断，左向右分流时，X线显示肺充血表现。

（四）三尖瓣关闭不全

三尖瓣关闭不全可闻全收缩期吹风样杂音，但杂音位于胸骨下缘，比较局限，吸气时增强，呼气时减弱，颈静脉搏动明显，合并肺动脉高压和右心室肥大表现，而左心室扩大不明显。

四、二尖瓣关闭不全的治疗

（一）处理原则

避免过度体力活动和剧烈运动；限制钠盐摄入；针对病因治疗，如防治风湿活动及感染性心内膜炎；应用血管扩张剂降低心脏后负荷，减少反流量；适量应用利尿剂，以减轻心脏前负荷，缓解肺淤血症状；使用洋地黄类药物治疗症状性心力衰竭；合并心房颤动快心室率患者控制心室率和抗凝治疗；药物治疗难以阻止病情发展时，具有适应证者尽早实施外科手术；对于急性左心衰竭及急性肺水肿患者，静脉应用血管扩张剂和利尿剂，必要时采取非药物治疗措施，同时针对病因进行治疗。

（二）外科手术

目前认为，外科手术仍是二尖瓣关闭不全的标准疗法。

1.总适应证

有症状的急性二尖瓣反流患者；慢性严重的二尖瓣反流和NYHA心功能大于等于Ⅱ级，LVEF ≥ 30%，经内科治疗无效；无明显症状的慢性严重二尖瓣反流，轻、中度左心室功能不全，LVEF为30% ～ 60%和（或）收缩末内径大于等于40 mm的患者；NYHA心功能小于等于Ⅱ级，但影像学检查显示心脏进行性扩大，LVEF持续下降者。国外指南推荐，急慢性二尖瓣关闭不全患者，若有相关的临床症状、左心室收缩末期内径大于45 mm，并且LVEF > 30%者，应实施二尖瓣修补术。需要强调的是，需要外科手术的大多数严重二尖瓣关闭不全的患者，二尖瓣修复术的效果优于二尖瓣置换术，建议优先进行二尖瓣修复术。

2.瓣膜修复术适应证

二尖瓣松弛引起脱垂；腱索过长或断裂；风湿性二尖瓣局限性病变，前叶柔软且无皱缩，腱索有纤维化和钙化而无挛缩；感染性心内膜炎合并二尖瓣赘生物或局限性穿孔，前叶无或轻微损害者。对于无症状左心室功能正常者，每6 ～ 12个月检查1次超声心动图。对于出现左心室功能不全（LVEF ≤ 60%或左心室收缩末径大于等于45 mm）、心房颤动或肺动脉高压的患者，应考虑二尖瓣修复术。对于无症状的重度二尖瓣狭窄患者，如年龄不超过70岁，左心室功能进行性下降，瓣膜适合修复，应考虑手术治疗；如年龄超过70岁，因手术病死率明显升高，一般有症状时才予以修复术。中重度二尖瓣反流合并中重度症状（NYHA 为Ⅱ～Ⅳ级），且 LVEF ≥ 30%，应实施修复术。

3. 人工瓣膜置换术适应证

无法修复或不愿行修复术的患者，可实施瓣膜置换术。

（三）介入治疗

无论是瓣膜修复术还是瓣膜置换术，如果 LVEF < 30%，则手术病死率高，预后不良，均不宜采用外科手术治疗。欧洲一项流行病学调查资料显示，年龄超过 80 岁的二尖瓣关闭不全患者最终接受外科手术的约为 15%，绝大部分患者采用了内科姑息治疗。对于年龄较大、并发症较多、外科手术风险较高的二尖瓣关闭不全患者，经皮二尖瓣修复术不失为外科手术的替代疗法。

1. 基本原理

20 世纪 90 年代初，阿尔菲里（Alfieri）等首先报道了外科"边对边"缝合技术，又称"双孔"技术。该手术是将瓣叶对合处的中部将瓣叶游离缘进行缝合，将一孔型的二尖瓣口改为双孔二尖瓣，能够有效治疗瓣环无明显扩张、反流并局限于前叶和后叶的二尖瓣关闭不全患者。基于此，泰德·费尔德曼（Ted Feldman）等人于 1999 年研发出一种以导管和瓣膜钳夹为基础的经皮二尖瓣修复装置，该装置通过导管将夹钳送至二尖瓣口，利用永久钳夹合二尖瓣最大反流处的游离缘，实现类似于以往外科"边对边"缝合技术的手术效果。此后，经冠状静脉窦、经左心房、经右心房穿刺房间隔等途径安放装置，并开展经皮二尖瓣置换技术的动物研究。

2. 经冠状静脉窦二尖瓣缩环术

利用冠状静脉窦与二尖瓣环邻近且平行的解剖特点，将不同型号的特制缩环装置经颈静脉或股动脉入路置入冠状静脉窦，通过缩环装置的弹性收缩力将扩大的二尖瓣环缩小，进而使二尖瓣口面积减少。目前，该术仅适用于因左心室扩张或乳头肌功能不全而不伴有二尖瓣腱索和瓣叶解剖学变化的功能性二尖瓣关闭不全，同时要求二尖瓣环无明显钙化的患者。虽然操作简单，但是仅有 12% 的成年人的冠状静脉窦与二尖瓣环处在同一平面上，大部分人的冠状静脉窦位于二尖瓣环上方，限制了该项技术的运用。同时，部分患者出现冠状动脉左回旋支受压的情况，但由此而引起的心肌缺血事件极少。临床研究初步显示，该治疗方法是安全的，并且二尖瓣反流减轻，心功能逐步改善。但其确切疗效及安全性尚有待于大规模临床研究的证实。

3. 经皮穿刺左心房侧二尖瓣装置治疗

经皮穿刺左心房侧二尖瓣装置治疗包括二尖瓣环消融成形术和二尖瓣成型环置入术。前者通过特制的装置（代表装置有 Quantumcor 和 Micardia）经股动脉逆行和经胸壁顺行途径送至二尖瓣瓣环处，利用射频能量加热二尖瓣瓣环并使其损伤，损伤的二尖瓣环在愈合的过程中产生纤维化瘢痕，使瓣环直径变小，从而达到减少反流的目的。后者通过特制的 Millipede 环，经导管将其放置到二尖瓣瓣环的心房侧。Millipede 环由于具有形状记忆功能，其直径在放置后会自动缩小，因此可产生缩小瓣口的作用，在二尖瓣、三尖瓣反流中均可使用；Cardioband 系统的主要原理是在 X 线和超声引导下，经导管在心房侧置入 C 形环而起到缩小自身瓣环的作用。目前正在进行人体试验。

4. 经左心室实施二尖瓣缩环操作

代表装置有 Mitralign，经外周动脉拟行在左心室侧通过穿越导丝释放射频能量，穿过房室环，再交换输送鞘管，将铆钉样装置固定在左心房面，在左心室侧收紧连接铆钉的牵引线，随着牵引线的拉紧使二尖瓣缩小。人体试验初步表明，该装置不仅可以缩小瓣环直径，而且在随访 6 个月时，患者左心室舒张末期容积也可减小。

5. 经皮二尖瓣缝合装置

代表装置有 Mitra Clip 系统，是由铬合金组成的宽约 4 mm 的"V"形钳夹装置，夹子的两臂可以在人为控制下自由开合。经股静脉入路并在 X 线和经食管超声心动图的引导下，将该装置送入右心房，穿刺房间隔后达二尖瓣口而进入左心室，在近二尖瓣中心点处将开放状态的夹子于二尖瓣关闭瞬间钳夹两个瓣叶的游离缘而固定，实现类似于以往外科"边对边"缝合技术的效果。国外临床试验证实，该装置安全有效，能够显著减轻二尖瓣反流，显著改善心功能，左心室舒张末期内径缩小；与外科手相比，术后 30 天的生存率无差异，术后充血性心力衰竭的住院率显著降低。根据目前的临床试验数据，大多数中重度器质性或功能性二尖瓣反流患者，可使用 Mitm Clip 装置经导管二尖瓣修复术。目前临床试验中心的入选标准如下。

（1）中重度二尖瓣关闭不全（NYHA 心功能为Ⅲ～Ⅳ级）。

（2）存在与反流相关的临床症状，或由其引起的并发症如心脏扩大、心房颤动或肺动脉高压。

（3）左心室收缩末内径小于等于 55 mm，LVEF > 25%，可平卧耐受手术。

（4）二尖瓣口开放面积大于 4.0 cm^2，二尖瓣腱索无断裂，前后瓣叶无严重瓣中裂。

（5）若为功能性二尖瓣关闭不全患者，两瓣尖的对合长度大于 2 mm，瓣叶接合处相对于瓣环深度小于 11 mm。

（6）对于二尖瓣脱垂者，连枷间隙小于 10 mm，连枷宽度小于 15 mm。国内率先开展了经导管二尖瓣钳夹术，并获得成功。

6. 经皮二尖瓣置换术

目前，有 CardiAQ 瓣膜支架和 Endovalve-Herrmann 支架。CardiAQ 瓣膜支架为带有锚定装置的镍钛记忆合金制成。在动物实验中应用该装置经股静脉入路穿刺房间隔后成功置换猪的自体二尖瓣，术后该装置位置良好，固定牢固，未影响左心室流出道，也没有瓣周漏的发生。但存在二尖瓣瓣环处难以稳定锚定、缺乏影像标记点而难以准确定位置入等技术问题，并且置入后存在左心室流出道狭窄的潜在风险。

第四节　二尖瓣脱垂综合征

一、二尖瓣脱垂综合征的病因与病理变化

二尖瓣脱垂综合征是各种原因引起二尖瓣瓣叶在收缩期向左心房突出，导致二尖瓣关闭不全的血流动力学改变和（或）临床表现。

（一）病因

二尖瓣脱垂综合征分为原发性和继发性。原发性确切病因未明，多属于先天性结缔组织疾病。1/3 的患者无其他器质性心脏病，少数为胶原组织异常；某些患者合并马方综合征、系统性红斑狼疮、结节性多动脉炎。各年龄段均可发生本病，女性较多见，以 14 ～ 30 岁的女性最多。二尖瓣前叶、后叶均可脱垂，以后叶多见。继发性二尖瓣脱垂多见于风湿或病毒感染后（以前叶多见）、冠心病、心肌病、先天性心脏病、甲状腺功能亢进症。二尖瓣脱垂也见于左心室异常节段性收缩，如心肌缺血、坏死、纤维化等引起。

（二）病理变化

二尖瓣黏液样变性，海绵层增生、增厚伴蛋白多糖沉积，并侵入纤维层。瓣叶心房面局限性增厚，表面有纤维蛋白和血小板聚集；膨出的瓣叶呈半球状，瓣叶变长且面积增大，严重者二尖瓣环扩张；腱索变细、变长并扭曲，继而纤维化与增粗，以瓣叶受累最明显之处显著，可发生腱索断裂。二尖瓣瓣叶、腱索、乳头肌或瓣环病变，松弛的瓣叶在瓣口关闭后进一步向左心房脱出，导致二尖瓣关闭不全。左心室存在节段性收缩时，乳头肌与心室壁收缩不同步，二尖瓣瓣叶在收缩期不能相互靠拢。而且瓣叶向左心房膨出时，乳头肌不能协同收缩并通过腱索牵拉瓣叶，使二尖瓣在收缩晚期发生脱垂。

二、二尖瓣脱垂综合征的临床表现与相关检查

（一）症状

多数患者无明显症状，或出现一过性及反复发作的症状。

1.胸痛

胸痛的发生率为 60% ～ 70%。特点为心前区钝痛、锐痛或刀割样，程度并不严重，持续数分钟到数小时，与劳累或精神因素无关，含服硝酸甘油不缓解。

2. 心悸

心悸的发生率约为 50%，可能与二尖瓣突然反流或心律失常有关。

3. 呼吸困难和疲乏感

约 40% 的患者出现气短、乏力，常为初发症状。部分患者在无心力衰竭的情况下出现运动耐力下降，严重二尖瓣脱垂可有左心功能不全的表现。

4. 脑缺血症状

脑缺血可有头晕、晕厥、偏头痛、一过性脑缺血等症状。

5. 精神症状

患者可伴有焦虑、紧张、激动、恐惧和过度换气等症状。

6. 血栓栓塞

年龄低于 45 岁的患者，脑栓塞发生率可达 40%，也可引起内脏动脉或外周动脉栓塞。

7. 猝死

猝死偶见，主要发生于心力衰竭或严重心律失常的基础上。脱垂严重伴左心室功能失代偿、复杂室性心律失常、长 Q-T 间期综合征、心室晚电位阳性、心房颤（扑）动合并预激综合征、年轻女性有黑矇与晕厥史者，猝死的危险性均较大。

（二）体征

1. 体型异常

体型多数为无力型，可伴直背、脊柱侧凸或前凸、漏斗胸等。

2. 喀喇音

心尖区或其内侧可闻及收缩中晚期非喷射性喀喇音，为腱索或瓣叶机械牵张所致。

3. 心尖区杂音

紧随喀喇音出现收缩期吹风样杂音，常为递增型，少数为全收缩期杂音并掩盖。收缩期杂音出现的早晚，直接反映二尖瓣反流的程度。

4. 影响因素

凡能降低左心室排血阻力、减少静脉回流、增强心肌收缩力而使左心室末容量减少的生理或药物因素均能使收缩期喀喇音和杂音提前，如立位、屏气、心动过速、吸入亚硝酸异戊酯等；反之使杂音延迟，如下蹲、心动过缓、使用 β 受体阻滞剂或升压药等。

（三）心电图检查

心电图检查多数无异常，少数患者出现异常。

1. ST-T 改变

下壁导联（Ⅱ、Ⅲ、aVF）T 波双相或倒置，ST 段改变呈非特异性，于运动后或吸入亚硝酸异戊酯更为明显。可能与左心室张力增加、机械牵张、乳头肌缺血或交感神经兴奋有关。

2. 心律失常

可见房性或室性期前收缩、室上性心动过速或室性心动过速、窦性心动过缓或 AVB 等多种类型的心律失常，以室性心律失常多见，但房性心律失常并不少见。少数患者伴有预激综合征。

3. Q-T 间期异常

Q-T 间期可延长。

（四）影像学检查

X 线检查显示心影多无明显异常，严重脱垂者可出现左心房与左心室扩大，但并非特异性改变。超声心动图检查对二尖瓣脱垂具有特殊诊断价值，同时可评估二尖瓣反流程度、瓣叶形态、房室内径和左心室功能状态。M 型超声检查显示，收缩晚期二尖瓣瓣叶关闭线（CD 段）弓形后移超过 2 mm 或全收缩期后移超过 3 mm，同时单个或前后瓣叶呈吊床样改变。二维超声检查显示在胸骨旁长轴切面上二尖瓣前、后叶于收缩期脱入左心房内，并超过瓣环水平；二尖瓣瓣叶呈半球状改变，瓣叶变厚、变长，腱索拉长或断裂，瓣环扩大；左心房、左心室可扩大。多普勒超声检查显示二尖瓣反流。对于没有症状的中重度二尖瓣反流患者，应当每 6 ～ 12 个月做 1 次经胸超声心动图检查，监测左心室功能（射血分数与舒张末期内径）。在二尖瓣反流患者临床症状和体征发生改变时，通过经胸超声心动图评估二尖瓣环的情况和左心室功能。当经胸超声心动图检查不能提供二尖瓣反流严重程度和左心室功能状态的诊断信息时，应经食管超声心动图检查，必要时进行心导管检查。

三、二尖瓣脱垂综合征的治疗及并发症处理

（一）病因治疗

原发性二尖瓣脱垂无症状或症状轻微者，因病因未明，目前尚无特效的处理措施。但必须定期随访，了解二尖瓣脱垂程度及其并发症，以便尽早处理。继发炎症、器质性心脏病、甲状腺功能亢进症或合并结缔组织疾病者，要分类积极治疗，如抗风湿、抗感染、PCI、先天性心脏病矫正术等。

（二）一般治疗

无症状者或症状轻微者无须限制日常活动；有晕厥及猝死家族史、复杂心律失常、马方综合征者，应避免过度劳累与剧烈运动。并发心力衰竭后限制钠盐摄入。

（三）胸痛治疗

（1）应用 β 受体阻滞剂缓解胸痛。主要机制为减慢心率，引起二尖瓣脱垂延迟，减

轻二尖瓣反流；心率减慢后舒张期充盈增多，冠状动脉供血增加；降低室壁张力、心肌收缩力，心肌耗氧量减少。

（2）地尔硫卓和维拉帕米虽能降低心率，增加冠状动脉供血，但动脉扩张可使血压下降，加重二尖瓣脱垂，故临床上慎用。

（3）禁用硝酸酯类药物，因其可以引起回心血量减少而加重二尖瓣脱垂。

（四）并发症及其处理

1. 心力衰竭

慢性心力衰竭见于二尖瓣瓣叶脱垂逐渐加重、瓣环逐渐扩大导致的二尖瓣严重反流，除纠正病因外，应在标准抗心力衰竭治疗的基础上，积极采用瓣膜修复或置换术。急性乳头肌严重功能失调、腱索断裂时宜尽快实施外科手术治疗，由心动过速引起的急性心力衰竭以尽快控制心室率最为关键，感染性心内膜炎引起的急性心力衰竭应予以积极的抗心力衰竭、抗感染治疗，必要时采用外科手术。

2. 感染性心内膜炎

感染性心内膜炎的发生率为 1% ～ 10%，多见于男性和 45 岁以上的患者。凡原仅有喀喇音者出现收缩期杂音或杂音时限延长，同时有不明原因的发热，应疑及感染性心内膜炎的可能性。高度怀疑或一旦确诊，应积极抗感染和预防并发症，必要时选用外科手术治疗。对于二尖瓣明显关闭不全者，在手术、拔牙、分娩或侵入性检查时宜预防性使用抗生素。

3. 心律失常

以室性心律失常最为多见，阵发性室上性心动过速常见，偶见严重心律失常引起猝死者，与机械牵张及交感神经兴奋有关。无症状性心律失常一般无须处理，伴有心悸、头晕、眩晕及晕厥者首先选用 β 受体阻滞剂，无效时选用美西律、普罗帕酮、索他洛尔或胺碘酮口服。因严重心律失常导致晕厥或猝死（心肺复苏成功后）的患者，应当置入 ICD 预防。

4. 血栓栓塞

二尖瓣脱垂常伴有血小板聚集性升高，二尖瓣心房面的异常与左心室内膜的机械损伤易致血小板聚集，从而继发血栓形成。合并心房颤动、年龄小于 65 岁、无二尖瓣反流杂音或心力衰竭者，应当予以阿司匹林治疗。华法林抗凝适用于以下情况。

（1）二尖瓣脱垂伴发心房颤动，且年龄大于等于 65 岁。

（2）高血压伴二尖瓣反流杂音或心力衰竭。

（3）有脑卒中或短暂性脑缺血发作（TIA）病史同时有二尖瓣反流杂音。

（4）左心房血栓形成者。国际标准化比值（INR）维持在 2.0 ～ 3.0。

参考文献

[1] 陈清启 . 心电图学 [M].2 版 . 济南：山东科学技术出版社，2012.

[2] 戴万亨 . 简明心电图教程 [M]. 北京：中国中医药出版社，2014.

[3] 王红宇，白林海 . 临床心电系列检查与诊断 [M]. 北京：科学技术文献出版社，2007.

[4] 李永安 . 临床心电图图谱 [M]. 重庆：重庆出版社，2013.

[5] 卢喜烈，卢亦伟 .12 导同步动态心电图学 [M]. 北京：化学工业出版社，2007.

[6] 杨舒萍，沈浩霖 . 临床心脏超声影像学 [M]. 北京：人民卫生出版社，2011.

[7] 黄钢，石洪成 . 心脏核医学 [M]. 上海：上海科学技术出版社，2011.

[8] 黄山，邓小林 . 心脏标志物实验室检测应用指南 [M]. 北京：中国科学技术出版社，2015.

[9] 葛均波，郭佑民，赵世华，等 . 心血管影像学基本教程 [M]. 北京：人民军医出版社，2011.